Fach-
buch
Klett-Cotta

MENTALISIEREN IN KLINIK UND PRAXIS

Herausgegeben von Ulrich Schultz-Venrath

Mentalisieren ist die Fähigkeit, sich auf innerpsychische (mentale) Zustände (wie z. B. Gedanken, Gefühle, Wünsche, Bedürfnisse) von sich selbst und anderen zu beziehen und diese als dem Verhalten zugrundeliegend zu begreifen. Mentalisieren wird als wesentliche menschliche Kompetenz angesehen.

Die Fähigkeit des Mentalisierens ist bei verschiedenen psychischen Störungen unterschiedlich stark eingeschränkt oder nicht vorhanden. Dies hat häufig schwerwiegende Folgen. Die Mentalisierungsfähigkeit wiederherzustellen ist eine zentrale therapeutische Aufgabe in den verschiedenen Psychotherapien.

Die einzelnen Bände der Reihe stellen in kompakter Form die Anwendungsmöglichkeiten mentalisierungsbasierter Maßnahmen auf wichtigen Störungsfeldern vor.

Die Einzelbände behandeln folgende Themen:

1. Band: Mentalisieren in Gruppen
2. Band: Mentalisieren bei Depressionen
3. Band: Mentalisieren mit Kindern und Jugendlichen
4. Band: Mentalisieren mit Paaren
5. Band: Mentalisieren des Körpers
6. Band: Mentalisieren bei Persönlichkeitsstörungen
7. Band: Mentalisieren bei Traumatisierungen
8. Band: Mentalisieren bei Psychosen (erscheint 2022)

Weitere Bände in Vorbereitung

Maria Teresa Diez Grieser

Mentalisieren bei Traumatisierungen

Klett-Cotta

Klett-Cotta
www.klett-cotta.de

Cover: Bettina Herrmann, Stuttgart
unter Verwendung einer Abbildung von xibalba / photocase.de
Gesetzt von Eberl & Koesel Studio, Altusried-Krugzell
Gedruckt und gebunden von Friedrich Pustet GmbH & Co.KG, Regensburg
ISBN 978-3-608-98386-9
E-Book ISBN 978-3-608-11674-8
PDF-E-Book ISBN 978-3-608-20516-9

Bibliografische Information der Deutschen Nationalbibliothek
Die Deutsche Nationalbibliothek verzeichnet diese Publikation in der Deutschen Nationalbibliografie; detaillierte bibliografische Daten sind im Internet über http://dnb.d-nb.de abrufbar.

Inhalt

»Nicht was wir erleben, sondern wie wir empfinden, was wir erleben, macht unser Schicksal aus.«

Marie von Ebner-Eschenbach, Aphorismen, 2020, S. 24

Vorwort

Vor über drei Jahrzehnten begann meine diagnostisch-psychotherapeutische Tätigkeit in der Neurochirurgie am Universitätsspital Zürich. Als angehende Neuropsychologin war ich stark am menschlichen Gehirn interessiert und der damals geltenden funktional-lokalisatorischen Logik verpflichtet. Umso größer war meine Überraschung, als meine erste Psychotherapiepatientin – eine junge Frau, die bei einem Unfall ein schweres Schädel-Hirn-Trauma erlitten hatte – trotz vollständiger Genesung und ohne Hinweise auf neuropsychologische Ausfälle weiterhin große Schwierigkeiten mit der Orientierung, der Aufmerksamkeit und dem Gedächtnis hatte. Emotional war sie ebenfalls stark belastet. Nachdem sie das Krankenhaus verlassen hatte, blieb sie ein Jahr lang bei mir in psychotherapeutischer Behandlung. Zwar half ein unterstützend durchgeführtes Biofeedback-Training, ihre Affektstürme und Angstzustände zu regulieren, doch bald musste ich einsehen, dass meine neuropsychologische Perspektive allein nicht genügte. Wir verbrachten aber viele Stunden damit, über den Unfall zu sprechen, über das Davor und das Danach in ihrem Leben. Auch ihre Albträume und Erinnerungsfetzen im Zusammenhang mit dem Unfall waren häufig Thema.

Zwar war mir nicht klar, wie ich der Patientin helfen konnte, doch ich hatte mich auf die therapeutische Beziehung mit ihr eingelassen, und wir arbeiteten an ihrem Narrativ bezüglich des Geschehenen. Das Thema »Traumatisierung« fand damals weder in den Fachbüchern noch in meinem klinischen Arbeitsumfeld besondere Beachtung. Aus heutiger Sicht würde ich sagen: Ich hatte damals intuitiv verstanden, dass für meine Patientin ihr Unfall und die darauffolgenden medizinischen Maßnahmen traumatischen Wert hatten. Für die ärztliche Behandlung galt dies auch deshalb, weil ihre Fremdsprachigkeit das Verständnis der medizinischen Vorgänge und den Kontakt zum Pflegepersonal erschwerte.

Im Laufe unserer Arbeit zeigte sich aber auch, dass bereits in der frühen Kindheit verschiedene Belastungen in ihrer Entwicklung Spuren hinterlassen hatten. Die traumatischen Erfahrungen im Zusammenhang mit dem Unfall trafen auf eine Psyche, die als Folge von emotionaler Vernachlässigung und Gewalt in der Familie bereits »Bruchstellen« aufwies, welche die Verarbeitung von Belastungen beeinträchtigten. Ohne einen konzeptionellen Kompass, jedoch mit einer neugierigen, wertschätzenden Haltung und der Bereitschaft, die Frau, die nicht viel jünger war als ich, zu begleiten und zu unterstützen, machten wir miteinander eine »traumatherapeutische Reise«. Meine damalige therapeutische Haltung war durch Resonanz und affektives Mitschwingen charakterisiert und könnte mit dem heute gängigen Ausdruck »compassionate« beschrieben werden.

Nach dieser ersten Erfahrung lernte ich in meiner diagnostischen und psychotherapeutischen Tätigkeit in der Kinder- und Jugendpsychiatrie, in der Neonatologie, in der Kinderschutzgruppe und in eigener Praxis mit erwachsenen Patientinnen und Patienten Hunderte von Menschen kennen, die Störungen aufwiesen, welche mit Erfahrungen der Vernachlässigung und Misshandlung in ihrer Kindheit zu tun hatten. Nicht zuletzt auch in Zusammenhang mit meiner psychotherapeutischen Arbeit mit erwachsenen Folteropfern aus Lateinamerika wurden das Thema »Traumatisierung« und die damit verbundenen Therapieansätze und Techniken immer wichtiger.

Das Trauma wurde zu Beginn des 21. Jahrhunderts zu einer regelrechten Modediagnose und Fortbildungen schossen gewissermaßen wie Pilze aus dem Boden. Große Hoffnung und hohe Erwartungen entstanden zunehmend bei Betroffenen und Fachpersonen, als über wirkungsvolle Behandlungsansätze und rasche Heilungsprozesse berichtet wurde, vor allem bei akuten Traumatisierungen. Strukturierte, konfrontations- und skills-orientierte Therapieansätze mit kognitiv-behavioralem Hintergrund, welche durch entsprechende Forschungsergebnisse untermauert wurden, galten als »State-of-the-art«-Vorgehensweisen. Psychoanalytische, beziehungsorientierte traumatherapeutische Ansätze wurden hingegen als nicht genügend wirtschaftlich, wissenschaftlich und wirksam qualifiziert, und ihr Anspruch, am wissenschaftlichen Diskurs teilzuhaben, wurde in Frage gestellt, wobei neue neurobiologische Befunde ab Ende der 1990er Jahre nach und nach zu einer (Teil-)Rehabilitierung der psychoanalytischen Sichtweise von Traumatisierungen führten und forschungsorientierte Kliniker wie Gottfried Fischer oder Peter Riedesser den Diskurs bezüglich Traumatisierungen und Traumaprozessen in entscheidender Weise bereicherten.

Aktuell wissen wir, dass wir bei der Erfassung und Behandlung von Störungen, die mit traumatischen Ereignissen verknüpft sind, nicht zu ausschließlich auf die mit der Diagnose der Posttraumatischen Belastungsstörung (PTBS) verbundenen Symptome und Prozesse fokussiert sein sollten. Es ist bekannt, dass viele unserer Patientinnen und Patienten aufgrund von Belastungen in der Kindheit entweder eine komplexe Traumatische Belastungsstörung aufweisen, die sich in Form von verschiedenen traumaassoziierten Störungen äußern kann, oder aber sie bringen eine erhöhte Vulnerabilität gegenüber Stress und Belastungen mit; diese kann aufgrund geringfügig erscheinender Ereignisse zu einer Dekompensation der Abwehrorganisation und zu erheblichen akuten Symptomen führen.

In den 1990er Jahren wurde von Peter Fonagy, Mary Target und Anthony Bateman die Theorie und therapeutische Praxis des Mentalisierens entwickelt, zunächst ausgehend von Erfahrungen mit Patientinnen und Patienten mit einer Borderline-Persönlichkeitsstörung. Seither haben viele Forscher(innen) und Praktiker(innen) die Theorie und therapeutische Praxis des Mentalisierens weiterentwickelt. Dies hat zum einen zu einem besseren Verständnis der Entwicklung des Selbst geführt und fruchtbare transdiagnostische Überlegungen ermöglicht und zum anderen bedeutsame Einsichten in Bezug auf die psychotherapeutische Haltung und die Form der Interventionen vermitteln können. Die Theorie und die Praxis des Mentalisierens verbinden entwicklungspsychologisches Wissen, Psychoanalyse, Bindungstheorie, Neurobiologie und Ergebnisse der Psychotherapieforschung; dabei wird darauf geachtet, dass die konkrete Arbeit mit unseren Patient(inn)en durch eine wohlwollende, wertschätzende, neugierige Haltung geprägt ist, die Brüche und

Missverständnisse in der Kommunikation im Fokus hat und diese »zu reparieren« versucht. Es geht also darum, dass Psychotherapeutinnen und -therapeuten den Patient(inn)en ein Gefühl der Sicherheit vermitteln und dass sich in der dabei entstehenden Beziehung psychische Räume auftun, in denen Patientinnen und Patienten bei sich Verbindungen zwischen Körper, Affekten, Gedanken und Verhalten entwickeln und solche Verbindungen bei anderen wahrnehmen können.

Traumatisierte Menschen haben aufgrund von Erfahrungen in der Kindheit, dass sie vernachlässigt und misshandelt wurden, oder wegen Extremtraumatisierungen über die Lebensspanne die Fähigkeit zur Selbst- und Beziehungsregulation nicht entwickeln können, oder die Fähigkeit ist durch diese Ereignisse beeinträchtigt worden. Haltungen und Interventionen, die mentalisierungsorientiert sind, eignen sich besonders gut, um traumatisierte Kinder, Jugendliche und Erwachsene wirksam zu unterstützen. Die Mentalisierungstheorie hat sich zudem schon früh mit präventiven Ansätzen und interdisziplinärer Zusammenarbeit auseinandergesetzt,[1] so dass es heute eine reiche Sammlung von Konzepten und Interventionen für die Soziale Arbeit, die (Sozial-)Pädagogik und weitere spezifische Settings gibt. In der Arbeit mit Traumatisierungen eignet sich das Mentalisierungsmodell besonders gut für die Erarbeitung transdisziplinärer Konzepte und Vorgehensweisen, die eine große Schnittmenge mit der Traumapädagogik aufweisen.

Das vorliegende Buch kombiniert theoretische Ausführungen mit kurzen kasuistischen Beispielen, die Überlegungen und Vorgehensweisen illustrieren. Um meine therapeutischen Erfahrungen der letzten Jahrzehnte so gut wie möglich zu vermitteln und um Anonymität für die Patientinnen zu gewährleisten, werde ich im Folgenden besonders ausführlich das Fallbeispiel von Almudena vorstellen und in verschiedenen Kapiteln wieder aufgreifen: Almudena ist keine

1 Ein Beispiel ist das Programm AMBIT (Adaptive Mentalization-Based Integrative Treatment) des Anna Freud Centre in London (https://www.annafreud.org/training/mentalization-based-treatment-adults-old/ambit-training-programme//; Zugriff: 18.10.2021).

bestimmte Person, sondern eine Synopsis verschiedener Patientinnen und Patienten.

Ich danke deshalb allen meinen traumatisierten Patientinnen und Patienten dafür, dass sie mir Vertrauen entgegengebracht und ihre leidvollen Geschichten und die schwierigen Prozesse, die sie durchgemacht haben, mit mir geteilt haben. Einige haben gelingende Entwicklungen durchlaufen und ihren Platz im Leben gefunden, andere sind immer noch auf der Suche, einige sind gescheitert. Nicht zuletzt das Scheitern – die Unmöglichkeit, schlimmsten seelischen Schmerzen, die Menschen bei anderen Menschen verursachen, Sinn abzugewinnen, und leider oftmals die Unmöglichkeit, diese zu heilen – hat mich im Laufe der Zeit in meinen therapeutischen Ambitionen bescheidener werden lassen.

Herzlich danken möchte ich an dieser Stelle Ulrich Schultz-Venrath, dem Herausgeber dieser Reihe, der mich stets ermutigt und unterstützt hat. Er hat das Manuskript sorgfältig gelesen und wertvolle und wichtige Hinweise gegeben. Dank gebührt Roland Müller, mit dem ich 2018 *Mentalisieren mit Kindern und Jugendlichen,* den dritten Band in dieser Reihe, veröffentlicht habe und der schon sehr viel länger als ich mentalisierungsorientiert arbeitet; von ihm habe ich viel gelernt. Nicht zuletzt möchte ich aber Peter Fonagy, Eia Asen, Nick Midgley und Norka Malberg danken. Ich hatte die Möglichkeit, bei ihnen Seminare und Supervisionen zu besuchen, die mich geprägt und die mir gezeigt haben, dass die offene und wohlwollende Haltung nicht nur Theorie ist, sondern unmittelbar gelebt werden kann. Ein besonderer Dank gilt der hervorragenden Lektoratsarbeit von Thomas Reichert, der stets die wichtigen Fragen gestellt hat und damit einen wichtigen Beitrag für die Klarheit und Lesbarkeit des Buches geleistet hat. Auch Katharina Colagrossi vom Verlag Klett-Cotta möchte ich für ihre Hilfe herzlich danken.

Mein Dank gilt auch meinem Ehemann, Jürgen Grieser, der mich stets unterstützt hat und das Manuskript gelesen und durch seine genaue und differenzierte Arbeit einen wichtigen Beitrag geleistet hat.

Zürich, im Oktober 2021 *Maria Teresa Diez Grieser*

KAPITEL 1

Einleitung

Unterschiedliche Belastungen und kritische Lebensereignisse führen dazu, dass eine große Zahl von Menschen vulnerabel und deshalb einer erhöhten Gefahr ausgesetzt ist, Traumafolgestörungen zu entwickeln. Klinische Erfahrung und Forschung zeigen, dass aversive Erfahrungen in der Kindheit, die sogenannten Adverse Childhood Experiences (ACE), zu traumaassoziierten psychischen und körperlichen Einschränkungen und Störungen führen können. Durch Belastungen in der Kindheit im familiären Kontext werden Menschen nicht selten nachhaltig negativ geprägt (Witt et al. 2019). Deshalb ist es ein wichtiges gesellschaftliches Anliegen, solche Menschen früh zu erfassen und mit geeigneten Maßnahmen zu unterstützen. Neben Psychotherapien mit Kindern, Jugendlichen, Erwachsenen und Familien sind traumasensible Institutionen nötig, die mentalisierungsbasiert arbeiten und traumapädagogische Ansätze umsetzen; dabei geht es darum, die mit den Traumatisierungen einhergehenden Störungen der Affekt-, Selbst- und Beziehungsregulation zu verstehen und förderliche Beziehungserfahrungen sowie gelingende Entwicklungen zu ermöglichen.

Eine entwicklungspsychologische Perspektive über die Lebensspanne, insbesondere auch bei Erwachsenen, die durch belastende Erfahrungen in der Kindheit und in späteren Lebensphasen beeinträchtigt sind, erleichtert die Beziehungsgestaltung und eröffnet neue Interaktions- und Interventionsmöglichkeiten in therapeutischen Kontexten.

Auch im Bereich der Traumatherapie sind integrierende Perspektiven gefragt, welche dafür sorgen, dass die wechselseitigen Beziehungen zwischen Traumageschehen und Traumaprozessen besser zu verstehen sind, und die traumatherapeutisches Arbeiten effektiver und hilfreicher machen können. Eine integrierende Perspektive, die solches leisten kann, ist das Mentalisierungskonzept; es ist transdiagnostisch und konzentriert sich unabhängig von verschiedenen psychopathologischen Symptomen auf die sozialkognitive Fähigkeit des Mentalisierens als Basis für Selbst- und Beziehungsregulation. Dabei stellt der Aufbau von epistemischem Vertrauen in einer sicheren therapeutischen Beziehung ein Kernstück des therapeutischen Vorgehens dar.

KAPITEL 2

Alles Trauma?

Traumatisierungen und ihre Folgen sind in den letzten Jahrzehnten sowohl im Alltag als auch in Fachdiskussionen zu einem wichtigen Thema geworden. Dabei wird immer wieder undifferenziert mit den Begriffen umgegangen, und es ist eine fragwürdige Ausweitung des Bedeutungsfeldes zu beobachten, was die Gefahr der Bagatellisierung des Leidens traumatisierter Menschen in sich birgt.

Zudem gibt es eine Diskussion um Menschen, die an schweren Persönlichkeitsstörungen leiden und teilweise vorgeben, sie wären traumatisiert worden; in der Form, wie sie es schildern, gab es eine solche Traumatisierung aber nicht. Im Hintergrund steht häufig die Suche nach einem Weg, trotz disruptiver Erfahrungen, die scheinbar aus dem Nichts auftauchen, ein kohärentes Identitätsnarrativ zu konstruieren, das zu ihrem Selbstbild passt. Es geht aber auch häufig darum, in Beziehungen Verständnis und Unterstützung zu bekommen. Eine Opferidentität zu haben, kann im Sinne der von Fritz Morgenthaler beschriebenen »narzisstischen Plombe« (Schneider 2006) die Persönlichkeit stabilisieren und bestimmte Verhaltensweisen normalisieren.

So berichtete ein 35-jähriger Patient beim Erstgespräch, er habe ein Trauma und könne deswegen nicht arbeiten oder studieren; auch die Beziehungen funktionierten nicht. Auf die Nachfrage nach den Belastungen, die er erlebt habe, berichtete er von einer schwierigen Kindheit mit Eltern, die sich dauernd gestritten hätten; jedoch schienen diese Kindheitserfahrungen zunächst wenig Einfluss auf seine Entwicklung gehabt zu haben. Erst im Alter von 25 Jahren sei es ihm schlecht gegangen, weil er auf Partys sehr viele verschiedene Drogen konsumiert habe. Er rauche aktuell noch sehr viel Cannabis; dies sei aber nicht sein Problem, sondern sein Trauma. Der Versuch der Psychotherapeutin, zusammen mit dem Patienten eine gemeinsame Problemdefinition sowie ein mögliches Therapieziel zu formulieren, misslang nach wenigen Gesprächen, weil der Patient das »Trauma« als Plombe in seine Persönlichkeit eingebaut hatte.

Die Erfahrungen in der psychotherapeutischen Arbeit mit Jugendlichen zeigen, dass es besonders in dieser Entwicklungsphase dazu kommen kann, dass Traumanarrative vorübergehend helfen, ihr inneres Chaos und ihre innere Not zu strukturieren. Meistens sind im Hintergrund brüchige Selbstentwicklungen, die nicht wahrnehm- und benennbar sind, weshalb die Zuflucht in psychopathologische Krankheitsbilder identitätsstiftend erscheint. Als traumatisiert zu gelten, ermöglicht den Jugendlichen außerdem, in der Peergruppe und bei den Erwachsenen die erwünschte Sonderstellung zu haben.

Beispielsweise berichtete eine 15-jährige Jugendliche ihrer Lehrerin, ihr Vater sei tot und ihre Mutter sieche sterbenskrank in einem Hospiz dahin. Sie lebe deshalb beim Großvater, der sie sexuell misshandelt habe. Die engagierte Lehrperson war über diese Lebenssituation entsetzt, und sie begann, regelmäßig mit der Jugendlichen Gespräche zu führen. Auch bot sie ihr an, sie könne jederzeit, wenn sie in Not sei, zu ihr nach Hause kommen. Davon, eine Opferberatungsstelle aufzusuchen oder ihren Großvater anzuzeigen, wollte die Jugendliche nichts wissen, da dieser, wie sie der Lehrperson wortreich beschrieb, gefährlich sei. Nachdem sich herausstellte, dass die Geschichten, die die Jugendliche erzählt hatte, nicht der Wahrheit entsprachen, kam es zu einem Schulausschluss.

Im Laufe der psychotherapeutischen Behandlung wurde dann deutlich, dass die Jugendliche sich in die junge Lehrerin verliebt hatte. Im Rahmen eines Projektes hätten sie über Traumata diskutiert und die Lehrerin habe eindringlich über die Notwendigkeit gesprochen, Menschen, die traumatisiert worden sind, be-

dingungslos zu unterstützen. Als die Lehrerin sie nach einem Schultag kurz darauf angesprochen habe, dass sie traurig wirke, habe sie ihr die erfundene Geschichte erzählt. Sie schäme sich jetzt aber sehr, dass sie so etwas über ihre Familie erzählt habe.
Die weitere Behandlung machte deutlich, dass die Jugendliche als einziges Kind eines älteren Paares von beiden Elternteilen mit Fürsorge regelrecht überhäuft und kaum mit Grenzen konfrontiert wurde. Es schien in der Familie keine klaren Generationengrenzen zu geben, die Jugendliche war zu Hause sehr bestimmend. Die Eltern waren von ihrer Kreativität begeistert und überzeugt, sie würde zu einer erfolgreichen Schriftstellerin oder Journalistin werden. Deshalb reagierten sie kaum, wenn sie »Geschichten erzählte«, und konfrontierten sie nicht mit der Realität. Sie lernte nicht genügend, zwischen sich selbst und anderen zu differenzieren, und die innere und äußere Welt blieb isomorph. Eine längere mentalisierungsorientierte Psychotherapie mit der Jugendlichen mit begleitender Elternarbeit ermöglichte eine positive Entwicklung.

Bemerkenswert ist bei diesem Fallbeispiel die starke Reaktion der Lehrperson und der Schule, die mit der Jugendlichen nichts mehr zu tun haben wollten. Die Erfahrung, dass das eigene emotionale Engagement und Mitgefühl durch Lügen erzwungen worden sind, erzeugt bei den Fachpersonen (auch bei Psychotherapeutinnen und -therapeuten) besonders ausgeprägte Enttäuschungsreaktionen, die ohne genügende Reflexionsmöglichkeiten zu destruktivem Agieren führen können. Deshalb ist sowohl im kinder- und jugendpsychotherapeutischen Bereich als auch bei Erwachsenen eine mentalisierende Haltung besonders wichtig, die zu verstehen versucht, weshalb »Ich habe ein Trauma« das einzige Beziehungsangebot ist.

Grundsätzlich ist es begrüßenswert und eine positive Entwicklung im klinischen Kontext, wenn Symptome und bizarre Verhaltensweisen traumatisierter Menschen nicht abgekoppelt von ihrer Entstehungsgeschichte betrachtet werden, sondern als nachvollziehbare und sinnhafte Reaktionen auf traumatisierende Erfahrungen. In diesem Zusammenhang spricht die Traumapädagogik (siehe

Kap. 12.4) vom »guten Grund« als einer wichtigen Perspektive, die hilft, auffälliges Verhalten traumatisierter Menschen besser zu verstehen, es mit ihren belastenden Erfahrungen in einen Zusammenhang zu bringen und mit ihnen kohärente, stärkende Narrative zu entwickeln, die ihr Selbstverstehen fördern.

In die Psychotraumatologie gehen heute verschiedene Ansätze ein. Zum einen sind psychoanalytische Konzepte Sigmund Freuds und insbesondere seiner Nachfolgerinnen und Nachfolger, die die Auswirkungen realer Traumata und von deren Verarbeitung auf die innere Welt und die psychische Gesundheit der Betroffenen thematisierten, ein bedeutsamer und fruchtbarer Zugang. Aus psychoanalytischer Sicht wird das Trauma nicht als ein einzelnes oder wiederkehrendes Ereignis, sondern stets als ein Prozess verstanden (Burchartz 2019). Zum andern ist neurobiologisches und bindungstheoretisches Wissen für das Verständnis der Wirkung traumatisierender Erfahrungen, aber auch für die Entwicklung von Behandlungsmöglichkeiten wesentlich. Die Theorie des Mentalisierens sowie die darauf aufbauende therapeutische Technik eignen sich – unter Erweiterung und Ausdifferenzierung des Körpermodus (siehe Kap. 8) – besonders gut dazu, Traumaprozesse zu verstehen und therapeutische Hilfestellungen zu entwickeln und umzusetzen. Wenn der Körper im Traumadiskurs ins Zentrum rückt, so bedeutet dies, dass auch die nicht-symbolisierbaren Aspekte von Traumatisierungen, die inszeniert werden müssen oder als körperliche Symptome ihren Ausdruck finden, vermehrt beachtet werden sollten (siehe Kap. 8). Somit müssen die Mentalisierungsperspektive und die damit einhergehende mentalisierungsorientierte Psychotherapie verstärkt sowohl die körperliche als auch die performative Dimension integrieren, um Re-Inszenierungen, die sich aus präsymbolischen Erfahrungen speisen (Wöller 2005), entziffern zu können. Erst in einem durch Mentalisieren geprägten Handlungsdialog (Klüwer 2001) können die Traumaprozesse therapeutisch angegangen werden.

KAPITEL 3

Traumatisierungen und Traumaprozesse

Zu definieren, was ein Trauma ist, scheint zunächst einfach zu sein. Bei näherer Betrachtung zeigt sich aber, dass dies nicht so ist und das Gebiet der Psychotraumatologie äußerst komplex ist. Traumatische Situationen sind solche, auf die keine subjektiv angemessene Reaktion möglich ist, weshalb von einem Paradoxon der traumatischen Reaktion gesprochen werden muss. In der weiteren Lebensgeschichte, manchmal ein Leben lang, bemühen sich die Betroffenen, die überwältigende, physisch oder psychisch existenzbedrohende und oft unverständliche Erfahrung zu begreifen, sie in ihren Lebensentwurf, ihr Selbst- und Weltverständnis zu integrieren – dies in einem Wechselspiel von Zulassen der Erinnerung und kontrollierender Abwehr oder Kompensation, um erneute Panik und Reizüberflutung zu vermeiden (Wittmann 2020).

Beim Thema »Trauma« ist die soziale Dimension wesentlich: Bei der Frage, wie Betroffene mit dem Erlebten zurechtkommen, ist entscheidend, wie sich die Allgemeinheit zum individuellen Elend der Traumatisierten verhält. Der traumatische Prozess ist also nicht nur ein individueller, sondern stets auch ein sozialer Vorgang, worin die Täter-Opfer-Beziehung bzw. das soziale Netzwerk der Betroffenen und letztlich das soziale Kollektiv einbezogen sind. Situation, Reaktion und Prozess (vgl. weiter unten mit der Bestimmung der Begriffe durch Fischer & Riedesser 1999) sind aufeinander bezogen, sie bilden drei unterscheidbare Momente einer einzigen dynamischen Verlaufsgestalt. Barwinski-Fäh (1992) wies in diesem Zusammenhang schon früh auf die Notwendigkeit hin, zwischen Traumaprozess und dessen Folgen zu unterscheiden, um ein besseres Verständnis und einen hilfreicheren Umgang mit traumatisierten Menschen zu entwickeln. Lousada (2018) betonte, dass Traumatisierungen auf eine dramatische Weise die Wahrnehmung und die Beziehung zur inneren und äußeren Welt verändern.

Ein Trauma wird als »vitales Diskrepanzerleben« zwischen dem bedrohlichen und häufig von Gewalt bestimmten Ereignis einerseits und den individuellen Bewältigungsmöglichkeiten auf der anderen Seite definiert. Psychische Traumatisierungen gehen mit Gefühlen von Ohnmacht und Hilflosigkeit einher und können zu einer »dauerhaften Erschütterung von Selbst- und Weltverständnis« führen (Fischer & Riedesser 1999, S. 351). Schwere Unfälle, körperliche und sexuelle Misshandlungen sind Prototypen solchen Geschehens und erfordern aufseiten der Betroffenen den Einsatz von Abwehrmaßnahmen gegenüber der überwältigenden Intensität der Gefühle. Abwehrvorgänge werden dabei als notwendige psychische Überlebensmuster verstanden, die dazu dienen, das Selbst vor einem Zusammenbruch zu schützen; deshalb stellen sie in der Situation selbst eine kreative Leistung dar, führen jedoch häufig sekundär zu einer Verstärkung des traumatischen Prozesses und zu Traumafolgestörungen (Burchartz 2019).

Fallbeispiel Almudena[2]

Erst nach längerer therapeutischer Behandlung beschrieb Almudena die körperliche und sexuelle Gewalt, die sie erlebt hatte, als etwas, was ihr ihren Körper für immer wegnahm. Sie berichtete, sie wisse nicht genau, was passiert sei. Aber dass sie wisse, dass ihr Herz einen Schlag lang ausgesetzt habe und dass schwarze Punkte das Einzige gewesen wären, was sie sehen konnte. Gefühlt habe sie zunächst Schmerzen, dann nichts mehr. Tot habe sie sich gefühlt und erstaunt sei sie gewesen, dass sie noch atmen konnte, als es vorbei war.

Wegen der Folgen, die sie für die weitere Entwicklung haben, werden einmalige oder kumulative Traumatisierungen in der frühen oder späteren Kindheit – durch Vernachlässigung, durch vorzeitige

2 Almudena ist eine Synopsis verschiedener Patientinnen und Patienten.

Trennungen von primären Bezugspersonen, durch psychische und physische Gewaltanwendung oder durch sexuelle Ausbeutung – als komplexe Entwicklungstraumatisierungen verstanden (siehe u.a. van der Kolk et al. 2000a). Im familiären Kontext finden gehäuft sogenannte »kumulative Traumatisierungen« (Khan 1963) statt. Wie sich hier zeigt, muss ein Trauma kein außergewöhnliches Ereignis sein, sondern kann sich aus einer Reihe von an sich nicht traumatischen Einzelerfahrungen ergeben, die im Rahmen von wichtigen Beziehungserfahrungen stattfinden und schließlich zum Zusammenbruch des Ichs führen können. Dabei kommt in der kindlichen Entwicklung den primären Bezugspersonen eine entscheidende Funktion – als Schutz gegen überwältigende Ereignisse wie auch als regulierende Objekte – zu, bis im Laufe der Entwicklung selbstregulatorische Fähigkeiten – nicht zuletzt aufgrund der Introjektion der fürsorglich-regulativen Fähigkeiten der Bezugspersonen und der Identifikation mit diesen Fähigkeiten – aufgebaut und in Stresssituationen genutzt werden können.

Entscheidend für das kumulative Trauma ist die Häufung solcher Ereignisse. Burchartz (2019) beschreibt dies in Anlehnung an Masud R. Khan als »eine Aufeinanderfolge subtraumatischer Ereignisse in der Säuglings- und Kleinkindzeit, die in ihrer Summe traumatisierend wirken« (S. 84). Man geht davon aus, dass die Beziehung zu den primären Bezugspersonen selbst traumatisierend wirkt, wenn diese aktiv oder durch das Unterlassen nötiger Hilfestellungen die Überforderung des unreifen psychischen Apparats verursachen.

Für die weitere Differenzierung traumatischer Situationen können objektive Kriterien angewendet werden, die eine Typologisierung ermöglichen. So lassen sich traumatische Situationen nach dem Schweregrad, nach der Häufung traumatischer Ereignisse (Akuttrauma, kumulatives Trauma bzw. Typ I/II), nach der Art der Betroffenheit (direkt/indirekt), nach der Verursachung (»man-made desaster«) und nach dem Verhältnis zwischen Täter und Opfer (»Beziehungstrauma«) klassifizieren (Fischer & Riedesser 1999, S. 122). Fischer & Riedesser (1999) entwickelten ein »Verlaufsmodell psychischer Traumatisierung«, welches drei Phasen umfasst: die traumatische Situation, die traumatische Reaktion und den traumatischen Prozess.

Unter *traumatischer Situation* werden die äußeren Umstände verstanden, die ein Trauma verursachen – wobei Fischer und Riedesser damit nicht nur die äußeren Faktoren meinen, die zu einem traumatischen Ereignis führen, sondern ebenso den dazugehörigen Ereignis-Erlebnis-Zusammenhang. Es ist die Wechselwirkung zwischen realer Situation und psychischer Disposition, die bestimmt, ob es zu einer traumatischen Wirkung kommt.

Die *traumatische Reaktion* muss als gesamthafte psychophysiologische Reaktion verstanden werden. Symptome wie z. B. Übererregung sind zunächst physiologische Veränderungen, die zusammen mit den individuellen Abwehr- und Bewältigungsformen die traumatische Gesamtreaktion ausmachen. Bereits Horowitz (1976), ein amerikanischer Psychoanalytiker, hat die traumatische Reaktion als eine normale Antwort auf eine außergewöhnliche Situation gedeutet, die dadurch gekennzeichnet ist, dass Betroffene als Notfallmaßnahme zwischen Verleugnung und Reizüberflutung hin und her wechseln, was die traumatische Erfahrung zu integrieren hilft.

Das Modell der »Horowitz-Kaskade« beschreibt die Reaktion auf die traumatische Situation folgendermaßen:

- In einer ersten Phase der Trauma-Exposition reagiert der Betroffene normalerweise mit Angst, Wut, Trauer und Verzweiflung. Die pathologische Reaktion ist durch Überwältigung, Verwirrung, Orientierungsverlust und Panik bis zur Erschöpfung charakterisiert.
- Als psychischer Schutzmechanismus folgt normalerweise eine zweite Phase, die Verleugnung. Die Betroffenen schalten ab, wehren sich gegen traumatische Erinnerungen, weigern sich, darüber zu sprechen.
- In einer dritten Phase dringen diese Erinnerungen und Bilder dann wieder machtvoll in das Bewusstsein ein (Phase der Intrusion).
- Daran schließt sich im Normalfall eine vierte Phase des Durcharbeitens an, in der sich die Betroffenen im Austausch mit wichtigen Bezugspersonen mit den Ereignissen und ihrer persönlichen

Reaktion darauf auseinandersetzen, um die Erlebnisse in ihre Persönlichkeit und ihre Biografie integrieren zu können.

- Im pathologischen Fall misslingt dieses Durcharbeiten, und es kommt wieder zu Überflutungen durch die Bilder, die sich auch als »Körper-Flashbacks«, als körperliches Wiedererleben der traumatischen Situation, manifestieren. Daraus können sich im weiteren Verlauf Somatisierungs- und Persönlichkeitsstörungen entwickeln.
- In der fünften Phase der Traumaverarbeitung gelingt im besten Fall die Bewältigung der traumatischen Situation. Dies wird daran gemessen, ob der Betroffene wieder in den Alltag zurückkehren, sich aber auch an die wichtigsten Bestandteile der traumatischen Situation erinnern kann, ohne zwanghaft daran denken zu müssen und ohne die ursprünglichen Gefühle der Panik, Wut und Verzweiflung in der ursprünglichen Heftigkeit wiederzuerleben (Sachsse 2004).

Stehen die pathologischen Varianten im Vordergrund, d.h. gelingt die oben beschriebene idealtypische Verarbeitung nicht, kommt es nach Fischer und Riedesser (1999) im weiteren Verlauf zum *traumatischen Prozess*. Dabei kann es dem Individuum zwar gelingen, den traumatischen Erfahrungskomplex, das *Traumaschema*, so weit unter Kontrolle zu bringen, dass keine traumatypischen Symptome vorhanden sind (z.B. Intrusionen), allerdings geht dies mit psychischen Strukturveränderungen einher, die die Persönlichkeit stark prägen und zur Entwicklung einer »traumatisierten Persönlichkeit« (Küchenhoff 1990, S.16) führen können. Wichtigste Kontrollstrategie aufseiten der Betroffenen ist dabei das traumakompensatorische Schema, welches auf einer »naiven Traumatheorie« der Traumatisierten beruht, die bei Kindern z.B. durch die jeweilige kognitive Entwicklungsstufe mitbestimmt ist, aber auch durch Zufälligkeiten der traumatischen Situation (Fischer & Riedesser 1999, S.98).

Das traumakompensatorische Schema enthält drei Aspekte: einen *ätiologischen* Aspekt (»Wäre ich braver gewesen, hätten mich meine Eltern nicht geschlagen«), einen *reparativen* Aspekt (»Wenn meine Eltern mich geschlagen haben, hab ich's verdient«) sowie einen *prä-*

ventiven Aspekt (»Sei immer brav, dann passiert dir nichts!«). Bedeutsam ist hier jeweils die Verkehrung der passiv-hilflosen in eine aktiv-kontrollierende Position, die der Abwehr der traumatischen Ohnmachtserfahrung dient und psychoanalytisch als »Identifikation mit dem Aggressor« (A. Freud 1936) bzw. als »Identifikation mit dem Täter-Introjekt« (Ferenczi 1933; Hirsch 1998) bekannt ist.

Der traumatische Prozess ist – im Gegensatz zur traumatischen Reaktion, die zeitlich nahe bei der traumatischen Situation liegt – ein lebensgeschichtliches, zirkuläres Geschehen. Ein langfristiger traumatischer Prozess liegt beispielsweise dann vor, wenn Beziehungstraumata in der Kindheit stattfanden, die traumatische Reaktion in die weitere Entwicklung eingeht und diese dann stört oder beeinträchtigt. Dies wiederum kann zu Traumafolgestörungen führen, die Betroffene vulnerabel und somit möglicherweise erneut zu Opfern von traumatischen Erfahrungen werden lassen.

Auf welche Art und wie intensiv sich das traumatische Ereignis auf die psychische Organisation eines Menschen auswirkt, ist von verschiedenen Faktoren wie dem Entwicklungsstand, der psychischen Konstitution und dem sozialen Umfeld abhängig (Burchartz 2019). So halten Fischer und Riedesser (2003) fest: »Was für ein Kleinkind traumatisierend sein kann, zum Beispiel eine abrupte, längerfristige Trennung von den zentralen Bezugspersonen, ist für einen Adoleszenten zu bewältigen; was für einen Jugendlichen traumatisierend sein kann, zum Beispiel Zeuge eines Massakers zu werden, ist für einen Säugling nicht belastend, sondern fällt mangels kognitiver Wahrnehmungsmöglichkeiten ins ›affektive Nichts‹, sofern die engsten Bezugspersonen psychisch kompensiert bleiben und dem Kind, das auf positives ›social referencing‹ angewiesen ist, keine lang dauernde Depression oder Panikzustände vermitteln« (S. 12).

Der traumatische Prozess ist ein psychodynamischer Prozess, bei dem auf eine Überwältigungserfahrung, auf die zunächst somatopsychisch mit Übererregung und Vermeidung reagiert wurde, im günstigen Fall eine sekundäre symbolische Überarbeitung folgt. Diese ist an ein sprachlich-symbolisches Repräsentationsformat gebunden, welches im Falle von frühen Traumatisierungen (siehe

Kap. 7.2) noch nicht oder nur sehr rudimentär vorliegt. Zudem wird durch die Beziehungstraumatisierung der gesamte Prozess der Entwicklung der Symbolisierungsfähigkeit beim Kleinkind beeinträchtigt. Eine durchgängige sekundäre symbolische Überarbeitung des Traumas ist im Falle früher Traumatisierung daher so gut wie nicht möglich, da die Fähigkeit zu mentalisieren nicht entwickelt werden kann oder gehemmt ist (Luyten & Fonagy 2019). Der traumatische Prozess manifestiert sich bei früh traumatisierten Kindern deshalb – ähnlich wie bei Menschen mit schweren Persönlichkeitsstörungen, die im Erwachsenenalter traumatisiert werden – als *chronifizierte traumatische Reaktion*. Diese ist durch Traumaschemata und traumakompensatorische Schemata charakterisiert.

Im Zusammenhang mit Traumaprozessen verweist Fernanda Pedrina (2020) auf das Stress-Trauma-Kontinuum und unterstreicht (u. a. in Anlehnung an Lieberman & van Horn 2008, S. 35 ff.), dass Stress dann zum Trauma werde, wenn das Erlebte eine derartige Intensität aufweist, dass der Betroffene dem nichts entgegensetzen kann und deshalb in seiner Integrität bedroht ist (S. 189). Obwohl sich die Autorin an dieser Stelle auf Kinder bezieht, ist die Aussage für alle Altersgruppen passend. Es sind das Erleben von Hilflosigkeit und von Ohnmacht sowie das Fehlen von Kategorien, um das, was geschieht, zu denken oder in Sprache zu bringen, die traumatisierend wirken. Pedrina nimmt weiter die drei Phasen von Fischer und Riedesser auf und betont, dass sich im traumatischen Prozess (siehe Abb. 3-1), welcher sich bei Misslingen der Bewältigung anschließt, eine Anpassung an das Trauma vollzieht, die Strukturveränderungen hervorruft. Wichtige Elemente dieses Prozesses sind zum einen die Traumaschemata und zum anderen traumakompensatorische Schemata.

Abschließend kann zum traumatischen Prozess festgehalten werden, dass dieser immer auch einen Versuch darstellt, die erlebte Überwältigung, den erlebten Schock mental auszuarbeiten, was stets als eine Leistung gewürdigt und validiert werden muss. Es muss außerdem bedacht werden, dass auch ein Nicht-Mentalisieren in vernachlässigenden und misshandelnden Umfeldern adaptiv ist und ebenfalls der Validierung bedarf.

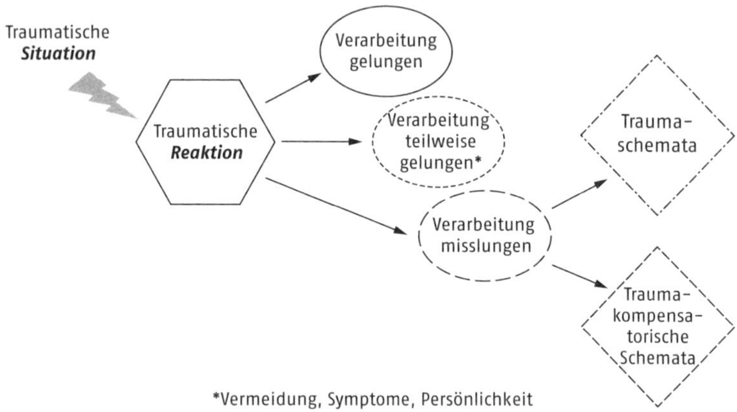

Abb. 3-1: Verlaufsmodell der Wirkungen traumatischer Reaktionen in Anlehnung an Fischer & Riedesser 1999

Fallbeispiel Almudena

Die Therapeutin lernte Almudena kennen, als sie 16 Jahre alt war. Sie wurde wegen einer Angststörung durch den Hausarzt zur Behandlung angemeldet. Es stellte sich bald heraus, dass es neben Panikattacken und sozialen Ängsten weitere Symptome wie z. B. selbstverletzendes Verhalten gab. Almudena wollte in der Schule erfolgreich sein, da sie klare Berufsziele hatte. Dies war auch ihr Wunsch an die Therapie: Sie wollte funktionieren können. Auf Fragen nach Belastungen antwortete sie einsilbig, alles sei normal bei ihr. Sie wollte auch sonst nicht über Vergangenes oder Leidvolles sprechen. Sie lebte sozial sehr zurückgezogen und konzentrierte sich aufs Lernen. Kurz nach Beginn der Behandlung begannen Albträume ihren Schlaf zu beeinträchtigen. Sie wollte jedoch nicht über die Inhalte der Träume sprechen, sondern wünschte Medikamente, die sie wieder schlafen ließen.

Die schrecklichen Träume kamen weiterhin, und sie begann zaghaft zu erzählen. In dieser Phase wurde deutlich, dass Almudena in der frühen Kindheit schweren Misshandlungen ausgesetzt gewesen war. Diese Erfahrungen hatte sie abgespalten, und sie drangen nun in Form von Intrusionen in ihre Träume ein. Almudena mochte nicht erzählen, was geschehen war, war sich auch nicht sicher, ob die Bilder, die sie sah, Fantasie oder Realität waren. Sie erzählte jedoch, dass sie damals den Eltern nichts erzählt habe, mit niemandem darüber gesprochen habe. Almudena klagte über vielerlei körperliche Beschwerden, die medizinisch abgeklärt wurden. Es wurde deutlich, dass es sich um körperliche »Flashbacks« handelte, die spürbarer wurden, da die Verleugnung aufbrach. Almudena reagierte darauf mit Selbstverletzungen, wollte ihren Körper zum Schweigen bringen und empfand Selbsthass. Schließlich berichtete sie von körperlicher und sexueller Gewalt durch ihren mittlerweile verstorbenen Großvater.

Das Narrativ von Almudena enthält typische Aspekte eines traumakompensatorischen Schemas; sie denkt, dass sie die Gewalt nicht erfahren hätte, wenn sie nicht so frech und aufmüpfig gewesen wäre (ätiologischer Aspekt), dass sie, was geschehen ist, wohl verdient hätte, weil die Schwester so viel besser gewesen sei als sie (reparativer Aspekt), und dass sie deshalb gelernt habe, dass es besser sei, wenn sie brav sei und sich nicht wehre (präventiver Aspekt). Die traumatisierenden Ereignisse hatten – wie Almudena erzählt – bereits mit ca. vier Jahren begonnen, was darauf hindeutet, dass ihre Selbstentwicklung durch Traumaprozesse und traumakompensatorische Schemata beeinträchtigt wurde. Insbesondere wird aber auch sicht- und spürbar, dass Almudena gelernt hat, nicht zu mentalisieren, um zu überleben. Diese adaptive Strategie hat dann während langer Zeit auch ein Bollwerk gegenüber drohenden Intrusionen dargestellt.

Die ersten Kinderanalytikerinnen und -analytiker hatten Extremtraumatisierungen im Rahmen des Holocaust und der Kriegseinwirkungen auf Kinder und ihre Entwicklung früh beobachtet und dokumentiert (A. Freud & Burlingham 1949). Keilson (1979) war aber derjenige, der schließlich umfangreiche Untersuchungen und Arbeiten mit dem Ziel durchgeführt hat, die traumatischen Wirkungen auf Kinder in verschiedenen Entwicklungsphasen zu erforschen. Von den ungefähr 2000 jüdischen Kriegswaisen in den Niederlanden untersuchte Keilson eine Gruppe von 204 Kindern und Jugendlichen, die ihre Eltern bzw. Familien verloren und die Nazi-Verfolgung versteckt in fremden Familien überlebt hatten. Keilson entwickelte aufgrund dieser Studie das Konzept der *sequenziellen Traumatisierung*. Er beschreibt drei traumatische Sequenzen im Leben dieser Kinder:

- die Trennung von den primären Bezugspersonen,
- die ständige Verfolgung und die häufig damit verbundene Todesbedrohung in den Verstecken,
- die Trennung von den Pflegefamilien und die mangelhafte Betreuung in den Institutionen.

Die verschiedenen Sequenzen bauen aufeinander auf und potenzieren sich unter Umständen gegenseitig. In seiner Untersuchung gliedert Keilson die Ergebnisse in zwei Hauptteile: einen biografisch-deskriptiven mit Beispielen von Verfolgungsschicksalen und einen statistischen Teil, in dem er Korrelationen zwischen den Wirkungen von Traumatisierungen herausarbeitet. Keilsons Arbeit ist auch deshalb besonders wichtig, weil er ein Viertel der Kinder als Jugendliche und Erwachsene nachuntersuchen konnte.

Viele der Ergebnisse dieser Untersuchungen sind auch heute noch Referenzpunkte für psychotraumatologische Grundsätze, die unser Verständnis und unsere psychotherapeutische Arbeit prägen. Es ist dies zum einen die Feststellung, dass zwischen dem Alter eines Kindes zum Zeitpunkt der Traumatisierung und seiner weiteren Entwicklung ein starker Zusammenhang besteht. Zum zweiten verweisen Keilsons Untersuchungen auf die Relevanz der Art und der Intensität der Traumatisierung für die Traumatisierungseffekte (1979, S. 50). Des Weiteren beschreibt Keilson anhand eindrücklicher Beispiele die Traumatisierungsprozesse in den verschiedenen Sequenzen der Verfolgung, des Sich-Versteckens und schließlich der Wiedereingliederung. Seine Untersuchungen machen deutlich, dass insbesondere die letzte Sequenz als wichtiges Belastungsmoment, welches u.a. durch das Empfinden einer Überlebensschuld vonseiten der Betroffenen charakterisiert ist, großes traumatisches Gewicht haben kann. Häufig werde der traumatische Effekt der dritten

Sequenz nicht zuletzt aufgrund von »Streitfällen«, bei denen sich Pflegefamilien, entfernte jüdische Verwandte und israelische Institutionen um den Verbleib der Kinder stritten (S.71), zu wenig berücksichtigt.

Aktuell besteht in der Arbeit mit Flüchtlingsfamilien die Tendenz, den Fokus primär auf die Ereignisse in den Herkunftsländern und während der Flucht zu legen. Dabei ist mittlerweile aufgrund verschiedener Untersuchungen bekannt, dass die Phase des Ankommens und der ersten Schritte zur Integration in den Aufnahmeländern mitunter eine hohe Belastung darstellt. Viele Familien und Kinder erleben im Aufnahmeland so viel Unsicherheit, Stress und Diskriminierung, dass ihre psychische Gesundheit beeinträchtigt wird (Diez Grieser 2016a, 2018b). Bezüglich der Beziehung und Wechselwirkung zwischen der Psychopathologie von Flüchtlingen und ihrem Aufenthaltsstatus konnte Martina Heeren mit ihren Kolleginnen und Kollegen (2016) aufzeigen, »dass nicht nur traumatische Erfahrungen zu Psychopathologie in spezifischen Bevölkerungsgruppen mit Migrationshintergrund führen, sondern dass Faktoren im Zusammenhang mit einem unsicheren Aufenthaltsstatus zu psychopathologischen Symptomen klinischen Ausmaßes beitragen können« (S.136).

Wie traumatisch eine Situation auf einen Menschen wirkt, hängt also stets von verschiedenen Faktoren ab. Bei Kindern spielen neben der Art der Traumatisierung das Alter sowie die Ressourcen und Schutzfaktoren eine zentrale Rolle. Dabei sind insbesondere bei jüngeren Kindern neben den personalen Faktoren (u.a. dem Temperament) die sozialen Ressourcen (u.a. eine gute Beziehung zu mindestens einer Bezugsperson) für die Verarbeitung traumatischer Erfahrungen besonders bedeutsam. Die Forschung und die klinische Erfahrung zeigen, dass die Qualität des Mentalisierens durch die Bezugspersonen für die Verarbeitung und Integration der traumatischen Erlebnisse entscheidend ist (s. Kap. 12.4). Es geht darum, dass – unabhängig von der Art der Traumatisierung – der betroffene Mensch die Erfahrung machen kann, dass er nicht allein ist und ein anderer eine soziale Referenzierung ermöglicht, um das Undenkbare zu denken und zu fühlen. Insbesondere das Mentalisiertwerden durch einen anderen Menschen bildet einen Schutz und trägt dazu bei, dass der traumatische Prozess abgemildert und die Chance einer positiven Entwicklung vergrößert wird (Luyten & Fonagy 2019). Aufgrund der Bedeutung, die die Beziehungswelt für die Entwicklung von Kindern hat, spielen im traumatischen Prozess nicht nur individuelle Faktoren eine Rolle, sondern es handelt sich stets auch um einen sozialen Vorgang, in den die Täter-Opfer-Beziehung, das soziale Netzwerk der Betroffenen und letztlich die ganze Gesellschaft mit ihrer Art des Umgangs mit dem Trauma einbezogen sind.

Weil kindliche Entwicklung immer ein Geflecht von Entwicklungslinien (Tyson & Tyson 1997) ist, hängt es vom Zusammenspiel diverser Faktoren ab, welche Auswirkungen die Traumatisierung eines Kindes hat. Der Stand der kognitiven, affektiven, psychosexuellen und sozialen Entwicklung ist nebst körperlichen (angeborenen/erworbenen) Charakteristika für das Verständnis von Traumawirkungen zu berücksichtigen. Je jünger ein Kind zum Zeitpunkt der Traumatisierung ist, desto schwerwiegender sind die Folgen: Die Erfahrungen der traumatisierenden Interaktionen schlagen sich in der Struktur des sich entwickelnden psychischen Apparates nieder und wirken damit selbst strukturbildend (u. a. Hüther 1998). Da der Großteil des Hirnwachstums und der Entwicklung in den ersten Lebensjahren stattfindet, haben frühe Entwicklungstraumata und Vernachlässigung einen überproportionalen Einfluss auf die Hirnorganisation und die spätere Funktionsfähigkeit des Gehirns (Roth & Strüber 2014). Frühe Traumatisierungen können aufgrund des Entwicklungsstandes nicht mental repräsentiert werden, sondern zeigen sich körpernah als innere Spannung oder Unruhe. Kinder entwickeln ein überaktives und übermäßig reaktives neuronales System der Stressreaktion. Sie leben in einem andauernden Zustand der Angst. Die im Körper verankerten Erfahrungen und Erinnerungen beeinflussen die allgemeine Persönlichkeitsentwicklung.

Es gibt keine spezifischen Verhaltensweisen oder Symptome, die eindeutig einem Traumageschehen zugeordnet werden könnten. Kindheitstraumata können eine Vielzahl von pathologischen Entwicklungsverläufen, Symptomen und psychischen Störungen im späteren Leben nach sich ziehen (Trauma-Entwicklungsheterotopie,

Schmid et al. 2010). Die Auswirkungen betreffen in erster Linie das Selbstbild der Kinder sowie die Wahrnehmung und Regulation ihres Selbst und ihrer Beziehungen, d. h. die Entwicklung der Fähigkeit zu mentalisieren wird beeinträchtigt. Misshandlungs- und Vernachlässigungserfahrungen in der frühen Kindheit führen zu der Erwartung, dass Menschen unberechenbar sind und eine Quelle von Angst, Chaos, Schmerz und Verlust darstellen. Kinder tragen diese Muster, die in ihren frühen Betreuungserfahrungen entstanden sind, in alle zukünftigen Beziehungsinteraktionen hinein, was ihre Fähigkeit, von zukünftigen nährenden, fürsorglichen und involvierten Erwachsenen profitieren zu können, vermindert. Die Entwicklung von epistemischem Vertrauen, d. h. des basalen Vertrauens in eine Person als sichere Informationsquelle (Sperber et al. 2010), wird durch Beziehungstraumatisierungen gestört. Solchen Kindern fehlt (häufig über die Lebensspanne) die grundsätzliche Bereitschaft, die Kommunikation eines anderen Menschen als vertrauenswürdig, verallgemeinerbar und als für die eigene Person relevant zu nutzen (Fonagy & Luyten 2016, Campbell et al. 2021).

Fallbeispiel Almudena

Nach einigen Monaten berichtete Almudena über die emotionale Vernachlässigung, die sie in ihrer Familie erlebt hatte: Sie wurde zu einem Zeitpunkt geboren, als sich die Mutter ihrer eigenen Mutter selbst tötete. In der Folge war ihre Mutter während der ersten Lebensjahre depressiv und nicht in der Lage, Almudena die nötige affektive Resonanz zu geben. Ungefähr ein Jahr nach Beginn der Behandlung berichtete sie von sexuellen Übergriffen durch einen Nachbarn, als sie ca. neun Jahre alt war. Es wurde deutlich, dass Almudenas Lebensgeschichte durch verschiedene sequenzielle Traumatisierungen (Vernachlässigung, körperliche und sexuelle Gewalt) geprägt war. Die »Identifikation mit dem Aggressor« wiederholte sich immer wieder, und sie fügte sich ihrem Schicksal, da sie dachte, dass sie nichts Besseres verdient habe. Sie berichtete, dass sie Menschen hasse und niemandem vertrauen könne. Auch von ihren Freundinnen werde sie immer wieder verraten und im Stich gelassen.

Almudena hatte in der Vergangenheit verschiedene psychische Störungen entwickelt und ihrem Verhalten waren unterschiedlichen Diagnosen zugeordnet worden (ADHS, Depression, Angststörung, Bulimie). Lange Zeit war die traumatologische Ätiologie ihrer psychischen Störungen verborgen geblieben.

KAPITEL 4

Traumatisierungsformen

Traumatische Ereignisse lassen sich nach verschiedenen Gesichtspunkten ordnen. Bewährt hat sich eine Einteilung, welche menschlich verursachte von zufälligen traumatischen Ereignissen unterscheidet sowie die Dimensionen »Häufigkeit«, »Intensität« und »Dauer« berücksichtigt. Die von Leonore Terr 1995 eingeführte Unterscheidung eines einmaligen Schocktraumas (Typ I) und eines chronischen komplexen Traumas (Typ II) ist insbesondere im Hinblick auf die Traumatisierungen in der Kindheit hilfreich. Typ-I-Traumen sind beispielsweise Naturkatastrophen, Unfälle, einmalige schwere Misshandlungs-, Missbrauchs- oder Vergewaltigungsereignisse oder der Tod wichtiger Bezugspersonen. Beispiele für Typ-II-Traumen sind chronische heftige familiäre Streitigkeiten, schwere Erkrankungen, Behinderungen, wiederholte körperliche und sexuelle Misshandlungen, massive Vernachlässigung und chronisches Erleben elterlicher Partnergewalt (s. Tab. 4-1). Die Unterscheidung zwischen zufälligen naturbedingten Traumen und »man-made desasters« ist sehr wertvoll, wobei bei der zweiten Kategorie zwischen

- technisch bedingten Katastrophen (z. B. Flugzeugabsturz),
- intentionalen aggressiven Handlungen oder Verbrechen (Krieg, Verfolgung, Entführung, Folter) und
- familiären Schicksalen oder Gewalt (Tod eines Elternteils, psychische, körperliche und sexuelle Misshandlungen)

differenziert wird, da diese Unterschiede für die Verarbeitung und für das Auftreten von Traumafolgestörungen entscheidend sind.

Tab. 4-1: Schematische Einteilung traumatischer Ereignisse (nach Maercker 2009)

	Typ-I-Traumata (einmalig/kurzfristig)	Typ-II-Traumata (mehrfach/langfristig)
Akzidentelle Traumata	Schwere Verkehrsunfälle	Langdauernde Naturkatastrophen (z. B. Erdbeben, Überschwemmungen)
	Berufsbedingte Traumata (z. B. Polizei, Feuerwehr, Rettungskräfte)	Technische Katastrophen (z. B. Giftgaskatastrophen)
	Kurz dauernde Katastrophen (z. B. Wirbelsturm, Brand)	
Interpersonelle Traumata (man-made)	Sexuelle Übergriffe (z. B. Vergewaltigung)	Sexuelle und körperliche Gewalt/Misshandlung in der Kindheit bzw. im Erwachsenenalter
	Kriminelle bzw. körperliche Gewalt	Kriegserleben
	Ziviles Gewalterleben (z. B. Banküberfall)	Geiselhaft
		Folter, politische Inhaftierung

Typ-I- oder Schocktraumatisierungen werden meist erinnert, abgesehen von Wahrnehmungsverzerrungen als Folge akuter Traumareaktionen. Kinder erfinden oft magische Erklärungen für die Ereignisse, solange sie aufgrund ihrer kognitiven Entwicklung noch nicht imstande sind, die oft komplexen Zusammenhänge zu durchschauen und den Einfluss des Zufalls zu berücksichtigen. Als Folge gibt es oft Schuldzuschreibungen an die eigene Person. Dieses Phänomen ist vor allem bei kleineren Kindern, die entwicklungsbedingt im psychischen Äquivalenzmodus sind, d. h. innere und äußere Welt noch als weitgehend identisch betrachten, besonders ausgeprägt. Diese Verarbeitungsweise kann in der Folge persistieren und die weitere Entwicklung negativ beeinflussen.

Traumatisierungen vom langfristig andauernden Typ II führen nach Terr (1995) häufig zu Verleugnung und emotionaler Anästhesie. Ärger und Wut gehören ebenfalls zu den regelmäßigen Folgen fortgesetzter schwerer Misshandlung. Diese Affekte können sich, manchmal im Wechsel mit emotionaler Passivität und Abstumpfung, gegen die eigene Person richten und dann zu selbstdestruktivem Verhalten führen, bis hin zum Suizid. In anderen Fällen richtet sich die erfahrene Aggression nach außen, in traumatischen Beziehungsschemata werden die Rollenpositionen getauscht und die Opfer werden zu Täterinnen bzw. Tätern.

Aus der Perspektive des Mentalisierungsmodells befinden sich Menschen mit Typ-II-Traumatisierungen oft entweder im sogenannten Als-ob-Modus, in dem die Affekte von den Gedanken abgespalten sind, oder im Äquivalenzmodus, in dem eine Isomorphie zwischen innen und außen besteht. Der Versuch, die überwältigenden affektiven Zustände zu regulieren, führt zum Rückgriff auf den Körpermodus bzw. auf den teleologischen Modus. In diesen beiden frühen Modi findet aufgrund der mangelnden Symbolisierung bzw. einer De-Symbolisierung ein prämentalistisches körpernahes und/oder ein an konkreten Handlungen orientiertes Geschehen statt, welches häufig weitere Probleme mit sich bringt (s. Kap. 8 und 9).

In diesem Buch liegt der Schwerpunkt auf »man-made desasters«, und hier vor allem auf familiären Traumatisierungen, da diese sich besonders verhängnisvoll auswirken können. Solche »Beziehungstraumatisierungen« (Schore 2001; Wöller 2006) führen meist zu großen Belastungen für die Entwicklung und das weitere Leben der Betroffenen (siehe auch die Forschung zu Adverse Childhood Experiences). Es ist eine häufige und zugleich paradoxe Erfahrung, dass Menschen, die traumatische Erfahrungen gemacht haben, oft intensive Schuldgefühle haben. In ihrer Innenwelt vermischen sich innere und äußere Realität, und je mehr die äußere Wirklichkeit von der inneren überlagert wird, desto stärker ist diese Verstrickung. Dies führt häufig zu Hass auf das eigene Selbst oder den eigenen Körper statt auf das Täterobjekt, zu bizarren Symptomen oder zu selbstdestruktiven Beziehungskonstellationen, die psychische Veränderungsprozesse erschweren oder sogar unmöglich machen und die als »Wiederholungszwang« (Freud 1914g, 1920g) bekannt geworden sind. Wir halten die Bezeichnung »Reinszenierung« für passender, handelt es sich doch beim erneuten »Herstellen« einer erlebten traumatischen Situation um einen Mechanismus, der durch spezifische Handlungen in sozialen Beziehungen charakterisiert ist (Burchartz 2019).

Fallbeispiel Almudena

Die Jugendliche berichtete, dass sie manchmal mit fremden Männern heimgehe und sich von diesen vergewaltigen lasse. Diese Situationen weckten bei ihr keinerlei Gefühle, und auch wenn sie diese in der Therapie schilderte, war sie im Als-ob-Modus und lachte über das Entsetzen der Therapeutin. Die Entgrenzung zwischen Vergangenheit und Gegenwart, die durch diese Reinszenierungen verstärkt wurde, konnte sie nicht nachvollziehen: Innen und außen, früher und heute, alles ging im Äquivalenzmodus durcheinander. Almudena beschrieb dieses Geschehen als einen »Exorzismus«: Sie wolle Gleiches mit Gleichem wegmachen, wobei die konkrete Handlung zumindest vorübergehend ein Gefühl der Sicherheit bringe, des »Ganzseins« (teleologischer Modus).

Die Therapeutin versuchte dieses Verhalten in einen Zusammenhang mit den bekannten sexuellen Misshandlungen durch den Großvater und den Nachbarn zu stellen. Almudena mochte dem zunächst nicht folgen, sie machte sich über die Typen lustig, mit denen sie nach Hause ging, in den Situationen mit diesen hatte sie das Erleben, die Kontrolle zu haben. Erst nach einiger Zeit der therapeutischen Arbeit konnte sie auch Mitgefühl für das kleine Mädchen in sich zulassen, dem diese Dinge geschehen waren, und konnte diese Reinszenierungen aufgeben.

KAPITEL 5

Bindung und Traumatisierungen

Die Bindungstheorie erklärt die menschliche Neigung, enge emotionale Beziehungen zu anderen zu entwickeln, und beschreibt, wie sich frühe Erfahrungen in den ersten Bindungsbeziehungen auf die weitere psychosoziale Entwicklung von Menschen auswirken. Dabei ist Bindung die besondere emotionale Beziehung eines Kindes zu seinen Eltern oder Personen, die es beständig betreuen (Bowlby 1975). Die inneren Arbeitsmodelle, die sich in diesem Kontext entwickeln – unbewusste Vorstellungen vom Selbst, von anderen und von Beziehungen –, leiten das Verhalten des Kindes. Die Einteilung der entstehenden Bindungsmuster in sicher-organisierte, unsichere und desorganisierte ist mittlerweile sehr gut abgesichert. Sichere Bindungsmuster gelten als protektive Faktoren, während unsichere und eine desorganisierte Bindung als Risikofaktoren im Hinblick auf psychische Fehlentwicklungen gesehen werden. Bemerkenswerterweise belegen Forschungsergebnisse, dass die desorganisierte Bindung »nur« ein kleiner bis moderater Prädiktor für die Entwicklung von sozialen und Verhaltensproblemen bei Kindern ist, d.h. desorganisierte Bindungen führen nicht zwangsläufig zu späteren Problemen (Granqvist et al. 2017). Neuere Befunde weisen nach, dass auch die sichere Bindung nur einen moderaten Prädiktor, nämlich für positive Entwicklungen, darstellt (Campbell et al. 2021).

Das Bindungssystem gilt als Grundlage für enge soziale Beziehungen, ermöglicht emotionale Sicherheit, puffert Stress und Belastungen ab und bleibt über die gesamte Lebensspanne aktiv. Mertens (2012) bezeichnet das Bindungssystem als unser »psychologisches Immunsystem«. Das Bindungssystem wird bei Bedrohung aktiviert, und das Kind sucht die physische Nähe der Bezugsperson, während die mentale wie physische Erkundung der inneren und äußeren Welt eingeschränkt wird. Die Aktivierung des Bindungssystems und/oder das Auftauchen intensiver, nicht regulierbarer Gefühle führt dazu, dass sich die Gehirntätigkeit in den posterioren und subkortikalen Cortex verlagert (Luyten & Fonagy 2019). Je stärker die Erregung, desto schwieriger wird es, sich und andere zu verstehen (Gingelmaier & Ramberg 2018, S. 97). Vernachlässigung und Misshandlung führen gehäuft zu Störungen in der Bindungsentwcklung (Brisch 2004, S. 40). Diese äußern sich bei Extremtraumatisierungen in »Fragmentierungs- bzw. sogar Zerstörungsprozessen oder es wird erst gar kein inneres Arbeitsmodell angelegt« (ebd., S. 41). Diese Prozesse schlagen sich in Bindungsstörungen nieder, die klar von den Bindungsstilen abgegrenzt werden müssen (Boris & Zeanah 2005).

Bindungsstörungen bzw. Bindungs*beeinträchtigungen* (Pedrina & Mögel 2014) stellen eine schwere, frühe (Beziehungs-)Pathologie dar, die immer zu psychischen Fehlentwicklungen bei den betroffenen Kindern führt (Brisch 2004). Bindungsstörungen entstehen häufig aufgrund eigener kindlicher Traumatisierungen der Eltern (O'Connor et al. 2011), die transgenerational weitergegeben werden (siehe Kapitel 11).

Die Bindungstheorie ist eine der Säulen der Mentalisierungstheorie. Gelingendes Mentalisieren entwickelt sich in sicheren Bindungsbeziehungen und übt in der Folge einen moderierenden Einfluss auf alle Beziehungen aus (Taubner 2015). Beziehungserfahrungen, die durch Vernachlässigung, Misshandlung geprägt sind, beeinträchtigen die Entwicklung des Mentalisierens, und die Betroffenen bleiben in einem prämentalistischen Modus der Selbst-, Fremd- und Beziehungswahrnehmung stecken, was ihre weitere Entwicklung maßgeblich negativ beeinflussen kann (Luyten & Fonagy 2019).

KAPITEL 6

Komplexe Traumatisierungen und Mentalisieren

Der italienische Psychoanalytiker Vittorio Lingiardi beschreibt in seinem Buch *Io, Tu, Noi – Vivere con se stessi, l'altro, gli altri* (2019) in schon fast poetischer Weise, wie die Beziehungen zu anderen Menschen als Kitt für die inneren Strukturen und für die Persönlichkeit dienen. Er verweist aber auch auf die Verbindungen und Wechselwirkungen zwischen der Selbst-Ebene, dem anderen und der Gruppe und darauf, dass Traumatisierungen Schatten auf alle drei Ebenen werfen und insbesondere die Verbindungen zwischen diesen beeinträchtigen.

Belastende Erfahrungen sind deshalb in einem besonderen Ausmaß vor allem dann traumatisierend, wenn sie von dem Gefühl begleitet werden, dass der Betroffene diese allein und mit niemand anderem verbunden erlebt, d. h., dass die eigene Psyche im Sinne eines sozialen Ausschlusses allein ist. Normalerweise sind es die anderen Menschen, welche es uns ermöglichen, durch soziale Referenzierungen beängstigende Erfahrungen, die sonst überwältigend wären, zu »rahmen« und in einen Kontext zu stellen (Luyten & Fonagy 2019).

Traumatisierte Menschen sind in ihrer Fähigkeit zu mentalisieren punktuell oder situativ besonders häufig beeinträchtigt, und sie konnten – insbesondere bei frühkindlichen Beziehungstraumatisierungen – mentalisierende, selbstreflexive Modi der Selbst- und Beziehungsregulation nicht entwickeln. Solche komplexen Traumatisierungen beeinträchtigen nicht nur das Bindungssystem und haben dadurch einen negativen Effekt auf die Entwicklung des Mentalisierens, sondern sie begrenzen die Fähigkeit des betroffenen Menschen, in belastenden Situationen Hilfe bei anderen Menschen zu suchen oder diese anzunehmen. Dies führt dazu, dass eine Begleitung und/oder psychotherapeutische Behandlung dieser Menschen über die gesamte Lebensspanne hinweg weniger wirksam ist als bei Menschen, die keine solchen Beziehungstraumatisierungen erlebt haben (Luyten & Fonagy 2019).

Es ist mittlerweile durch verschiedene Studien belegt und entspricht der klinischen Erfahrung, dass Beziehungstraumatisierungen einen großen Einfluss auf die Entwicklung des Mentalisierens haben: Betroffene Kinder können weniger gut spielen, sind weniger empathisch gegenüber anderen Kindern und beziehen sich kaum auf innere Zustände, wenn sie von sich berichten; außerdem haben sie mehr Schwierigkeiten, emotionale Ausdrücke zu verstehen (ebd., S. 87). Ensink et al. (2015) konnten bei misshandelten Kindern feststellen, dass diejenigen, die innerfamiliärer Gewalt ausgesetzt waren, eine geringere Selbstreflexivität aufwiesen als diejenigen, die außerfamiliäre Gewalterfahrungen gemacht hatten. Auch diese Befunde verweisen darauf, dass die Bindungsdimension im Hinblick auf die Auswirkungen von Belastungen eine herausragende Rolle spielt. Wie bereits in unserem Buch *Mentalisieren mit Kindern und Jugendlichen* (Diez Grieser & Müller 2018) beschrieben, stellt die Fähigkeit der primären Bezugspersonen zu mentalisieren einen wichtigen Vorhersagefaktor bezüglich der Entwicklung des Mentalisierens der Kinder dar. Die Fähigkeit der Mütter und Väter zu mentalisieren puffert die Wirkung von Traumatisierungen auf die kindliche Entwicklung deutlich ab (Berthelot et al. 2015).

Häufig gehen traumatisierte Menschen mit sich und der mitmenschlichen Umwelt prä-mentalistisch um, d. h., dass sie eigene Gefühle, Motivationen und Verhaltensweisen und solche von anderen in einer oft einseitigen und rigiden Form wahrnehmen und verarbeiten, was die Selbst- und Beziehungsregulation erschwert oder scheitern lässt. Das Fehlen oder Einbrechen des selbstreflexiven Modus, der bis zum 4./5. Lebensjahr entwickelt sein sollte, erschwert folgende wichtige mentalisierende Haltungen, Unterscheidungen und Verknüpfungen:

- Affektregulation durch Wahrnehmen, Benennen und Zuordnen;
- das Handeln anderer vorhersagen, erklären und rechtfertigen;
- Orientierung in komplexen sozialen Situationen;
- Abgrenzung Innenwelt versus Außenwelt;
- Aufbau von epistemischem Vertrauen versus Hypervigilanz;
- transgenerationale und interrelationale Austauschprozesse.

Die prämentalistischen Modi, die bei traumatisierten Menschen häufig dauerhaft oder bei Auftreten von erhöhtem Stress dominieren, sind diejenigen, die in der frühen Kindheit als entwicklungsspezifische Wahrnehmungs- und Verarbeitungsformen das subjektive Erleben und die Weltsicht prägen. Diese Modi sind auch im späteren Entwicklungsverlauf aufgrund verschiedener Faktoren wie Stress, Müdigkeit oder auch in phasenspezifischen Krisen Teil des menschlichen Regulationsrepertoires. Im Normalfall kommt es jedoch danach zu einer »Reparatur« bzw. zu einem reflektierenden Umgang mit der Situation.

Wenn die Psyche nicht von den Traumatisierungen »erzählen« kann, dann macht es der Körper (Schultz-Venrath 2021a). Das Mentalisieren stellt gewissermaßen ein Gefäß, eine Art »Haut« zur Verfügung, um das archaische, rohe Erleben in eine Form zu bringen, die körperlich, szenisch und/oder verbal kommuniziert werden kann und Bedeutungen hat. Deshalb ist es sinnvoll, wenn den bisher bekannten und entwicklungspsychologisch abgeleiteten drei prämentalistischen Modi (teleologischer, Äquivalenz- und Als-ob-Modus) der Körpermodus als frühester und eigenständiger Modus vorangestellt wird (Diez Grieser & Müller 2018). Zevalkink et al. (2015, S. 173 f.) beschreiben in vergleichbarer Weise eine Phase, in der das Neugeborene mentale Zustände zunächst als physiologisch-körperliche Sensationen wahrnimmt und diese aufgrund angeborener Tendenzen automatisch äußert, gegenüber der Umwelt kommuniziert.

Im Folgenden sollen die vier prämentalistischen Modi kurz beschrieben und zu verschiedenen Formen der Traumatisierung in einen Bezug gesetzt werden (s. Abb. 6-1).

Tab. 6-1: Die Charakteristika der vier prämentalistischen Modi in der Entwicklung

Modus	Charakteristika
Körpermodus (bis 9 Monate)	Beschäftigung mit Körperempfindungen, die als auftauchendes Selbst eine Struktur bilden. Körperliche Rückkoppelungsprozesse als »psychische Hülle«. Körper als Behälter, der aufnimmt und »evakuieren« muss. Körper »spricht«, Symbole und Worte fehlen oder sind bedeutungslos. Rhythmus/Bewegung als Basis für Selbstgefühl.
Teleologischer Modus (9 Monate bis 1 ½ Jahre)	Die Umwelt muss »funktionieren«, um eigene innere Spannungszustände zu mindern. Eigene und fremde Handlungen werden als zielgerichtet interpretiert, dahinterliegende Ursachen werden noch nicht erkannt. Nur was beobachtet werden kann, zählt.
Äquivalenzmodus (1 ½ Jahre bis ca. 4 Jahre)	Innere Welt und äußere Wirklichkeit werden nicht unterschieden. Innere Zustände, Gedanken, Wünsche und Fantasien werden als real erfahren. Differenzierung zwischen Selbst und anderen ist häufig nicht deutlich; Grenzen auf verschiedenen Ebenen sind noch verschwommen bzw. brüchig.
Als-ob-Modus (1 ½ Jahre bis ca. 4 Jahre)	Gedanken, Gefühle und Motive sind von der Realität getrennt. Es findet eine Entkoppelung zwischen innerer und äußerer Welt statt.

Der Begriff *Körpermodus* oder *somatopsychischer Modus* verweist auf die Dominanz der körperlichen Empfindungen in der Zeit, in der aufgrund von propriozeptiven und rhythmischen Erfahrungen des Säuglings die psychische Hülle und die Differenzierung zwischen Subjekt und Objekt entstehen. Diese Erfahrungen sind, wenn sie in Bindungsbeziehungen erlebt werden, der Entwicklung förderlich. Bei Traumatisierungen verschiedener Art (Vernachlässigung, Misshandlungen, sexuelle Gewalt) kommt es zu einer mangelnden Grenzziehung zwischen Subjekt und Objekt, welche die gesamte Selbstentwicklung negativ beeinflusst.

Bei schweren frühkindlichen Traumatisierungen besteht auch die Möglichkeit, dass die Betroffenen sich im Sinne des Körpermodus in ihre Körper zurückziehen, in ihrem Körper als Ort des Rückzugs blockiert bleiben und nach außen wenig aktiv sind. Interessant sind in diesem Zusammenhang die Befunde von Maier et al. (2020), die bei Erwachsenen, die in ihrer Kindheit interpersonelle Gewalt erlebt haben, festgestellt haben, dass sie in sozialen Situationen einen größeren körperlichen Abstand zum Gegenüber bevorzugen und schnelle Berührungen negativ erleben.

Diese Form des Körpermodus ist mit den Beschreibungen des Zustands des »freeze« oder »numbing« vereinbar; für ihn sind körperliche Reaktionen bis hin zu somatoformen Störungen kennzeichnend. Sie sind die Folge davon, dass Erlebtes als rohes, unsymbolisiertes Material im Körper abgelegt wird, der als Deponie für solche archaischen Elemente fungiert.

Im *teleologischen Modus* stehen konkrete Handlungen im Vordergrund, um mit den auftauchenden Gefühlen und den damit einhergehenden Zuständen umzugehen: Es wird agiert, um die Spannung abzubauen. Bedürfnisse und Emotionen werden handelnd zum Ausdruck gebracht; nur konkrete Aktionen und ihre greifbaren Folgen zählen. Diese sogenannte implizite Dimension des Mentalisierens, bei der alles schnell und automatisch verläuft, steht im Vordergrund. Vernachlässigte und misshandelte Kinder, die durch ihre Bezugspersonen kaum mentalisiert worden sind und die deshalb im teleologischen Modus verharren bzw. in diesen »einbrechen«, befinden sich in einem erregten Zustand, in welchem Überlebensmuster wie »fight-flight« aktiviert sind. Dabei sind innere Räume, die erforderlich sind, um eigene Gefühle zu erkennen und zu regulieren, nicht verfügbar. Solche Kinder sind darauf angewiesen, dass ihre Umwelt die Aufgabe übernimmt, ihre inneren Spannungen zu mildern (Bezugspersonen als Hilfsobjekte).

Bei diesen Menschen gibt es eine erhöhte Vigilanz und häufige schnelle Wechsel zwischen epistemischem Misstrauen und Leichtgläubigkeit (Yamagishi & Kikuchi 1999). Deshalb können sie sich bei konkreten Hilfestellungen oft schnell beruhigen; beispielsweise war es für eine Patientin sehr wichtig zu wissen, ob die Psychotherapeutin am Wochenende in der Stadt war oder nicht. Im positiven Fall hatte sie keine Panikattacken, brauchte zudem keinerlei Kontakt mit ihrer Therapeutin oder andere Hilfestellungen.

Beim *Äquivalenzmodus* finden wir typische Themen der Grenzziehung: Es gelingt nicht, zwischen innerer und äußerer Welt zu unterscheiden, das Vergangene und das Aktuelle vermischen sich, die Grenzen zwischen eigenem Selbst und dem anderen sind durchlässig. Die Patient(inn)en leiden unter Flashbacks, reinszenieren Zustände und Merkmale des traumatischen Geschehens. Innere Denkräume sind nicht als »Gefäße, die aufnehmen und verarbeiten können«, vorhanden, weshalb das Nachdenken über Probleme oder Situationen kaum gelingt. Die überflutenden Situationen werden vermieden.

Häufig wechseln sich solche Zustände, die durch den Äquivalenzmodus charakterisiert sind, mit Als-ob-Zuständen ab, die mit Dissoziationen einhergehen. Dann ist der *Als-ob-Modus,* der eine Entkoppelung zwischen Gefühlen und Gedanken bzw. Realität ermöglicht, ein wichtiger Schutzmechanismus, um sich von den überflutenden, undifferenzierten Gefühlen abkoppeln zu können. Viele Kinder mit komplexen Beziehungstraumatisierungen haben keinen »Übergangsraum« (Winnicott 1971) aufbauen können, der es ihnen erlaubt, flexibel zu spielen und die Inhalte und dazugehörigen Gefühle mental zu repräsentieren und dabei Erfahrungen zu verarbeiten. Solche Kinder können häufig kaum zwischen innerer und äußerer Realität unterscheiden und sind deshalb oft auch nicht in der Lage, im Als-ob-Modus zu funktionieren (Muller & Midgley 2020). Im psychischen Äquivalenzmodus gibt es, wie gesagt, keine klaren Unterschiede zwischen innerer und äußerer Welt und auch nicht zwischen leidvoller Vergangenheit und Gegenwart. Die zum Traumatisierungsprozess gehörenden schmerzhaften Gefühle (v.a. auch intensive Scham – s. Kap. 9) führen häufig zum Einsatz des teleologischen Modus, mit dem die betroffene Person nur Erleichterung erreichen kann, wenn konkrete Handlungen stattfinden. Selbstschädigendes Verhalten kann an dieser Stelle zur Entlastung führen und eine weitergehende psychische Katastrophe abwenden (Luyten & Fonagy 2019, S. 86).

Kinder, die in den ersten sechs Monaten ihres Lebens (Sonuga-Barke et al. 2017) keine Möglichkeit hatten, von einem mentalisierenden Gegenüber als Subjekte wahrgenommen, gespiegelt und somit validiert zu werden, dürften in einem noch basaleren Modus als dem Körpermodus verbleiben. Der Körpermodus bedarf einer zumindest teilweise stressfreien Befindlichkeit, die das Erkunden und Aufbauen von körperlichen Grenzen als Grenzen für das entstehende Selbst ermöglicht. Wenn sich der Säugling jedoch aufgrund der Vernachlässigung in einem ständigen Stresszustand befindet, müssen wir davon ausgehen, dass der Körper nicht wirklich als Rückzugsort dienen kann, sondern dass Rückzugsorte außerhalb des Körpers entwickelt werden müssen, um sich vor dem körperlichen Aufruhr zu retten. Schwer traumatisierte Kinder koppeln sich nicht nur von Beziehungen, sondern auch vom eigenen Körper ab, der bestenfalls als Objekt, mit dem mechanisch umgegangen werden kann, erlebt wird. Sich auf äußere, kontrollierbare Objekte zu fokussieren, ermöglicht psychisches Überleben. Diese Objekte entsprechen dem, was Tustin (1989) als »autistische Objekte« charakterisiert, und erlauben es dem betroffenen Menschen, in fragmentierter Form außerhalb seines Körpers zu existieren.

Florian, ein kleiner Junge, der aufgrund massiver Vernachlässigungserfahrungen mit der Therapeutin keinen Kontakt aufnehmen konnte, stellte im Laufe der Behandlung ein kleines Auto, das er immer dabeihaben musste, neben die Therapeutin und reagierte erstmals mit einem Lächeln, als diese mit dem Auto sprach. So entstand ein Ritual, das die Kommunikation zwischen Florian und der Therapeutin nach und nach ermöglichte.

Fallbeispiel Almudena

Almudena befand sich häufig im Körpermodus; sie galt als unkonzentriert und hyperaktiv, weshalb sie zeitweise auch medikamentös behandelt worden war. Affekte regulierte sie mittels Bewegungen, Handlungen und immer häufiger durch selbstschädigendes Verhalten wie Fress-Brech-Attacken und Selbstverletzungen. Im bulimischen Verhalten äußerten sich in besonders intensiver Form die abgespaltenen Affekte als körperliche Empfindungen, die sich dem Zugriff des Selbst entziehen. Sie berichtete, dass die körperlichen Empfindungen wie eine Welle seien, »etwas, das von draußen kommt und mich überflutet, gegen das ich nichts machen kann, was einfach über mich hereinbricht und mir das Gefühl von Ausgeliefertsein gibt«. Diesen Kontrollverlust erlebte sie als traumatisierend, und sie unternahm viele Anstrengungen, um dieses Gefühl zu vermeiden, und versuchte als – potentiell selbstgefährdende – Gegenmaßnahme deshalb beispielsweise das Erbrechen herbeizuführen.

Aufgrund ihrer mangelnder Symbolisierungsfähigkeit konnte Almudena Gefühle und Anspannung nur durch den Körper direkt regulieren. Die Sprache war auch in der Therapie lange Zeit bedeutungslos. Die Therapeutin musste immer wieder versuchen, sie dazu zu »verführen«, etwas zu sagen und Worte dafür zu finden. Die Arbeit mit Almudena bestand lange Zeit darin, Metaphern für ihre Körperempfindungen zu finden.

KAPITEL 7

Belastungen und ihre traumatisierenden Wirkungen über die Lebensspanne

Bei Traumatisierungen in der Kindheit sollte grundsätzlich das aktuelle kognitive, affektive, psychosexuelle und soziale Entwicklungsniveau nebst angeborenen und erworbenen somatischen Faktoren beachtet werden.

Beim Erwachsenen wird durch ein Trauma die Funktionsfähigkeit des Ichs überfordert oder zerstört, weil auf die plötzliche Reizüberflutung nicht mehr mit angemessenen Ich-Funktionen reagiert werden kann. Häufig wird die körperliche Seite des schrecklichen Geschehens abgespalten, und es kommt zu einem Abstumpfen der körperlichen Empfindungsfähigkeit. Je jünger ein Mensch ist, wenn er Traumatisierungen erleidet, desto mehr ist die Psyche gefährdet. Die Erfahrungen aus den traumatisierenden Interaktionen formen

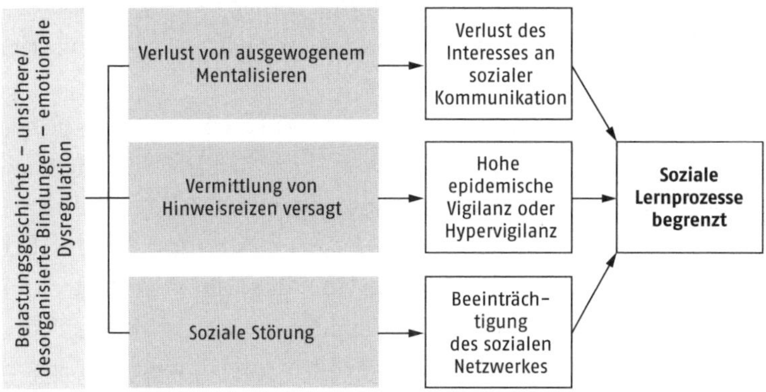

Abb. 7-1: Belastungen und ihre Folgen auf soziale Lernprozesse (modifiziert n. Fonagy et al. 2017)

die Struktur des psychischen Apparates mit und sind deshalb strukturbildend. Sehr frühe Traumatisierungen können nicht psychisch repräsentiert werden, sondern werden körpernah als innere Spannung oder Unruhe erlebt.

7.1 Pränatale Entwicklung und Belastungen

Pränatal entsteht auf der Grundlage genetischer Informationen ein kompliziertes Netzwerk miteinander verschalteter Nervenzellen. Bereits während dieser frühen Phase gibt es aber auch wichtige Einflüsse durch Erfahrungen. Diese äußeren Einflüsse spielen eine wichtige Rolle für die Struktur und Funktion des Gehirns. Roth und Strüber (2012, S. 6) stellen entsprechend fest: Die »Kombination intrinsischer und *erfahrungsabhängiger Verfeinerung* der neuronalen Verschaltungen bildet die Grundlage für die Richtung der psychischen Entwicklung« (Hervorhebung im Orig.). Frühe Erfahrungen haben somit über ihre Wirkung auf die neuronale Verschaltung einen bedeutsamen Einfluss auf die Entwicklung der Persönlichkeit und – im Falle von ungünstigen Erfahrungen – auf die Entstehung psychischer Probleme (Möhler et al. 2009). Bereits pränatal entwickeln sich wichtige neurobiologische Ebenen der Persönlichkeit wie die vegetativ-affektive Ebene, welche die Grundlage für das Temperament legt, sowie die Ebene der emotionalen Konditionierung und des individuellen emotionalen Lernens, die sich besonders postnatal entwickelt und die Basis für die Selbstentwicklung darstellt (Strüber 2021).

Vorgeburtlicher Stress der Mutter erreicht auch das Kind, insbesondere wenn es sich um chronischen Stress handelt, dem die Mutter während der Schwangerschaft ausgesetzt ist (z. B. intensive, chronische Angst bei Partnergewalt). Es zeigt sich, dass chronischer Stress der Mutter den Cortisolspiegel im Blutplasma von Mutter und Kind erhöht. Solche Erfahrungen können bereits pränatal auf das *Stressverarbeitungssystem* Einfluss nehmen, und es wird auch schon festgelegt, wie der Körper postnatal mit Stress umgehen wird. Als Konsequenz dieser pränatalen Erfahrungen unterscheiden sich Menschen schon bei der Geburt in ihrer Vulnerabilität hinsichtlich ihres Umgangs mit Stress erheblich.

Ob und wie stark sich dieser Stress nach der Geburt negativ auf die weitere Entwicklung des Kindes auswirkt, ist auch mit der angeborenen Verletzbarkeit des Kindes sowie den Bindungserfahrungen, die im günstigen Fall ausgleichend wirken können, korreliert. Genetische Anlagen und vorgeburtlicher Stress können also dazu führen, dass ein Kind mit einem sogenannten »schwierigen Temperament« geboren wird, was zu einer erhöhten Vulnerabilität gegenüber Belastungen führen kann. Genetische Prädispositionen und Erfahrungen, insbesondere solche vor und in den ersten Jahren nach der Geburt, haben einen Einfluss auf die neurobiologische Entwicklung und bilden so die Grundlage für die Persönlichkeit des Menschen.

Ein zweites wichtiges System, welches sich ebenfalls bereits pränatal zu entwickeln beginnt, ist das sogenannte *Selbstberuhigungssystem*. Es wird wesentlich von Serotonin vermittelt. Menschen, die bestimmte defizitäre genetische Rezeptor-Ausprägungen, insbesondere bezüglich des Serotonin-Transporter-Gens, aufweisen, haben meist ein erhöhtes Risiko für Angststörungen und Depressionen (Strüber 2021). Dies kommt besonders dann zum Tragen, wenn sie in der frühen Kindheit nachteilige Erfahrungen wie Vernachlässigung und Misshandlungen machen mussten (Canli & Lesch 2007).

Das dritte System, dessen Entwicklung ebenfalls pränatal beginnt und das zusammen mit den beiden genannten Systemen die Basis für die Persönlichkeit legt, ist das sogenannte *Selbstbewertungs- und Motivations-System* (Roth & Strüber 2012, S. 13), welches, vermittelt durch das Dopaminsystem, die Belohnungs- und Vermeidungsmechanismen steuert.

7.2 Belastungen und Mentalisieren in der frühen Kindheit

Bei der Geburt verfügen Kinder über eine biologisch vorgegebene und pränatal angelegte Fähigkeit, ihre Affekte in Beziehungen zu ihren Bezugspersonen zu entdecken und stetig weiterzuentwickeln.

Dabei ist die Affektspiegelung durch die Bezugspersonen Auftakt und Voraussetzung für die Entwicklung des Mentalisierens im Laufe der frühen Kindheit. Die prämentalistischen Modi, die in dieser Entwicklungsphase durchlaufen werden, eröffnen dem Kind neue Möglichkeiten der Selbst- und Beziehungsregulation und münden im positiven Fall in eine altersadäquate Selbstreflexivität.

In der frühen Kindheit erlebte negative Extremerfahrungen – wie z. B. massive Störungen in der Mutter-Kind-Interaktion, Vernachlässigung, sexuelle und physische Misshandlung, der Verlust der Eltern oder eine lange Trennung von ihnen – können über eine Veränderung der Gehirnentwicklung und neuronaler Verschaltungen die Entstehung psychischer Erkrankungen und von Verhaltensstörungen begünstigen. Frühe belastende Erfahrungen können das spätere Muster synaptischer Verschaltungen nachhaltig beeinflussen, und zwar insbesondere im Bereich des Selbstberuhigungssystems (Staats 2021; Strüber 2021).

Frühe traumatische Erfahrungen, etwa früher Missbrauch oder Vernachlässigung, können beispielsweise Strukturen und Prozesse im Hippocampus so beeinflussen, dass dadurch eine entsprechend veränderte basale und/oder stressinduzierte Cortisolfreisetzung erfolgt. Verschiedene Faktoren – etwa die Natur der traumatischen Erfahrung, der Zeitpunkt des Auftretens oder der Kontext dieser Erfahrung – können festlegen, ob die Cortisolfreisetzung erhöht oder vermindert wird. So wurde etwa ein erhöhter Cortisolspiegel als Folge »moderater« Misshandlungen gefunden, während schwere Misshandlungen eine langfristig niedrigere Cortisol-Ausschüttung verursachen können (Brückl & Binder 2017). Ein weiteres neuromodulatorisches System, das massiv durch frühe traumatische Erfahrungen beeinflusst wird, ist das für die Selbstberuhigung und Emotionsregulation wichtige serotonerge System. Frühe Stresserfahrungen können das spätere Ausmaß der Verfügbarkeit von Serotonin sowie dessen Fähigkeit beeinflussen, die Aktivität verschiedener Hirnstrukturen zu modulieren. Serotonin spielt u. a. bei der Regulation von Aggressionen eine wichtige Rolle (Martin et al. 1990; Panksepp & Biven 2012, S. 154).

Traumatische psychische Erfahrungen können zu einer erfahrungsabhängigen Verringerung der Zahl an Synapsen führen und darüber die Struktur der neuronalen Verschaltungen und die neuromodulatorische Übertragung von wichtigen Botenstoffen beeinflussen. Von besonderer Bedeutung sind hierbei solche Hirnstrukturen, die an der Verarbeitung emotional-affektiver Informationen beteiligt sind, so etwa die Amygdala (u. a. für die Bewertung des emotionalen Charakters von Reizen zuständig) oder der ventromediale präfrontale Cortex (u. a. wichtig für die Selbstwahrnehmung und Emotionsregulation) (Luyten & Fonagy 2019).

Entwicklungspsychologisch betrachtet bedeutet im ersten Lebensjahr neben der körperlichen Misshandlung vor allem die emotionale und körperliche Vernachlässigung, die mit einem fundamentalen Mangel an sensorischen und sozialen Erfahrungen einhergeht, eine extreme Belastung, verbunden mit einem erheblichen traumatisierenden Effekt (Pedrina 2020).

Die Altersphase zwischen null und drei Jahren (mit Ausläufern ins vierte und fünfte Lebensjahr) ist ein wichtiges Zeitfenster, in welchem sich aufgrund der neuronalen Plastizität und der erfahrungs- und gebrauchsabhängigen Entwicklung des Gehirns belastende Ereignisse und Erfahrungen besonders gravierend auswirken, die Vulnerabilität also besonders groß ist. Die existentielle Bedeutung anderer Menschen, in dieser Zeit insbesondere der Bindungs- und primären Bezugspersonen, führt dazu, dass belastende Erfahrungen mit ebendiesen zu Traumatisierungsprozessen führen, die nachhaltige Folgen für die Entwicklung haben. Für diese Art von Traumatisierung wird zum einen der Begriff der Bindungs- und Beziehungstraumatisierung (Wöller 2006) verwendet, zum Zweiten werden diese Extrembelastungen im Beziehungsbereich auch als »chronisch kumulative und komplexe Traumen« (Typ II nach Terr 1995; vgl. oben, Kap. 4) bezeichnet. Der auf Khan (1963) zurückgehende Begriff des »kumulativen Traumas« verweist auf eine Abfolge von traumatischen Ereignissen und Umständen, die nicht für sich allein, jedoch in ihrer zeitlichen Reihung und ihrer Häufung einen erheblichen traumatischen Effekt haben können. Aktuell wird der Begriff der »komplexen Posttraumatischen Belastungsstörung« verwendet, um diese frühen, in der Beziehung zu den primären Bezugspersonen stattfindenden Ereignisse und deren Folgen zu beschreiben (Hecker & Maercker 2015; Schäfer & Lotzin 2019).

Vernachlässigung, körperliche Misshandlung und sexuelle Gewalt sind die am intensivsten erforschten Ursachen früher Traumatisierungen, wobei insbesondere die körperliche Misshandlung schon früh thematisiert wurde (u. a. Kempe 1962). Die Vernachlässigung als eine Form der Unterlassung, d. h. einer Misshandlung ohne direkte physische Einwirkung auf das Kind, wurde lange Zeit als eine Art Nebenaspekt der körperlichen Misshandlung verstanden. Erst seit den 1990er Jahren sind Formen der emotionalen Vernachlässigung vermehrt zum Gegenstand der Forschung und des Kindesschutzes geworden, und es hat sich gezeigt, dass diese häufige Form der Gefährdung des Kindeswohls einen erheblichen traumatischen Einfluss auf ein Kind und seine Entwicklung haben kann. Einen historischen Überblick zum Kindesschutz gibt Fürniss (2005).

Seit der Jahrhundertwende ist das Miterleben häuslicher Gewalt (Kindler & Werner 2005) mit einer familiären Dynamik, welche potentiell traumatisierend ist, als bedeutsames belastendes Ereignis zunehmend in seiner Relevanz erkannt worden. Misshandlungsformen vom Typ »Münchhausen-by-Proxy«, d. h. das absichtliche Erzeugen oder Vortäuschen von körperlichen oder psychischen Symptomen oder Behinderungen von Müttern bei ihren Kindern, sind zwar nach wie vor eher selten, haben aufgrund der schweren mütterlichen Pathologie jedoch, wenn sie vorkommen, einen verheerenden Einfluss auf die kindliche Selbst-Entwicklung.

Es ist mittlerweile hinlänglich bekannt, dass das gleichzeitige und überlagernde Vorhandensein verschiedener Misshandlungsformen in der Kindheit häufig ist (Grossmann & Grossmann 2020). In der frühen Kindheit ist davon auszugehen, dass körperliche Misshandlung und Vernachlässigung besonders oft gemeinsam vorkommen. Bei Müttern, die psychisch krank und/oder selbst traumatisiert sind, besteht gehäuft ein Mangel an Feinfühligkeit und Responsivität, was mit desorganisierten Bindungsmustern bei den Kindern einhergeht und deren Umgang mit Stressoren negativ beeinflusst. Berthelot et al. (2015) fanden, dass die Kinder von traumatisierten Müttern mit guter Reflexivität bedeutend seltener ein desorganisiertes Bindungsmuster haben als solche von Müttern mit niedriger Reflexivität. Diese und andere Befunde machen deutlich, dass die Förderung der Fähigkeit zu mentalisieren bei traumatisierten Müttern in psychosozialen und psychotherapeutischen Kontexten oberste Priorität haben muss (Diez Grieser & Müller 2018).

7.3 Belastungen und Mentalisieren in der mittleren Kindheit

Die mittlere Kindheit (sechstes bis ca. elftes Lebensjahr) ist durch Schaffensfreude und Wissenslust der Kinder charakterisiert. In dieser Phase verarbeiten sie Informationen zunehmend aktiv und bewusst. Sie entwickeln in Beziehungen mit relevanten Bezugspersonen innere Arbeitsmodelle von sich als liebens- und schützenswerten Menschen, als fähig und kompetent, in der Lage, Probleme zu bearbeiten, sie sehen sich als Junge oder Mädchen. Dabei spielen Narrationen eine wichtige Rolle (Diez Grieser 2010).

Die Entwicklung der Selbstregulation beginnt in der frühen Kindheit, wobei die externale Regulation durch die primären Bezugspersonen der Selbstregulation vorausgeht. Eine funktionierende Selbstregulation, die im Laufe der Kindheit zu entwickeln ist, ermöglicht ein an die Situation angepasstes und zielgerichtetes Verhalten. Selbstregulation ist ein multidimensionales Konstrukt, das auf verschiedenen Regulationsmechanismen basiert, und zwar: biologische Aufmerksamkeitsregulation, emotionale Selbstregulation, Verhaltensregulation, kognitive Selbstregulation (Calkins & Williford 2009). Selbstregulation entwickelt sich in Beziehungen. Mentalisieren zu können ermöglicht die Kombination verschiedener Regulationsmechanismen, um Selbst- und Beziehungsregulation aufeinander abzustimmen.

In der mittleren Kindheit finden wichtige Veränderungen und Transformationen statt, die dem Kind neue Möglichkeiten der Emotions- und Beziehungsregulation eröffnen. Die kognitive Entwicklung und der damit verbundene Kompetenzaufbau, nicht zuletzt auch bezüglich der Kulturtechniken wie z. B. Lesen, Schreiben und digitale Kompetenzen, stärken den Selbstwert und vergrößern die Autonomie. Insbesondere führt jedoch die Fähigkeit zu mentalisieren, die sich in dieser Phase stabil etabliert hat, zu einem erfolgreicheren Umgang mit eigenen Emotionen und zu einem besseren Verständnis der anderen, was die Orientierung im sozialen Raum erleichtert. Das Mentalisieren ist die Fähigkeit, Gefühle, Bedürfnisse etc. bei anderen Personen und bei sich selbst wahrzunehmen und sich selbst mit fremden Augen zu betrachten. Dazu ist es wichtig, Affekte einschätzen, regulieren und das gegenwärtige Erleben symbolisieren und verbalisieren zu können (Diez Grieser & Müller 2018). Die Fähigkeit zur Emotionsregulation als Basis für die Selbstregulation ist ein zentraler Entwicklungsschritt in dieser Phase. Im Laufe der Entwicklung ist hierbei eine zunehmende Verschiebung von einer interpsychischen (d. h. interaktiven) hin zu einer intrapsychischen (d. h. selbständigen) Regulation zu beobachten.

Dabei wird unter Selbstregulation die Fähigkeit eines Menschen verstanden, seine eigenen Impulse und Bedürfnisse mit den äußeren Anforderungen abzustimmen; dies hängt, wie wir bereits festgestellt haben, von den emotionalen und sozialen Kompetenzen ab (Baumeister et al. 2007).

In der mittleren Kindheit werden die Gleichaltrigen, mit denen Kinder viel Zeit verbringen, immer wichtiger. Nach wie vor sind die primären Bezugspersonen sowohl als Bindungspersonen als auch als Identifikationsfiguren und Referenzpunkte sehr bedeutsam. Zunehmend spielen auch andere Erwachsene eine wichtige Rolle, die im sozialen Nahraum der Kinder verschiedene Funktionen haben.

Die Beziehungen zu Gleichaltrigen, vor allem die engen Freundschaften, eröffnen neue Entwicklungsmöglichkeiten. Insbesondere in Beziehungen zu Gleichaltrigen erfolgt eine Weiterentwicklung gemeinsamer Co-Regulation. Soziale Gruppen sind ein zentrales Übungsfeld für Kinder, in dem sie sich mit eigenen Problemen auseinandersetzen, von anderen Hilfe einfordern und sich selbst als kompetentes Gegenüber und Unterstützer erleben können. Die zentrale Funktion von Gemeinschaft ist dabei darin zu sehen, dass sie den Mitgliedern Sicherheit, Sinn (verschiedene Dimensionen) und Identität vermittelt. Emotionale Bindungen und Face-to-face-

Beziehungen stabilisieren Gemeinschaften und geben den Mitgliedern das Gefühl von Zugehörigkeit, ein Grundbedürfnis des Menschen.

Die mittlere Kindheit ist außerdem eine wichtige Phase für die Entwicklung von biografischen Narrativen, die in den sozialen Raum eingebettet werden. Indem sie Erinnerungen in Bezug auf sich selbst und andere kohärenter und reicher ausgestalten können, entwickeln die Kinder eine höhere Selbstkohärenz, welche die Identitätsentwicklung fördert (Midgley et al. 2017).

Traumatische Erfahrungen in dieser Zeit stören nicht nur nachhaltig die Entwicklung des Gedächtnisses, sondern auch den gesamten Prozess der Informationsverarbeitung mit entsprechenden Folgen für die kognitive Entwicklung und die Selbstentwicklung. Besonders belastend sind in dieser Phase, in der sich die Kinder stark aneinander orientieren und die Resonanz der Gleichaltrigen sowie das Gefühl der Zugehörigkeit zu einer Gruppe für das psychische Wohlbefinden zentral sind, Abwertungs- und Ausstoßungserlebnisse mit Gleichaltrigen.

Forschungsergebnisse belegen, dass in der mittleren Kindheit, insbesondere am Übergang zur Adoleszenz, Mobbingerfahrungen bei 15–35% der Jugendlichen vorkommen (Schäfer & Korn 2005) und eine enorme Entwicklungsgefährdung mit erheblichem traumatischem Potential darstellen. Der pathogenetische Mechanismus ist dabei zum einen durch den kumulativen Aspekt, zum Zweiten durch das durch andere Menschen absichtsvoll verursachte Beziehungstrauma, das durch Mobbing erfolgen kann, erklärbar. Mobbingerfahrungen bedeuten – abhängig u.a. von ihrer zeitlichen Dauer, dem Schweregrad, der Häufung der Ereignisse sowie der Art der Beziehung zwischen Täterinnen bzw. Tätern und Opfer – für die Betroffenen eine mehr oder weniger starke Belastung. Mobbinghandlungen zielen darauf ab, die Selbstachtung und das soziale Ansehen der Betroffenen zu untergraben, und sind bei diesen mit intensiven Schamgefühlen verbunden (siehe Kap. 9.3). »Erfolgreiches« Mobbing schädigt das soziale Netz nachhaltig, das Kinder in diesem Alter dringend benötigen.

Einen erheblichen und nachhaltigen Einfluss auf die Entwicklung von Kindern haben nicht nur die Erfahrungen mit erwachsenen Bezugspersonen und Gleichaltrigen, sondern auch das, was in Geschwisterbeziehungen erlebt wird. Viele Geschwister haben gelegentlich Streit miteinander, aber bis zu 40 % der Kinder sind jede Woche Geschwistermobbing ausgesetzt (Wolke et al. 2015). Es ist also davon auszugehen, dass eine große Anzahl von Kindern unter dieser Form wiederholter innerfamiliärer Aggression leidet. Mobbing unter Geschwistern erhöht das Risiko, in Mobbing unter Gleichaltrigen verwickelt zu werden (Tucker et al. 2014), und ist mit emotionalen Problemen bis hinein ins Erwachsenenalter assoziiert, einschließlich Depression und Selbstverletzungen. Die Effekte scheinen kumulativ zu sein, wobei Kinder, die sowohl von Geschwistern als auch von Gleichaltrigen gemobbt werden, im Vergleich zu Kindern, die nur von Geschwistern oder nur von Gleichaltrigen gemobbt werden, größere emotionale Probleme haben, wahrscheinlich weil sie keinen sicheren Ort haben, um dem Mobbing zu entkommen. Der Zusammenhang zwischen Geschwister- und Gleichaltrigenmobbing legt nahe, dass Interventionen zu Hause beginnen müssen (Wolke et al. 2015).

7.4 Belastungen und Mentalisieren im Jugendalter

Adoleszenz – allgemeine Kennzeichnung und Gehirnentwicklung

Die Adoleszenz ist nicht zuletzt auch insofern eine wichtige Phase in der Entwicklung, als sie gerade im Zusammenhang mit Belastungen in der früheren Kindheit Chancen birgt: Es entstehen neue Bewältigungsstrategien und Verhaltensweisen. Einer der »Meilensteine« in der Adoleszenz sind die Veränderungen im sozio-emotionalen Bereich. In der Adoleszenz muss Altes und Gewohntes aus den Kindheitsjahren teilweise aufgegeben und durch Neues und Unbekanntes aus der Erwachsenenwelt ersetzt werden. Dies löst bei vielen Jugendlichen eine starke Verunsicherung aus und sie benötigen oft mehrere Anläufe, mit Rückschlägen und Kursänderungen, bis der Schritt in die Erwachsenenwelt vollzogen ist. Entwicklung verläuft also nicht immer in Form einer linearen Progression, oft kommt es zu vorübergehenden Rückschritten in der sozialen Entwicklung.

Während der Adoleszenz werden neurofunktionelle Veränderungen im Gehirn durch Geschlechtshormone strukturiert. Adoleszente weisen – verglichen mit Kindern wie Erwachsenen – eine erhöhte Aktivität subkortikaler Strukturen (limbisches System) auf. Während subkortikale Areale früher reifen, ist die Reifung präfrontaler Kontrollareale, die zuständig für Planung von Verhalten, Reflexion und Emotionssteuerung sind, bei Jungen, mehr noch als bei Mädchen, verzögert (Giedd 2004; Giedd et al. 1999). Dies führt zu einem spezifischen Ungleichgewicht, da das weiter gereifte limbische System zunächst die Oberhand über das noch nicht ausgereifte Kontrollsystem gewinnt, woraus sich ein erhöhtes Risikoverhalten sowie mangelnde Reflexionsfähigkeit und Verhaltenskontrolle erklären (Uhlhaas & Konrad 2011). Darüber hinaus kommt es in der späteren Adoleszenz zu einem »Pruning« (einer Eliminierung redundanter, nicht mehr funktionaler neuronaler Verbindungen und Synapsen), wodurch die Adoleszenz eine »gestalterische Phase« der Hirnentwicklung darstellt. Der Konsum von Cannabis führt in dieser Phase bei Jugendlichen zu einer Verminderung der neuronalen Dicke des präfrontalen Cortex (links stärker als rechts), was mit einer erhöhten Impulsivität einhergehen kann (Albaugh et al. 2021).

Destabilisierung und Unsicherheit

Nach dem Gesagten überrascht es nicht, dass Übergänge, wie sie sich in der Adoleszenz ereignen, häufig mit einer psychischen Destabilisierung verbunden sind, was der Erfahrung der Adoleszenz als Krise entspricht (Diez Grieser & Grieser 2020). Das Selbstkonzept schwankt in dieser Phase zwischen Größenfantasien und Ohnmachtsgefühlen. Dabei sind Jugendliche in hohem Maße von der Anerkennung anderer (insbesondere der Gleichaltrigen) abhängig.

Das Bestreben Jugendlicher, sich von den Eltern zu lösen und eine eigene Identität zu finden, ist ebenfalls mit großer Unsicherheit verbunden. Jugendliche, die sich ihrer Bindungen an die Bezugspersonen sicher sind, können das Getrenntsein eher tolerieren. Ein

Jugendlicher, der aufgrund mangelnder Mentalisierungsfähigkeit Teile seines Selbst in eine Bezugsperson projizieren muss, um sich zu stabilisieren, wird in seiner Identität bedroht, wenn er sich zu weit von dieser Bezugsperson entfernt. Der Jugendliche benötigt die Peergroup, den anderen, um sich gespiegelt zu sehen. Seiffge-Krenke (2012) spricht deshalb von der Identität als Beziehungskonstruktion.

Die Mentalisierungsfähigkeit ist in dieser Phase, in der die weitere Entwicklung und Gestaltung der Identität im Zentrum steht, insbesondere im Zusammenhang mit sozialen Emotionen (Scham, Schuld) eine zentrale Ressource. Gleichzeitig ist die Adoleszenz eine Phase, in der Egozentrismus eine wichtige Rolle spielt und die Art des Denkens über sich und andere maßgeblich prägt. Erst mit ca. 16 Jahren nimmt diese passagere, egozentrische Sichtweise ab (Seiffge-Krenke 2004). Eine altersabhängige kontinuierliche Verbesserung der Fähigkeit zur Reflexion ist dann bis ins frühe Erwachsenenalter meßbar.

Bedeutung der Peergruppe und potentiell damit verbundene Risiken

Auch wenn der Adoleszente in seiner frühen Kindheit gute Beziehungserfahrungen gemacht hat, ist mit der Adoleszenz eine besondere Gefahr für das Selbstgefühl verbunden, da vielfältige Herausforderungen und Risiken diese Zeit prägen. Freundschaften bieten die Möglichkeit, das eigene Selbst zu entdecken und die Co-Regulation der eigenen Gefühle zu erleben. Sie bilden die Grundlage für romantische Beziehungen (Seiffge-Krenke 2020). Jugendliche versuchen mangelnde Responsivität der eigenen Eltern in der Gruppe der Gleichaltrigen zu kompensieren, was gelingen und wichtige Schutzprozesse fördern kann.

Die Prävalenz von Mobbingopfern ist zwar im Jugendalter (5–16 %) geringer als im Grundschulalter (15–35 %), findet aber über lange Zeiträume und kontextunabhängig statt (Schäfer & Korn 2005). Cyber-Mobbing erleben bis zu 36 % der Jugendlichen und jungen Erwachsenen zwischen 14 und 25 Jahren (Lohaus & Vierhaus 2015). Solche Erfahrungen stellen eine hohe Belastung für die Jugendlichen dar, die je nach biografischen Erfahrungen und Ressourcen sowie in Abhängigkeit von der Intensität des Mobbings psychisch dekompensieren können und nicht selten sogar suizidal werden. Ein wichtiger Faktor in solchen destruktiven Prozessen ist eine »Schamüberflutung«, die zu einem Kollaps des Selbst führen kann (Tiedemann 2013; Schultz-Venrath 2021b).

Neben Mobbing, das mit einer starken Beschämung und Selbstwertverletzung verbunden ist, gibt es in der Peergruppe eine Vielfalt weiterer Erfahrungen, die Adoleszente potentiell überfordern oder gefährden können. Manipulationen und Gruppendruck beeinträchtigen die Entwicklung und psychische Gesundheit selbstunsicherer Jugendlicher, insbesondere solcher, die in der frühen Kindheit Belastungen ausgesetzt waren, und können dazu führen, dass sie sich auf selbst- und fremdgefährdende Situationen einlassen.

Mit sexuellen Erfahrungen verbundene Risiken

Auch sexuelle Erfahrungen können Risiken für die Entwicklung mit sich bringen. Einzelne Ergebnisse der in der Schweiz durchgeführten Befragung einer repräsentativen Stichprobe von 7000 Schülern der 9. Klasse zur Viktimisierung von Jugendlichen (Averdijk et al. 2012) sollen hier exemplarisch dargestellt werden. Die quantitativen und qualitativen Angaben der Jugendlichen entsprechen denen aus anderen europäischen Ländern.

22% der Mädchen und 8% der Jungen geben an, dass sie mindestens einmal Opfer von sexuellen Übergriffen geworden sind. Weiter zeigt die Studie, dass ein beträchtlicher Teil der Jugendlichen wiederholt sexuelle Übergriffe erlebt hat und/oder wiederholt Opfer von Cyberbullying geworden ist. Knapp 40% der erlebten sexuellen Übergriffe fanden durch Gleichaltrige statt. Die meisten Täter in dieser Kategorie waren zwischen 14 und 18 Jahre alt. Es lässt sich auch hier ein kumulativer Prozess feststellen: Opfer sexueller Nötigung werden auch häufiger Opfer nicht-sexueller Gewalt und von verbalem Mobbing.

Insbesondere bestehen hier Zusammenhänge zwischen häuslicher Gewalt, die in der Kindheit im familiären Kontext erlitten wurde, und einem vielfach erhöhten Risiko bei männlichen Jugendlichen, dass sie in ihren ersten Liebesbeziehungen emotionale und körperliche Gewalt anwenden (Dating Violence; Wolfe et al 2001), bzw. einem deutlich erhöhten Risiko bei den weiblichen Jugendlichen, dass sie eine Beziehung zu einem gewalttätigen Partner eingehen (Bensley et al. 2003).

Die Wirkung früher traumatischer Belastungen in der Adoleszenz
Für Fonagy et al. (2004) sind adoleszente Zusammenbrüche keine Folge eines normalen inneren Aufruhrs oder Triebdurchbruchs, sondern die Folge früherer Entwicklungsstörungen, die bislang verborgen geblieben waren. In der Adoleszenz komme es zu einer Reaktivierung früherer Konflikte, unverarbeitete, insbesondere traumatische Belastungen aus der Kindheit werden nicht selten aktiviert und handelnd in Szene gesetzt (im teleologischen oder im Äquivalenzmodus) – ein wichtiger Hintergrund für die vielfältigen und häufigen Störungen im Jugendalter. Primär körperlich vorhandene Empfindungen und Erinnerungen werden aufgrund der körperlichen Entwicklung bzw. des körperlichen Umbaus spürbarer. Phasenspezifische Themen und Entwicklungsaufgaben können die Jugendlichen mit bedrohlichen Gefühlen und Körperempfindungen konfrontieren, die auf Traumatisierungen verweisen können, welche sie erlebt haben. Entsprechend sind Probleme bei der Entwicklung der Sexualität und ein destruktiver Umgang mit dem eigenen Körper bei vielen weiblichen und männlichen Jugendlichen als Traumafolgestörungen aufgrund erlebter (sexueller) Gewalt in der Kindheit zu verstehen – wobei die betroffenen Jugendlichen sich meist nicht daran erinnern können oder solche Erfahrungen bagatellisieren (Diez Grieser & Grieser 2020).

Das Jugendalter ist per se eine Phase des Entdeckens und Ausprobierens. Das adoleszente Erkundungsverhalten dieser Phase kann aus drei Gründen zu einem Risikoverhalten werden, welches erhebliche selbst- und fremdgefährdende Aspekte beinhaltet: zum einen durch die Labilisierung der präfrontalen Kontrolle, zum Zweiten durch eine zum Teil unrealistische Selbst- und Fremdwahrnehmung und zum Dritten durch bedeutsame Peereinflüsse. Deshalb erleben viele Adoleszente Situationen oder Beziehungskonstellationen, die einen traumatischen Wert haben können. Neben dem bereits genannten Mobbing, das Traumaprozesse in Gang bringen und gesunde Jugendliche in ihrem Selbstgefühl nachhaltig beeinträchtigen kann, sind die ersten wichtigen Liebesbeziehungen, insbesondere für weibliche Jugendliche, nicht selten mit sequenziellen Traumatisierungen verbunden, die ihre Entwicklung stören und zu vielfältigen psychischen Problemen führen können.

Die adoleszenten Entwicklungsaufgaben der Transformation der Bindung zu den primären Bezugspersonen hin zu den Peer- und romantischen Beziehungen können mit Mentalisierungseinbrüchen einhergehen, wobei Adoleszente grundsätzlich das gleiche Mentalisierungsniveau erreicht haben wie Erwachsene aus nichtklinischen Stichproben (Cropp et al. 2019).

Zusammenfassend kann festgehalten werden, dass in der Adoleszenz Beziehungen zu Gleichaltrigen erhebliche Risikomomente aufweisen können und auch bei Jugendlichen, die bis zu diesem Zeitpunkt keine außerordentlichen Belastungen erlebt hatten, zu Traumaprozessen mit vielfältigen Störungsbildern führen können. Insbesondere weibliche Jugendliche sind dabei stark gefährdet, Opfer von sexueller Gewalt zu werden. Jugendliche, die in der Lage sind zu mentalisieren, epistemisches Vertrauen haben aufbauen können und über gute soziale Kompetenzen verfügen, können solchen Risikomomenten resilient begegnen und sind in der Lage, Hilfe anzunehmen, um traumatische Erfahrungen besser zu verarbeiten.

7.5 Belastungen und Mentalisieren im Erwachsenenalter

In den letzten 30 Jahren ist die Frage nach den Symptombildern und Störungen im Erwachsenenalter, die durch Traumatisierungen in der Kindheit und im Jugendalter mitbedingt sind, intensiv, aber auch kontrovers diskutiert worden.

Adverse Childhood Experiences und die Folgen im Erwachsenenalter

Insbesondere spezifische belastende, wiederholt auftretende Erfahrungen in der Kindheit im familiären Kontext bzw. im Beziehungsgeschehen mit den primären Bezugspersonen haben einen erheblichen Einfluss auf die physische und psychische Gesundheit im Erwachsenenalter. Diese Art von belastenden Kindheitserfahrungen sind seit der »Adverse Childhood Experiences«-Studie (ACE-Studie) von Felitti et al. (1998) als Ursache für anhaltende negative Effekte auf die Gesundheit und das Wohlbefinden Erwachsener bekannt: Die Ergebnisse dieser Studie wurden in anderen Untersuchungen und Studien repliziert (Hughes et al. 2017; Witt et al. 2019).

Die bedeutsamen belastenden Kindheitserlebnisse können zwei Kategorien zugeordnet werden: zum einen den Kindesmisshandlungen (emotionale, körperliche und sexuelle Misshandlungen, emotionale und körperliche Vernachlässigung), zum Zweiten den »Problemen im Elternhaus« (Scheidung/Trennung der Eltern, Partnergewalt/häusliche Gewalt, Substanzmissbrauch im Haushalt, psychische Störungen bei Personen im Haushalt, Inhaftierung eines Familienmitglieds). Die genannten Erfahrungen gehören zur Kategorie der kumulativen Traumatisierungen und nehmen Einfluss auf die gesamte bio-psycho-soziale Entwicklung der betroffenen Kinder. Die so entstehende Verhaltens- und Persönlichkeitsentwicklung ist der Ausgangspunkt für soziale, emotionale und kognitive Einschränkungen, verursacht Risikoverhaltensweisen und führt häufig zu psychischen und körperlichen Krankheiten, zu Einschränkungen und sozialen Problemen und bei Extremtraumatisierungen sogar zum frühen Tod.

Widrige, belastende Erfahrungen in der Kindheit führen gehäuft zu Suizid, Depression, Alkohol- und Drogensucht sowie physischen Problemen wie beispielsweise Autoimmunerkrankungen (Anda et al. 2006; Dube et al. 2006). Die ACE führen nicht nur zu einer höheren Prävalenz verschiedener psychischer Störungen, sondern sie sind mit einem frühen Erkrankungsbeginn, mit Chronifizierung der Symptomatik sowie mit einem ungünstigen Verlauf und Therapieerfolg assoziiert (Nanni et al. 2012). Ungefähr ein Drittel der psy-

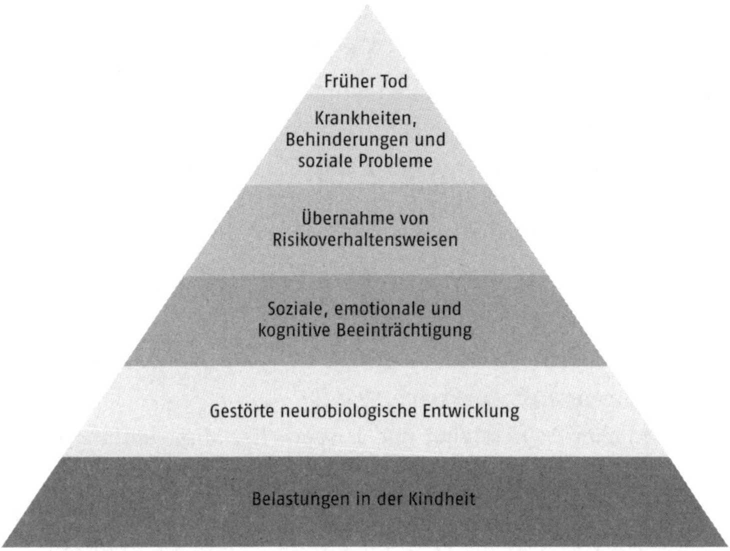
Früher Tod
Krankheiten, Behinderungen und soziale Probleme
Übernahme von Risikoverhaltensweisen
Soziale, emotionale und kognitive Beeinträchtigung
Gestörte neurobiologische Entwicklung
Belastungen in der Kindheit

Abb. 7-2: Einfluss von ACE auf Gesundheit und Wohlbefinden über die Lebensspanne (nach Huebner et al. 2016)

chischen und psychosomatischen Störungen im Erwachsenenalter ist mit traumatischen Erfahrungen in der Kindheit assoziiert (Kessler et al. 2010).

Kumulative Traumatisierungen sind häufig (Greif Green et al. 2010) und einige Traumatypen tendieren dazu, zusammen aufzutreten (Finkelhor et al. 2007). Aufgrund dessen lassen sich dann negative Verläufe eher voraussagen als bei einer einzelnen, isoliert auftretenden intensiven Traumatisierung (Rutter & Sroufe 2000; Evans et al. 2013). Schließlich haben Hughes et al. (2017) in ihrer Metaanalyse von 37 Studien eine Gesamtprävalenz von 13 % (Range: 1 % bis 38 %) für mindestens vier ACE gefunden, was bedeutet, dass eine relativ große Zahl an Menschen in unserer Gesellschaft durch kumulative Belastungen deutlich beeinträchtigt ist. Bezüglich der Folgen im Erwachsenenalter zeigten sich ausgeprägte Zusammenhänge mit sexuellem Risikoverhalten, psychischen Krankheiten und problematischem Alkoholkonsum. Besonders hohe Korrelationen bestanden des Weiteren mit problematischem Drogenkonsum sowie interpersoneller Gewalt und gegen sich selbst gerichteter Gewalt.

Witt et al. (2019) sind in ihrer Deutschland-Studie zu ähnlichen Ergebnissen gekommen: Knapp 9 % der Befragten hatten vier oder mehr ACE erlebt. Am häufigsten wurden Trennung/Scheidung der Eltern, Drogen- und Alkoholabusus in der Familie sowie emotionale Vernachlässigung und emotionale Misshandlung genannt. Bei den Folgen ergaben sich signifikante Zusammenhänge zwischen:

- Depressivität und emotionaler Misshandlung sowie Depressivität und Trennung/Scheidung der Eltern,
- Ängstlichkeit und emotionaler Misshandlung sowie Ängstlichkeit und Zeugenschaft von Partnergewalt,
- körperlicher Aggressivität und körperlicher Misshandlung sowie körperlicher Aggressivität und emotionaler Misshandlung,
- niedriger Lebensqualität und körperlicher Vernachlässigung sowie niedriger Lebensqualität und Scheidung/Trennung der Eltern.

ACE treten häufig gemeinsam auf und sind – wie dargestellt – mit einer Vielzahl negativer Folgen assoziiert. Die Ergebnisse sind über viele Studien hinweg stabil und häufig repliziert. Über die Kumulation hinaus spielen vor allem emotionale Misshandlung und psychische Erkrankung im Elternhaus eine Rolle. Ein Problem des Konzepts der Adverse Childhood Experiences ist, dass die Zusammenstellung willkürlich ist und in den betreffenden Studien mindestens zwei wichtige belastende Erfahrungen fehlen, nämlich der Tod einer nahestehenden Person und Mobbing/Bullying.

Wie die Forschungen weiter zeigen konnten, kommt es bei Menschen, bei denen belastende Erfahrungen in der Kindheit zu Traumatisierungen geführt haben, gehäuft zur Re-Viktimisierung bzw. zur Wiederholung des Erlebten, teilweise mit veränderten Rollen.

Die Ergebnisse der skizzierten Studien bestätigen die Sicht, dass Traumaprozesse teilweise lebenslang nicht abschließbar sind und auch bei Beginn im Erwachsenenalter – wir wir im Folgenden sehen werden – einen starken negativen Einfluss auf die Lebensqualität und die psychische Gesundheit haben können.

Belastende sequenzielle Lebensereignisse bei Erwachsenen

Unabhängig von Extrembelastungen und damit einhergehenden Traumatisierungen in der Kindheit und im Jugendalter, die einen deutlichen Effekt auf die körperliche und psychische Gesundheit im Erwachsenenalter haben können, erleben Erwachsene belastende sequenzielle Lebensereignisse. Es ist davon auszugehen, dass Belastungen wie beispielsweise fortdauernde Partnergewalt in Beziehungen, chronische Erkrankungen mit medizinischen Eingriffen sowie Mobbing am Arbeitsplatz, um drei häufige Belastungen zu nennen, einen traumatisierenden Effekt auf Erwachsene haben können. Wittmann (2020) verweist auf eine noch unsichere Forschungslage bezüglich dieser Frage, referiert aber auch einige Forschungsergebnisse, die den Einfluss belastender Lebensereignisse auf die Bindungsmuster bei Erwachsenen nachweisen.

Im Zusammenhang mit Partnergewalt muss man von einer deutlichen Asymmetrie zwischen den Geschlechtern ausgehen, da bei Frauen die Verletzungsrate sehr viel höher und die Formen der psychischen Schädigungen stärker ausgeprägt sind als bei Männern (Dobash & Dobash 2002). Die Prävalenz ist laut einer deutschlandweiten Repräsentativumfrage hoch: 25 % aller Frauen hatten in ihrem bisherigen Leben Partnergewalt erlebt, je nach kulturellem Hintergrund steigt die Zahl bis 40 % (Schröttle et al. 2004). In einer eigenen Evaluation in der deutschsprachigen Schweiz wurden 131 Fälle untersucht, bei denen aufgrund von Partnergewalt ein Polizeieinsatz stattfand: 94 % der Gewalt ausübenden Personen waren die männlichen Partner der betroffenen Frauen (Diez Grieser et al. 2012).

Aus einer psychotraumatologischen Perspektive ist das Konzept der Gewaltspirale, »cycle of violence«, von Walker (1979) hilfreich, welches eine dreiphasige Dynamik von Gewalt beschreibt. In der ersten Phase tritt verbale Gewalt auf (Beschuldigungen, Entwertungen, Bloßstellungen), die durch äußere Faktoren (beispielsweise Stress bei der Arbeit) gerechtfertigt wird. Die Opfer versuchen durch Anpassungsleistungen eine Gewalteskalation zu vermeiden. Trotzdem kommt es in einer zweiten Phase zur Gewalt, welche die Opfer hilflos und ohnmächtig macht, da die Art, der Zeitpunkt oder die Schwere des Gewaltausbruchs für sie nicht beeinflussbar sind. Als dritte Phase folgt nach dem Spannungsabbau die »Versöhnungsphase«; die Gewalt ausübende Person verhält sich liebevoll und verspricht ein Ende der Gewalt.

Frauen, die über längere Zeit mit Partnergewalt konfrontiert sind, gewöhnen sich oft an diese Zyklen, haben den Glauben an Gewaltfreiheit verloren und arrangieren sich mit der Situation (Greber & Kranich Schneiter 2011) oder sind derart verängstigt und traumatisiert, dass sie keinerlei Anstalten treffen, die Situation zu ändern. Sowohl seitens des Gewalt ausübenden Partners als auch des Opfers kommt es in diesen Zyklen aufgrund der hohen Erregung zu einem deutlichen Verlust der Fähigkeit zu mentalisieren, was die Möglichkeiten, mit der Anspannung und dem Stress in diesen Situationen auf andere Weise umzugehen, zusätzlich zunichte zu machen scheint. Untersuchungen bei weiblichen Opfern von Partnergewalt zeigen, dass 68 % zusätzlich zu Schlägen und Verletzungen sexuelle Gewalt durch den Partner erfahren haben (McFarlane 2005), was die Intensität der Traumatisierung erheblich verstärken kann.

Frauen, die über längere Zeit in solchen missbräuchlichen Beziehungen leben, weisen komplexe posttraumatische Störungen auf, die sie in ihrer Persönlichkeit, in ihren mütterlichen Kompetenzen (falls sie Kinder haben) und in ihrer Lebensqualität beeinträchtigen. Bei den Gewalt ausübenden Personen bestehen (häufig aufgrund eigener traumatischer Kindheitserfahrungen) Störungen des Mentalisierens. Familiäre Gewalt untergräbt das Mentalisieren aller Beteiligten und führt zu Angst und Hyperaktivierung des Bindungssystems, was in prämentalistischen Formen des Denkens und Handelns seinen Niederschlag findet (Ensink et al. 2015).

Ein zweites Thema, welchem im Erwachsenenalter, geschlechtsunabhängig, ähnlich wie in der Adoleszenz ein hoher traumatischer Wert zukommt, ist das Mobbing, hier am Arbeitsplatz. Einschneidende, massive Erfahrungen in Zusammenhang mit Gefängnis- und Kriegserfahrungen sind ebenfalls sehr bedeutsam. Des Weiteren stellen chronische Erkrankungen mit medizinischen Eingriffen eine starke Belastung dar, welche zu Traumatisierungen führen kann.

Bezüglich Mentalisierungsveränderungen über die Lebensspanne unter Berücksichtigung von krisenhaften Übergängen liegen für das

Erwachsenenalter weder Konzepte noch Untersuchungen vor (Taubner 2018). Die Fähigkeit zu mentalisieren wird im Erwachsenenalter insbesondere bei Eltern erforscht und gefördert. Dazu liegen vielerlei Ergebnisse und Interventionsformen vor (Diez Grieser & Müller 2018).

7.6 Belastungen und Mentalisieren im Alter

Zu Mentalisierungsprozessen im hohen Alter liegen zurzeit keine Befunde vor. Taubner (2018) verweist auf die Weisheitsforschung, die Elemente umfasst, die mit den Konzepten des Mentalisierens gut vereinbar sind.

Das Alter ist im Hinblick auf Traumaprozesse, im Sinne eines Kontinuums, mit ähnlich belastenden Lebensereignissen konfrontiert wie das jüngere und mittlere Erwachsenenalter. Der neuere Forschungsstand deutet darauf hin, »dass sowohl *altersspezifische Entwicklungsaufgaben bzw. Stressoren* als auch *kollektive, generationentypische Traumatisierungen* zu einer spezifischen Ausprägung und Verarbeitung von Traumafolgestörungen« im höheren Alter beitragen (Kuwert et al. 2011, S. 469; Hervorhebungen im Original). Epidemiologisch ist für die ältere Generation in Deutschland, insbesondere aber für die über 75-Jährigen, eine hohe Traumaprävalenz (ca. 50–75 % je nach Studie) belegt (ebd., S. 470). Es ist aber auch für verschiedene andere Länder, in denen kollektive traumatische Erfahrungen Teil der Biografie von Menschen höheren Alters sind, von entsprechend großen Häufigkeiten auszugehen. Diese Kohortenthese wird durch die geringe Prävalenz von Traumatisierungen in einer Schweizer Studie zusätzlich unterstützt, weil die entsprechende schweizerische Kohorte von den Weltkriegen und deren Folgen verschont blieb (Maercker et al. 2008).

Die Belastungsstörungen, die in Pflegeeinrichtungen und im klinischen Kontext bei älteren Menschen festzustellen sind, müssen vor dem Hintergrund eines dynamischen Ineinandergreifens kollektiver, eigener vergangener und aktueller sowie transgenerational vermittelter traumatischer Erfahrungen verstanden werden. Hilfreich ist in diesem Zusammenhang Maerckers (2002) Unterscheidung von drei Typen von Belastungsstörungen im Alter:

- chronische Posttraumatische Belastungsstörung (PTBS) nach früherer (»distanter«) Traumatisierung;
- aktuelle bzw. beginnende chronische PTBS bei »proximaler« Traumatisierung im höheren Lebensalter;
- verzögert auftretende PTBS mit Wiederaufleben von Symptomen nach früherer Traumatisierung.

Die Aufzählung muss, wie bereits oben kurz angesprochen, durch einen weiteren Typus ergänzt werden: den der transgenerational vermittelten Traumatisierung. Es kann beobachtet werden, dass »aufgezwungene, unbewusste Identifizierungen mit den Verlust- und Todesängsten traumatisierter Eltern und/oder deren Schuldabwehr« (Schrader 2013, S. 134) die psychische Gesundheit der Nachkommen beeinflusst (siehe Kap. 11).

In die erste Kategorie fallen die in vergangenen Lebensabschnitten erlebten Extremtraumatisierungen, z. B. der Opfer des Holocaust, die bei vielen der Betroffenen mit erheblichen psychischen und somatischen Erkrankungen einhergehen. Bis dahin wenig beachtet und erforscht sind aktuelle Traumatisierungen wie Vernachlässigung und Misshandlungen älterer Pflegebedürftiger. Das häufigste traumatische Ereignis, welches einen starken Einfluss auf die psychische und physische Gesundheit älterer Menschen nehmen kann, ist allerdings der Verlust eines geliebten Menschen (Spitzer et al. 2008).

Im klinischen Kontext können Anzeichen einer Traumatisierung nach jahrelanger Unauffälligkeit im Alter auftreten. Im Alter geschieht es häufiger, dass lebenslang eingekapselte traumatische Erfahrungen aufbrechen, da der Mensch in dieser Phase verletzlicher werde. Eigene frühere Traumatisierungen, aber auch transgenerational vermittelte Traumaprozesse können aufgrund der altersbedingten Veränderungen »z. B. der Sinneswahrnehmung, des Gedächtnisses, der Kraft und der Motorik« nicht mehr kompensiert werden und führen zu einer Labilisierung der Abwehr (Schrader 2013, S. 129).

7.7 Zusammenfassende Überlegungen

Die Wirkungen von Belastungen, die zu Traumaprozessen führen und Folgen für die psychische Gesundheit und die weitere Entwicklung und Lebensqualität haben, können je nach Alter und phasenspezifischen Verletzbarkeiten differenziert werden. Aus Sicht des Mentalisierungsmodells ist Traumatisierung ein transdiagnostischer Faktor, der bei zahlreichen emotionalen und funktionellen somatischen Störungen und Problemen eine Rolle spielt. Folgende drei Aspekte bewirken, dass Traumatisierungen einen disruptiven Effekt auf die betroffenen Menschen haben können und dass deren Behandlung sich so schwierig gestaltet (Luyten & Fonagy 2019, S. 79):

- die Auswirkung traumatischer Erfahrungen auf das Bindungssystem als grundlegendes neurobiologisch basiertes Verhaltenssystem, das eine Schlüsselrolle bei der Stressregulierung spielt;
- traumatische Erfahrungen beeinflussen die Entwicklung und die Fähigkeit des Mentalisierens;
- Traumatisierungen können zu epistemischem Misstrauen führen – das heißt, dass sich der betroffene Mensch der Möglichkeit verschließt, andere Menschen als sichere und verlässliche Quelle von Wissen darüber zu sehen, wie man sich in der sozialen Umgebung zurechtfindet.

Fallbeispiel Almudena

Almudena meldete sich 15 Jahre nach der ersten Therapiesequenz erneut für eine Behandlung an. Mittlerweile war sie 35 Jahre alt. Sie berichtete über eine schwierige Beziehung mit dem Vater ihrer zwei Kinder, die durch Partnergewalt charakterisiert war. Erst nachdem er sie fast getötet habe, sei sie ausgezogen. Im beruflichen Bereich habe sie nur schlechte Erfahrungen gemacht, sie sei u. a. an ihrer ersten Arbeitsstelle von ihrer Chefin »gemobbt« worden, sei beruflich nie wirklich »angekommen«. Nun sei sie von der staatlichen Fürsorge abhängig. Die beiden Kinder seien bei einer Pflegefamilie untergebracht, da Almudena als nicht erziehungsfähig eingestuft worden sei. Dies sei für sie sehr schmerzlich, habe sie doch den Eindruck, dass »Liebe geben« das Einzige sei, was sie gut könne.

Die erneute psychotherapeutische Begleitung dauerte drei Jahre und Almudena konnte sich erneut stabilisieren und ihr Leben ordnen. Sie akzeptierte, dass es Sinn machte, dass die Kinder bei der Pflegefamilie lebten, und baute eine gute Beziehung zu der Familie auf.

Zehn Jahre später, mit 45, meldete sie sich erneut, sie berichtete, es sei ihr nicht schlecht ergangen, sie habe Freude an ihren Kindern, die sich gut entwickelt hätten. Die Pflegefamilie bezeichnete sie mittlerweile als ihre eigene Familie. Sie war jedoch schwer erkrankt. Sie wollte gerne bis zu ihrem Tod mit der Therapeutin regelmäßig Gespräche führen.

Sie starb schließlich mit 49 Jahren. Die letzte Phase der Psychotherapie kreiste erneut um die in der Kindheit erlebten Traumatisierungen, aber vor allem auch um die Retraumatisierungen im Erwachsenenalter und um ihre Wut und Schuldgefühle. Sie meinte, sie hätte es besser wissen und sich selbst besser schützen müssen. Es gelinge ihr aber nach und nach, sich mit sich selbst zu versöhnen und ein Narrativ ihres Lebens zu entwickeln, welches sie sich selbst und ihren Kindern erzählen konnte.

KAPITEL 8

Körper, Mentalisieren und Traumatisierungen

Freud wies bereits 1905 darauf hin, dass der Körper für das Verständnis von verborgenen oder unbewussten psychischen Anteilen wichtig ist (Freud 1905e). In der späteren psychoanalytischen Theoriebildung wurde seine Formulierung, wonach das Ich vor allem ein körperliches sei (Freud 1923b, S. 253), zu einem wichtigen Bezugspunkt. Die »talking cure« wurde trotzdem lange auf eine körperlose Art und Weise umgesetzt.

Mit der relationalen Wende in der Psychoanalyse in den 1980er Jahren und der Fokussierung auf die Austauschprozesse zwischen Therapeutinnen bzw. Therapeuten und Patient(inn)en fand zunehmend auch das Körperliche in den theoretischen und behandlungstechnischen Diskurs Eingang. Im Bereich der Kinderpsychotherapie und dort insbesondere im Zusammenhang mit der Erforschung der Mutter-Kind-Interaktion war die Überlegung, dass der Körper den wichtigsten Kommunikationskanal zwischen Mutter und Kind darstellt, bereits in ihren Anfängen ein wesentlicher Ausgangspunkt. Eine Reihe von Psychoanalytikern, wie z. B. Winnicott (1990) und Gaddini (1998), beschrieb, wie die physischen Interaktionen zwischen primärer Bezugsperson und dem Kind die Grundlage für das Selbstempfinden eines Babys und sein lebenslanges Identitätsempfinden bilden. Seitens der primären Bezugsperson sind die Fähigkeit, sich selbst zu entspannen, und eine gute Wahrnehmung eigener körperlicher und damit verbundener affektiver Prozesse wesentliche Voraussetzung für eine gelingende Selbstregulationsentwicklung beim Kind (Harms 2016). Die frühen Interaktionserfahrungen bilden beim Kind ein Kernrepertoire von körperlich repräsentierten affektmotorischen Schemata zur Regulation von

Nähe und Distanz in Dyaden, sogenannte »body micropractices« (Downing 2006).

Einen entscheidenden Beitrag zur Weiterentwicklung der Mentalisierungstheorie und der Integration des Körpers in deren Ansatz und Praxis leistete Ulrich Schultz-Venrath (2021a) mit seinem Buch *Mentalisieren des Körpers*. Er bereichert die Behandlungsprinzipien und Interventionsansätze in der mentalisierungsbasierten Psychotherapie, indem er die Erkenntnisse der (französischen) Psychosomatik und der psychodynamischen Psychotherapie mit neurobiologischen Erkenntnissen verknüpft. Er entwickelt das Konzept des »Körpermodus« und seine Bedeutung (Diez Grieser & Müller 2018) weiter und wendet seine Erkenntnisse auf die mentalisierungsbasierte psychotherapeutische Arbeit mit Patient(inn)en mit Somatisierungsstörungen an.

Im vorliegenden Buch stehen entwicklungs- und traumaspezifische Aspekte im Vordergrund, weshalb die Überlegungen von Schultz-Venrath (2021a) sowohl in theoretischer als auch in praktischer Hinsicht in der Folge erweitert werden.

8.1 Körperbiografien

Die Erfahrung der Verbundenheit mit unserem Körper ist ein wesentlicher Teil unserer psychischen Gesundheit. Ogden et al. (2010) verweisen beispielsweise auf das Zusammenspiel von Körperlichkeit und »Geistigkeit« als Basis für psychische Gesundheit. Dieses wird jedoch durch Traumatisierungen beeinträchtigt, da diese häufig zu Entkoppelungen oder sogar Dissoziationen zwischen Körper und Psyche führen. Lemma (2018, S. 45) betont, der Körper spreche schon immer, und um die psychische Struktur des Patienten zu verstehen, müsse zunächst verstanden werden, wie er sein Körperselbst erlebt.

Traumatisierte Menschen erleben ihren Körper als Ort von Schmerz, finden ihn ekelhaft oder denken beispielsweise bei sexuellen Übergriffen, ihr Körper sei der Grund für die Misshandlungen. In diesem Zusammenhang berichten Patient(inn)en immer wieder auch von einer gänzlichen Abspaltung des Körpererlebens. Sie haben keinen Körper und pflegen ihn deshalb nicht oder aber er wird sehr wohl gesehen und als Deponie für Gedanken und Gefühle erlebt und deshalb angegriffen (Selbstverletzungen) oder durch Risikoverhalten gefährdet. Extreme Beispiele sind traumatisierte Menschen mit dissoziativen Störungen, die einzelne Körperteile gar nicht als Teile des Körpers wahrnehmen oder erleben. Die Einbeziehung des Körpers in die psychotherapeutische Arbeit bedeutet deshalb auch, dass auf die Körperwahrnehmung, auf die Bedeutung von körperlichen Empfindungen und auf körperliche Bewegungen eingegangen werden muss (Mosquera & Steele 2017).

Der italienische Philosoph Emanuele Coccia (2020) beschreibt die Konstruktion und die Erfahrung des Körpers als Produkt des Zusammenspiels zwischen Psyche, Sinnlichem und dem Körper: Unser Körper sei »in erster Linie eine Abfolge von Wahrnehmungen *in actu*« (Coccia 2020, S. 98 f.), weshalb das »Lebendige [...] in dem [ist], was es wahrnimmt, und [...] nur durch das [lebt], was es wahrnimmt«. Der Körper ist der Ort, wo Erlebtes eingeschrieben wird. Schrader (2013) beschreibt, wie bei älteren Menschen diese »Körperbiografien«, die sich – etwa bei Erfahrungen von sexueller Gewalt – im hohen Alter vermehrt inszenieren, ein wesentlicher Teil der Identität sind. Böwing (Böwing et al. 2007) berichtet, wie Altenheimbewohnerinnen, die sexuelle Gewalt erlitten haben, nachts auf ihre Regelblutungen warten, wie sie dies nach den erlittenen Vergewaltigungen in jüngeren Jahren getan hatten; die abgewehrten, körperlich abgespeicherten traumatischen Erlebnisse tauchen oft erst in der Pflegesituation im Alter aufgrund der körperlichen Gebrechlichkeit auf.

Auch in der Adoleszenz können im Körper abgespeicherte unsymbolisierte Empfindungen und Affekte aufbrechen. Dies steht im Zusammenhang mit den rasanten körperlichen Veränderungen in dieser Zeit, die durch neurobiologische Reorganisationsprozesse ausgelöst werden. Im Erwachsenenalter kann es bei traumatisierten Frauen, die Mutter werden, während des Geburtsgeschehens, aber auch postnatal aufgrund der Schwächung der Abwehr zum Auftauchen von traumatischen Erfahrungen kommen, die bis zu diesem Zeitpunkt abgespalten und körperlich abgespeichert waren.

Fallbeispiel Almudena

Mit Beginn der Pubertät wurden Almudenas körperliche Schmerzen, begleitet von dissoziativen Zuständen, zunehmend stärker. Schließlich führten Albträume zu ersten rohen Empfindungen und Bildern, die die erlittenen Übergriffe aufscheinen ließen. Almudena war eine außerdordentlich schöne junge Frau, die sich selbst aber als hässlich und dick wahrnahm. Ihren Körper musste sie »bestrafen«, wenn jemand ihr Komplimente machte, weshalb sie sich am ganzen Körper Schnitte beibrachte. Der Gedanke, dass dieser Körper schuld an allem gewesen sei, erfüllte sie mit tiefem Selbsthass, und dann schnitt sie sich noch tiefer, um sich entspannen zu können. Die Mutterschaft, insbesondere aber die Pflegehandlungen bei ihrer kleinen Tochter, die noch kein Jahr alt war, triggerten sie immer wieder und sie konnte phasenweise das kleine Mädchen nicht baden und wickeln, da sie Angst hatte, ihr etwas anzutun.

In Zusammenhang mit ihrer Krebserkrankung und der damit einhergehenden psychischen und körperlichen Schwächung brachen im Erwachsenenalter erneut traumatische Erfahrungen auf und deutliche Szenen der erlittenen Gewalt drangen in ihr Bewusstsein.

8.2 Psychotherapie als Erzeugung von gemeinsamen Bedeutungen im therapeutischen Interaktionsprozess

Für Levine (2011) ist der Affekt die »via regia« zum Körper und zum bewussten wie unbewussten Körpererleben. Als Therapeut(inn)en öffnen wir uns nicht nur der direkt sinnlich-körperlich vermittelten Affektivität vonseiten des Patienten bzw. der Patientin und unserer Möglichkeit szenischen Verstehens, sondern sind auch bereit zur »verkörperten gleichschwebenden Aufmerksamkeit« (Scharff 2010, S. 175), indem wir Körpersignale und -empfindungen berücksichtigen. Therapeutinnen und Therapeuten tragen intuitiv oder methodisch (Gegenübertragung) orientiert zur Rhythmisierung und Affektregulierung im therapeutischen Prozess bei, um etwa vor der

Überwältigung durch schmerzliche Affekte, Ängste oder Retraumatisierungen zu schützen. Vor einem inhaltlichen Verstehen von Konflikten steht das »Wie« der Mitteilungen, ihre emotionale Ladung. In der eigenen Resonanz auf emotionale Prozesse und in deren Regulation wirkt die Therapeutin bzw. der Therapeut am Transformationsprozess der Patientin oder des Patienten mit. Von zentraler Bedeutung ist dabei der emotionale Kontakt in »Gegenwartsmomenten« im Rahmen einer sicheren Beziehung (Stern 2004).

Affektive Erfahrungen zu mentalisieren bedeutet im Grundsatz stets, dass wir über eine körperliche Erfahrung reflektieren. Patientinnen (oder Patienten) mit komplexen Traumatisierungsstörungen werden häufig durch affektive Zustände überwältigt, was ihre Fähigkeit, kognitiv zu mentalisieren, erschwert oder sogar unmöglich macht. Diese Patient(inn)en haben als Reaktion auf die erlebten Traumatisierungen gelernt, körperliche Signale zu ignorieren, was es schwieriger macht, Übererregung wahrzunehmen, geschweige denn, diese zu reflektieren (Mitchell & Steele 2020, S. 5). In der therapeutischen Arbeit ist deshalb die Einbeziehung der Gegenübertragung, die sich immer auf implizites, verkörperlichtes Wissen bezieht, das zentrale »Eintrittstor«.

Jenseits der Bestimmung prämentalistischer Modi anhand des Narrativs der Patient(inn)en und deren Reaktionen auf die damit verbundenen therapeutischen Interventionen ist die Gegenübertragung ein zentraler Dreh- und Angelpunkt für psychodynamisch-mentalisierungsorientiertes Arbeiten. Folgende Ebenen sollten – in Anlehnung an Broschmann und Fuchs (2020) – bezüglich der Einbeziehung des erlebten Körpers für eine psychodynamisch-mentalisierungsorientierte Psychotherapie berücksichtigt werden:

1. Der »Habitus« (Bourdieu 1982), d. h. der körperliche Ausdruck, der sich in der Körperhaltung, der Mimik und Gestik, den Bewegungen, der Art des Sprechens etc. zeigt.
2. Die (körperliche) Präsenz, die sich aus der Nutzung und Besetzung des Raumes ergibt.
3. Die Resonanz, die sich aus Einstimmungs- und Feinabstimmungsprozessen zwischen Individuen ergibt, die analog zu jenen

zwischen Säuglingen und primären Bezugspersonen als für die therapeutische Beziehung konstitutiv zu verstehen sind.

4. Die Synchronizität, die die interaktive Koordination betrifft, das empathische Verständnis und die Qualität der Beziehung zwischen den Beteiligten, die durch diese Begegnungsmomente (»moments of meeting«) entstehen (Stern 2005).
5. Prozesse der Nähe- und Distanzregulation, die sich vor allem in der nonverbalen Kommunikation zeigen und sorgsam beobachtet und aufgenommen werden müssen.

Diese Haltung führt zu einem Verständnis von Psychotherapie, bei dem die Erzeugung von gemeinsamen Bedeutungen im therapeutischen Interaktionsprozess gegenüber dem psychischen Binnenraum des Patienten im Vordergrund steht. Die vom Körperlichen abgeleitete Perspektive ergänzt und bereichert die Mentalisierungstheorie und die mentalisierungsbasierte Psychotherapie in entscheidender Weise.

8.3 Traumatisierung und Körper

Psychische Verarbeitungsprozesse bedürfen der Emotionsregulation. Wenn diese misslingt, setzen Überlebens-/Notfallmaßnahmen ein, wie z. B. die Verlagerung der Emotionen in den Körper oder die Abspaltung von Affekten und Emotionen. Diese Reaktionen, die in der traumatischen Situation sinnvoll sind, können mit dem Einsetzen des Traumaprozesses der Ausgangspunkt für Entwicklungsstörungen und psychische Störungen sein. Dabei ist zu betonen, dass die emotionalen Reaktionen, die durch eine Situation ausgelöst werden, stets dem Bewusstsein und der Handlung vorausgehen (Plassmann 2019). Dies bedeutet, dass es immer eine erste, schnelle und unbewusste Reaktion auf als bedrohlich erlebte Situationen gibt, die dann in einem zweiten – komplexeren – Schritt, je nach Situation und Entwicklung des betroffenen Menschen, bewusst wird. Es findet also eine Verknüpfung mit explizitem Wissen und mit dem eigenen Selbst statt, und schließlich entsteht eine Absicht, die auf Emotionen beruht. Dieser Vorgang des expliziten Mentalisierens ist ein notwendiges Element, um erlebte, unsymbolisierte Affekte nachträglich in bewusstseinsnahe, benennbare und regulierbare Gefühle zu transformieren (Schultz-Venrath 2021a).

Die neurobiologischen Erkenntnisse der letzten 30 Jahre (van der Kolk 2014) konnten belegen, dass das Traumatische immer auch körperlich ist. Zum einen führt die traumatische Erfahrung immer zu Stress und zu einer körperlichen Reaktion, zum Zweiten schreibt sich das Erlebte körperlich ein und wird meist körperlich-szenisch reinszeniert.

Empfindungen und Wahrnehmungen enstehen im Gehirn, nachdem Stimuli zur Aktivierung spezifischer Hirnareale geführt haben. Das Gehirn bietet grundsätzlich zwei Wege an, um mit Stress umzugehen: »top down or bottom up« (van der Kolk 2014, S. 63). Die sogenannte »Top-down«-Regulation beinhaltet, dass die Fähigkeit besteht oder in Therapien gestärkt wird, die körperlichen Empfindungen wahrzunehmen und zu regulieren. Mentalisieren kann hier hilfreich sein. Eine Bottom-up-Regulation hingegen beinhaltet eine Neueinstellung des vegetativen Nervensystems »von unten« über körperliche Handlungen wie Atmung, Bewegung oder Berührung.

Traumatisierte Menschen sind aufgrund ihrer Erfahrungen in Kampf-/Flucht- oder in Shut-down-Mustern festgefahren, die, ausgelöst durch innere oder äußere Geschehnisse, automatisiert ablaufen. Diese Reaktionen sind der Hintergrund für belastende, teilweise bizarre Verhaltensweisen, die das Selbst des traumatisierten Menschen und seine Beziehungen schwächen und negativ prägen. Deshalb ist es wichtig, dass traumatisierte Menschen einen Umgang mit solchen Stress- bzw. Traumareaktionen erlernen, statt durch die immer wiederkehrenden Wiederholungen erneut den Kontrollverlust zu erleben und dem inneren Geschehen ausgeliefert zu sein; dazu gehört auch, dass sie durch ihr Verhalten die Beziehungen zu anderen Menschen im Sinne einer »traumatischen Übertragung« (Holderegger 2012) verzerren.

Fallbeispiel Almudena

Almudena verhielt sich als Jugendliche in der ersten Phase der Psychotherapie mutistisch. Sie kam, begrüßte die Therapeutin und setzte sich auf den Sessel. Sie beobachtete genau und schien zu warten. Die Therapeutin wusste um die Selbstgefährdung der Jugendlichen und versuchte mit ihr in Kontakt zu kommen und Situationen anzusprechen. Almudena schwieg. In der Gegenübertragung baute sich zunehmend ein Gefühl von Ohnmacht und Sinnlosigkeit auf. Vorschläge, das Setting zu verändern, falls es irgendwie zu viel sei, beantwortete Almudena negativ. Sie nickte immer wieder, wenn sie gefragt wurde, ob sie weiterhin kommen wolle.

Die Leere, die in den Stunden bei der Psychotherapeutin entstand, füllte sie nach und nach mit Gedanken über alltägliche Verrichtungen, was zu Scham- und Schuldgefühlen bei ihr führte. Schließlich verstand die Therapeutin die Situation zum einen als eine Reinszenierung des Traumatischen: Almudena ließ sie erleben, was es heißt, allein gelassen, nicht angesprochen und gleichzeitig beobachtet zu werden. Insbesondere das Beobachtetwerden führte bei der Therapeutin zu einem Gefühl von Bedrohung, welches eine große körperliche Anspannung bei ihr erzeugte. Deshalb begann sie in einer Stunde mit dem Fuß zu wippen. Diese kleine körperliche Bewegung versetzte Almudena in große Aufregung, und sie schimpfte über die Therapeutin, weil diese ihr mit dieser Bewegung deutlich zeigen würde, dass sie keinerlei Interesse an ihr hätte. Sie drohte mit Therapieabbruch und Suizid, weil sich ja gezeigt hätte, dass niemand sie jemals werde verstehen können.

8.4 Traumatische Identitätsbildung

Levine (2011) weist darauf hin, dass in der traumatischen Situation das Körpergefühl und somit die Basis für die Emotionen verloren gehe, was sich auf die Selbst- und Beziehungsregulation negativ auswirke. Bei chronischen Traumatisierungen schalten Gehirn und

Körper von einer lernorientierten auf eine das Überleben sichernde Funktionsweise um – vom »learning brain« zum »survival brain« (Ford 2005). Wenn die Belastung andauert, bleibt das Gehirn schwerpunktmäßig auf die Überlebensfunktion fixiert.

Die daraus folgende Psychopathologie lässt sich anhand der Beeinträchtigung zweier grundlegender Aspekte der frühkindlichen Entwicklung charakterisieren: (1) emotionale Dysregulierung und (2) Dysregulierung der Informationsverarbeitung (Pedrina 2020): Sehr frühe Traumatisierungen können aufgrund des Entwicklungsstandes nicht mental repräsentiert werden, sondern werden körpernah als innere Spannung oder Unruhe erlebt. Diese im Körper verankerten, unbewussten Emotionen und Erinnerungen beeinflussen die allgemeine Persönlichkeitsentwicklung. In diesem Sinne spricht Küchenhoff (1990, S. 18) von »traumatischer Identität oder traumatischer Identitätsbildung«. Weiter geht man davon aus, dass die frühen Traumatisierungen, die einen starken Einfluss auf die Entwicklung des Gehirns und insbesondere auf diejenigen Hirnareale haben, welche den Umgang mit Gefahr beeinflussen, dazu führen, dass soziale Situationen falsch interpretiert werden. Insbesondere gelingt die Unterscheidung zwischen »gefährlich/ungefährlich« nicht gut genug, was mit einer erhöhten Erregung einhergeht.

Das sogenannte Bedrohungssystem im Gehirn ermöglicht es uns, Gefahren zu erkennen und darauf zu reagieren. Verschiedene Untersuchungen weisen nach, dass bei misshandelten Kindern die Verarbeitung von zornigen Gesichtern verändert ist: Sie können zornige Gesichtsausdrücke bei geringer Information genauer identifizieren als Gleichaltrige und sind wachsamer gegenüber bedrohlichen Stimuli (Pollak et al. 2009). Bemerkenswert ist weiter, dass Kinder, die zu Hause Gewalt erlebt haben, auf Bedrohungshinweise auch dann stark reagieren, wenn sie diese nicht bewusst wahrnehmen (McCrory & Viding 2015). Zudem zeigt sich ein verändertes Belohnungslernen bei Kindern mit Misshandlungserfahrungen (Gerin et al. 2017); dazu passt, dass bei Jugendlichen mit Misshandlungserfahrungen positive Gedanken, anders als bei Jugendlichen ohne Misshandlungserfahrungen, seltener spontan auftreten, ähnlich wie bei Erwachsenen mit einer Depression (Hoffmann et al. 2018). Maier et al. 2020 haben in einer neueren Untersuchung festgestellt, dass Menschen, die als Kinder körperlich misshandelt wurden, im Erwachsenenalter körperliche Nähe und zu schnelle Berührungen durch andere Menschen als bedrohlich erleben. Dieser Effekt war auch dann zu beobachten, wenn die Berührung verbal angekündigt wurde. Insgesamt findet sich folglich eine höhere Reaktivität gegenüber Bedrohungshinweisen und ein geringerer Zugang zu belohnenden, positiven Gefühlen und Gedanken.

Dies bedeutet, dass eine Haltung, die – sei es im pädagogischen oder im psychotherapeutischen Kontext – zu ausschließlich auf die positiven und »heilsamen« Beziehungserfahrungen fokussiert, Gefahr läuft, zu wenig die grundsätzlichen Beeinträchtigungen der Selbst- und Fremdwahrnehmung zu beachten und deshalb an Wirksamkeit verliert. Folglich bedarf es an dieser Stelle eines Verständnisses, welches die vorhandenen Mentalisierungsprobleme bearbeitet und hilft, Gefühle und Gedanken zu verändern. Dies stellt eine »Top-down«-Strategie dar, die jedoch unter Berücksichtigung der körperlichen Dimension durch »Bottom-up«-Hilfestellungen wie z.B. Entspannungstechniken ergänzt werden muss (s.a. van der Kolk 2014, S.63). Das Gehirn und der Körper werden durch traumatische Erfahrungen in ihrer Funktions- und Reaktionsweise (mit)geprägt, deshalb muss im pädagogischen und therapeutischen Kontext der Körper miteinbezogen werden. Über den Körper, konkret über Atmung, Bewegung oder Berührung, wird das autonome Nervensystem erreicht und Erregung vermindert (ebd., S.64). Traumatisierte Menschen erleben die Welt insofern anders als Nicht-Traumatisierte, als ihr Nervensystem hinsichtlich der Wahrnehmung von Sicherheit und Gefahr verändert ist. Porges (2010) spricht in diesem Zusammenhang von »Neurozeption«, von der Fähigkeit bzw. Schwierigkeit traumatisierter Menschen, Gefahr oder relative Sicherheit im Umfeld zu erkennen und darauf zu reagieren.

Vor diesem Hintergrund gibt es drei mögliche physiologische Ebenen der Reaktion auf Stress: die soziale Reaktion, die Flucht-/Kampf-Reaktion und das Einfrieren/Kollabieren. Früh komplex traumatisierte Menschen haben die Erfahrung gemacht, dass die Suche nach Unterstützung in Beziehungen keinen Erfolg brachte, so dass ihnen »nur« die zweite und dritte neurophysiologische Reaktion möglich ist. Dabei ist von einem Kontinuum auszugehen: Abhängig von Entwicklungsstand, Intensität und Art der Traumatisierung sowie situativen Bedingungen kommen die verschiedenen Reaktionen zum Einsatz.

Bei einzelnen betroffenen Menschen steht mit Beginn in der frühen Kindheit lebenslang vor allem ein »Pol«, beispielsweise Übererregung und extreme Wachsamkeit (»hypervigilance«), im Vordergrund. Entsprechend leben Menschen, die frühe extreme Traumatisierungen erlebt haben, in einer Welt, die sie immer wieder »triggert«, da sie aufgrund ihrer Erfahrungen eine eigene Landkarte der Welt und der sozialen Beziehungen aufbauen mussten.

Frühe extreme Traumatisierungen sind im Körper eingeschrieben und beeinflussen die Hirnentwicklung der betroffenen Menschen. Nicht wenige von ihnen teilen ihren Schmerz und ihre Geschichte über Körpersymptome und Inszenierungen mit, ohne dass es eine Erinnerung oder ein Narrativ zu den dazugehörenden Erfahrungen gibt. Traumatisierte Menschen verwenden teilweise viel psychische Energie darauf, um nicht denken zu müssen, da dies zu schmerzlich und affektiv zu überwältigend für sie wäre. Stattdessen spricht ihr Körper, manchmal ihre Zeichnungen (s. Abb. 8-1), und immer ihre Art der Beziehungsgestaltung und ihre Re-Inszenierungen.

In der Abbildung ist die Zeichnung in Feld 8 aus dem Wartegg-Zeichen-Test eines 32-jährigen Mannes zu sehen. Der Wartegg-Zeichen-Test ist ein projektives Testverfahren, welches Aufschluss über die Persönlichkeit und die Beziehungen geben soll (Rauchfleisch 2006). Der Test wird vor allem im klinisch-diagnostischen Kontext sowohl bei Erwachsenen als auch bei Kindern ab der mittleren Kindheit und bei Jugendlichen verwendet. Der Patient nannte dieses Bild »Maul halten«. Auf Nachfrage berichtete er, dass er als Kind mehrfach sexuell misshandelt worden sei und sein Peiniger immer zu ihm gesagt habe, dass er ihn töten würde, falls er es jemandem erzählte.

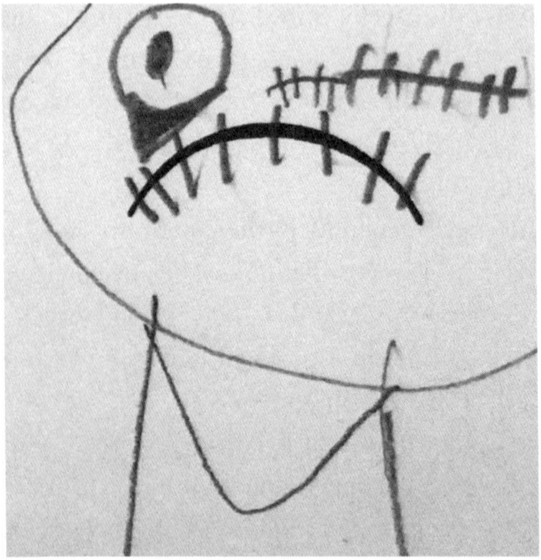

Abb. 8-1: Zeichnung eines in der Kindheit sexuell misshandelten Mannes (Wartegg-Test)

KAPITEL 9

Affekte, Mentalisieren und Traumatisierungen

9.1 Affekte und Traumatisierungen

Nach wie vor gibt es in der Affekt- und Emotionsforschung keine einheitliche Definition und Abgrenzung zwischen »Affekt« und »Emotion«. Es ist jedoch sinnvoll, davon auszugehen, dass es eine basale Ebene der »Primäraffekte« (Krause 1983) gibt. Ekman und Davidson (1994) bezeichnen die Affekte Freude, Trauer, Wut, Furcht, Überraschung, Ekel und Verachtung als universell. Allerdings ist noch nicht geklärt, ob Verachtung wirklich zu den Grundaffekten gehört. Schultz-Venrath (2021a) beschreibt unter Berücksichtigung verschiedener Forschungsrichtungen (S. 30–33) in differenzierter und übersichtlicher Form die verschiedenen Perspektiven. Insbesondere die von Jaak Panksepp und Lucy Biven (2012) entwickelte Taxonomie der primären Affektsysteme lässt sich nach Schultz-Venrath (2021a) gut mit den Vorstellungen der Bindungs- und Mentalisierungstheorie verbinden. Folgende sechs primäre Affektsysteme werden von Panksepp und Biven beschrieben: SEEKING, PLAY (JOY), CARE (LOVE), LUST (SEXUAL), FEAR/PANIC (Separation Distress) und RAGE (vgl. Schultz-Venrath 2021a, S. 35 f.). Im Zusammenhang mit Traumatisierungen interessieren insbesondere die Affekte Furcht/Panik und Wut.

Der Begriff *Affekt* wird als körperliche Reaktion ohne bewusste Repräsentanz definiert (Krause 1998). *Emotion* definiert Schultz-Venrath (2021a, S. 34) als Folge einer mächtigen Affektwelle. *Gefühle* hingegen sind bewusst wahrgenommene oder erlebte Emotionen (Krause 1998). Krystal (2001) postuliert, Emotionen würden sich aus drei Uraffekten des Neugeborenen entwickeln, die durch globale Reaktionsmuster charakterisierbar sind:

- Zustand des Wohlbefindens und Zufriedenheit,
- Zustand des Unwohlseins,
- Reaktionsmuster des Erstarrens, das sich als normales Muster bis ca. zum zweiten Monat zeigt und dann verschwindet. Bei traumatisierten Menschen kann dieses Muster jedoch wieder auftauchen und als überdauernde Bereitschaft zur Reaktion auf überwältigende Gefühle und Erlebnisse bestehen bleiben.

Diese Uraffekte entwickeln sich weiter über die Affekt-Differenzierung zur Verbalisierung und schließlich zur Desomatisierung. Diese Abfolge entspricht auch derjenigen, die in der Therapie mit komplex traumatisierten Menschen – nach dem Aufbau des Sicherheitsgefühls und der sicheren Beziehung – zu beobachten ist und die deshalb eine wichtige »Leitplanke« in der therapeutischen Arbeit darstellt (s. a. Kap. 12).

Eine Traumatisierung kann bei Kindern und Jugendlichen zu einem Stillstand in der Affektentwicklung führen. Bei erwachsenen Menschen führt die Traumatisierung zur Regression eines reifen Affekts zu primitiveren Formen, was mit einer Ent-Differenzierung, Ent-Sprachlichung und Re-Somatisierung einhergehen kann: Affekte sind dann belastend und ihre kommunikative Komponente geht verloren. Traumatische Affekte gehören zu einem »Zustand vollständiger Hilf- und Hoffnungslosigkeit mit einem Wissen um die Unlösbarkeit der Bedrohung und einer emotional-kognitiven Entdifferenzierung der erlebenden Person« (Krause 1998, S. 26).

Traumatische Erlebnisse sind somit mit intensiven affektiven Zuständen verbunden, die gespeichert werden und das Selbst entsprechend organisieren. Unkontrollierbare Affekte und Emotionen prägen das Erleben früh traumatisierter Menschen. Heftige Wut-, Rache-, Scham- und Schuldgefühle können lebenslang bestehen bleiben. Es fehlt die Erfahrung des Mentalisiertwerdens: die beruhigende und haltende Erfahrung einer überwiegend positiven Intersubjektivität, die auf Affektspiegelung und -abstimmung basiert.

Stattdessen sind die Beziehung und das Selbsterleben durch Bedrohungsgefühle und Gefühle des Alleinseins bestimmt. Die mangelnden Erinnerungen sowie die Furcht vor den Affekten, die mit den kindlichen Traumatisierungen einhergehen, führen dazu, dass Erwachsene mit solchen belastenden Kindheitserfahrungen häufig diffuse quälende Zustände oder Körperempfindungen aufweisen, die nicht versprachlicht werden können, weil die Affektdifferenzierung ungenügend war.

Fallbeispiel Almudena

Almudena hatte in der Schule mehrfach die Klasse wechseln müssen, weil sie als unruhig und frech galt. Sie konnte sich nicht konzentrieren, ihre Schulleistungen waren schlecht. Einzig im Fußball war sie erfolgreich, galt aber als grob und rücksichtslos. Eine psychiatrische Abklärung führte zu einer ADHS-Diagnose und zur entsprechenden Medikation. Diese war nicht sonderlich erfolgreich, ihre Schulleistungen besserten sich jedoch geringfügig.

Almudena berichtete, wie sie mit ca. zwölf Jahren ihre Schulklasse in Angst und Schrecken versetzte: Wurde sie »dumm angemacht« – was für sie hieß, dass sich andere Kinder ihren Anweisungen widersetzten –, »flippte« sie aus und warf mit Gegenständen um sich. Als sie im mittleren Erwachsenenalter fürsorgeabhängig wurde, geriet sie immer wieder in Konflikte mit den verschiedenen, für sie zuständigen Fachpersonen. Sie beschimpfte sie und drohte ihnen, in einem Fall sogar mit dem Tod. Dies führte zu einer Strafanzeige und einer erneuten psychiatrischen Abklärung. Es wurde eine schwere Borderline-Persönlichkeitsstörung diagnostiziert.

Der therapeutische Kontakt brach immer wieder ab, Almudena kam jedoch immer wieder zurück und meinte, dass sie sich nur bei der Therapeutin als Mensch angenommen und gesehen fühle. In dieser Phase schenkte sie der Therapeutin die Reproduktion eines Bildes, welches ihr Empfinden im Zusammenhang mit der Psychotherapie zeigen sollte: Eine »vielgesichtige« Gestalt kommt aus der Therapie und man sieht das wahre Gesicht dieses Menschen hinter einer der vielen Masken. Das Bild mit dem Titel »Frau, aus der Psychoanalyse kommend« (»Mujer saliendo del psicoanalista«, 1960) wurde von der spanischen Künstlerin Remedios Varo gemalt. Lange Zeit war es nicht klar, was Almudena damit ausdrucken wollte. Schließlich konnte sie der Therapeutin mitteilen, dass sie in den ersten Jahren Angst gehabt habe zu zeigen, wie sie wirklich sei, und deshalb immer »maskiert« gewesen sei – auch in der Therapie.

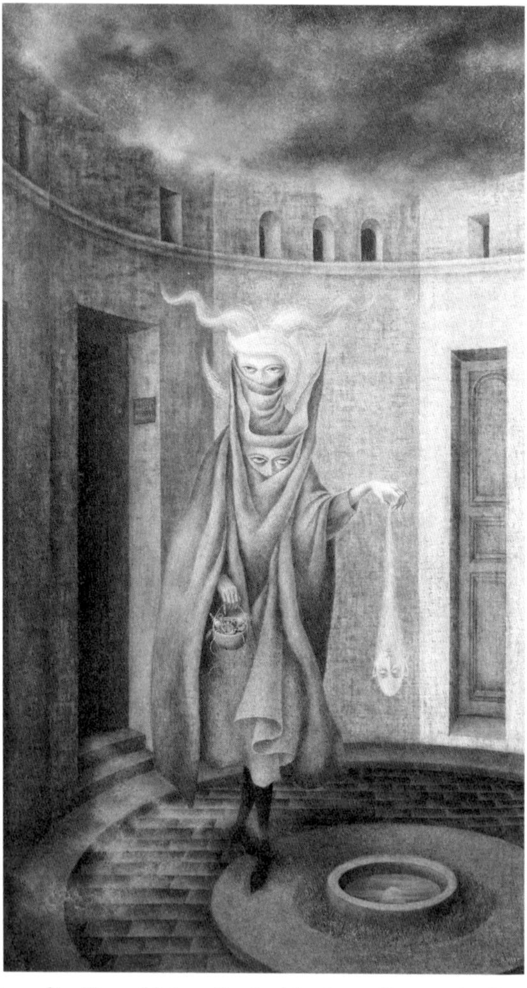

Abb. 9-1: Remedios Varo: »Mujer saliendo del psicoanalista«, 1960, © 2021, Prolitteris, Zürich

In der klinischen Arbeit mit traumatisierten Menschen spielen neben den intensiven affektiven Zuständen, die von diesen nicht in Worte gefasst werden können und zu Re-Inszenierungen und Somatisierungen führen, wie z. B. Wut und Rache, insbesondere Scham- und Schuldgefühle als komplexe, sekundäre Gefühle eine entscheidende Rolle. Es gibt Hinweise und es entspricht der klinischen Erfahrung, dass Traumaprozesse, die mit intensiven Schamgefühlen einhergehen, im therapeutischen Prozess besonders schwer zu bearbeiten sind und dass deswegen die Prognose für die psychische Gesundheit und die Symptome der betroffenen Patient(inn)en negativer ausfällt (Salentin 2013; Schultz-Venrath 2021b).

9.2 Angst und Traumatisierungen

Das Erleben von Angst verändert sich im Lauf der Entwicklung. Normalerweise sind schützende Bezugspersonen vorhanden, die beruhigen, das Gefühl des Unverständlichen oder sogar Unheimlichen abmildern und für Sicherheit und Geborgenheit sorgen. Dabei kommt der Fähigkeit dieser Bezugspersonen, zu mentalisieren, eine Schlüsselfunktion zu. Sie ermöglicht es, inneren Zuständen und äußeren Ereignissen Bedeutungen zu geben, was dem inneren Chaos und dem Gefühl der Unberechenbarkeit entgegenwirken kann. Bedürfnisse, Gefühle und Ängste können verstanden und müssen nicht agiert werden. Wenn jedoch die Bezugspersonen nicht in der Lage sind, die Affekte der Kinder in für diese verdaubarer Form zu spiegeln und für sie zu »verwörtern«, misslingt der Aufbau von Repräsentationen. Die als bedrohlich erlebten Reize und Situationen führen dann zu intensiver emotionaler Erregung. Dieses Muster wiederholt sich später und emotionale Erregungen verursachen immer wieder Störungen des Mentalisierens.

Psychische Äquivalenz ist der prämentalistische Modus, der am häufigsten mit intensiven Emotionen assoziiert ist (Luyten & Fonagy 2019). Das Zusammenfallen der psychischen und der realen Wirklichkeit führt dazu, dass die Welt und die anderen angsteinflößend wirken. Angst- und Panikstörungen sind bei Erwachsenen mit

Mentalisierungsstörungen verbunden (Plana et al. 2014). Einige Forschungsergebnisse zeigen Zusammenhänge zwischen Mentalisierungsproblemen und Ängsten bei Kindern und Jugendlichen (Sharp & Venta 2012). Insbesondere wird in empirischen Studien sichtbar, dass bei Kindern und Jugendlichen soziale Ängste mit prämentalistischen Modi korrelieren, die es ihnen nicht erlauben, sich und andere adäquat zu mentalisieren und daraus entsprechende Handlungen abzuleiten (Banerjee & Henderson 2001).

Misshandelte Kinder und Jugendliche haben geringe Mentalisierungskompetenzen (Caputi et al. 2012). Des Weiteren schneiden Kinder mit ausgeprägten Trennungsängsten bei Mentalisierungsaufgaben schlechter ab (Caputi & Schoenborn 2018). Kinder mit Trennungsängsten sind vermehrt auf ihre Gedanken und Gefühle konzentriert, welche die Bezugspersonen betreffen, und können weniger auf eigene innere Zustände zugreifen (Kashdan et al. 2011).

Es gibt aber auch Untersuchungen, die den eben referierten Befunden zu widersprechen scheinen. Scaini et al. (2020) fanden in ihrer großen Stichprobe, dass Kinder mit Angststörungen gute Mentalisierungsfähigkeiten hatten. Dabei verweisen sie allerdings darauf, dass die diesbezügliche Datenlage noch unsicher sei, da noch keine weiteren ähnlichen Untersuchungen durchgeführt worden seien. Eine mögliche Erklärung für ihren Befund könnte sein, dass Kinder mit einem hohen Angstpegel hinsichtlich der Dimensionen des Mentalisierens in extremer Form auf das Außen fokussiert und in einem ständigen Alarmzustand sind, um die Umwelt zu verstehen und die anderen zu »lesen«. Dies wäre eine adaptive Form des Mentalisierens, welche jedoch primär der Bewältigung von Angst auslösenden Situationen dient.

Im klinischen Alltag zeigt sich dieser Mechanismus bei erwachsenen Patient(inn)en, die unter Angststörungen leiden, besonders deutlich. Die Fokussierung auf die anderen und auf die Außenwelt führt dazu, dass sie als Bewältigungsstrategie zu »Expertinnen« des Mentalisierens werden.

So war eine 38-jährige Patientin, die wegen einer Panik- und Angststörung psychotherapeutisch behandelt wurde, in den Sitzungen stets sehr aufmerksam und schrieb alle wichtigen Aussagen, Bemerkungen in einem Heft mit. Die Therapeutin fühlte sich zeitweise wie ein »Kaninchen vor einer Schlange« und war durch die genauen Beschreibungen der Patientin, was das nonverbale Verhalten und die Befindlichkeit der Therapeutin betraf, in ihrer Denkfähigkeit beeinträchtigt. Insbesondere wurde deutlich, dass das ausgeprägte Kontrollbedürfnis der Patientin ein von ihr über Jahrzehnte eingeübtes traumakompensatorisches Schema darstellte und die einzige Form war, ihre enormen Ängste in Schach zu halten. Die sorgfältige Analyse der Gegenübertragungsgefühle der Therapeutin, die durch intensive Angst charakterisiert waren, ermöglichte die Fokussierung auf die Beziehung und auf die Entwicklung von Sicherheit in der Therapie (siehe Kap. 12)

Ausgeprägte Ängste bei Kindern und Jugendlichen verweisen darauf, dass diese in der frühen Kindheit durch die primären Bezugspersonen nur ungenügend Schutz erfahren haben (Khan 1963), und gehen mit einer Beeinträchtigung der Mentalisierungsentwicklung einher. Affekte werden dann als unfassbare und nicht benennbare Körpersensationen oder von außen kommenden Wellen erlebt, die den psychischen Innenraum überfluten. Die Bezugspersonen werden von den Kindern oft nicht als sicherer Hafen, sondern als eine Quelle von Gefahr wahrgenommen. In der Folge kann jeder andere Mensch für diese Kinder zu einer potentiellen Gefahrenquelle werden, die Angst auslöst.

Traumatisierte Kinder haben nicht selten Angst vor ihrer eigenen Innenwelt, weshalb sie verstärkt auf die Bezugspersonen angewiesen sind.

Traumatisierungserfahrungen sind immer mit überwältigender Angst verbunden, weil sie die Fähigkeit eines Menschen schädigen oder zerstören, ein minimales Gefühl von Sicherheit und Integration zu entwickeln (Streeck-Fischer 2009, S. 2). Das Vorherrschen prämentalistischer Modi, insbesondere des Äquivalenzmodus und/

oder des Als-ob-Modus, erschwert die Verarbeitung der Ängste. Im Äquivalenzmodus können die massiven Ängste nicht entschärft werden, sondern sie überfluten den psychischen Apparat immer wieder und können zu Retraumatisierungen führen. Im Als-ob-Modus besteht eine Abspaltung der Angst, die dann als Signal nicht zur Verfügung steht, was sowohl selbst- als auch beziehungsregulatorische Einschränkungen mit sich bringen kann. Die grundlegende Angst vor Hilflosigkeit und Abhängigkeit bleibt nach einer Traumatisierung bestehen, verbunden mit dem Wunsch, nie wieder traumatisiert zu werden.

Fallbeispiel Almudena

Almudena litt im Laufe ihrer Kindheit unter verschiedenen Ängsten, die einander teilweise ablösten: Angst vor dem Schlucken von fester Nahrung, Angst zu sterben, Angst vor der Dunkelheit, Angst vor dem Alleinsein, Angst vor Männern, Angst vor Vorträgen, Angst vor dem Schlafen, Angst vor Balkonen und viele Ängste mehr.

Zeitweise wehrte sie die Ängste mit Essstörungen ab, häufig jedoch mit emotionalem Rückzug oder in einigen Phasen mit aggressiven Durchbrüchen, die selbst- oder fremdgefährdend waren. In einzelnen Therapiestunden war sie derart angsterfüllt, dass wir diese frühzeitig abbrechen mussten, in anderen schwieg sie, in sich zusammengekauert dasitzend. Manchmal, vor allem im Erwachsenenalter, attackierte sie die Therapeutin verbal und drohte mit Suizid.

Besonders intensiv waren die Ängste vor der Dunkelheit und davor, überfallen zu werden, am Ende der Adoleszenz. So berichtete sie beschämt, wenn ihre Eltern nicht da seien, lasse sie alle Lichter in der Wohnung brennen, sie schließe die Rollläden, ziehe die Vorhänge zu und schlafe angezogen mit einem großen Küchenmesser in der Hand neben dem Bett; allerdings schlafe sie dann kaum, wie sie betonte, sondern wache.

Nachdem Almudena nach einer Sitzung, die sie mit starkem Rededrang gefüllt hatte, gegangen war, fühlte die Therapeutin plötzlich eine große Angst, allein in den Praxisräumlichkeiten zu sein. In der darauffolgenden Sitzung fragte sie Almudena nach ihrer Befindlichkeit und ihren Gefühlen während der vergangenen Sitzung. Almudena reagierte zunächst ausweichend, berichtete dann aber, dass sie die ganze Stunde über ein komisches Gefühl gehabt und danach gedacht habe, dass es der Therapeutin hoffentlich gut gehe.

Schließlich gelang es, gemeinsam zu verstehen, dass die Dunkelheit draußen während der Therapiestunde für Almudena bedrohlich gewirkt hatte. Sie habe viel geredet, um das Gefühl wegzudrücken. Die Therapeutin habe sie »irgendwie« auch komisch gefunden. Auf Nachfrage berichtete sie, die Therapeutin hätte nicht so nett gewirkt wie sonst. An der Stelle kam der Therapeutin Shahrazad in den Sinn, die dem Sultan Shahriyar Geschichten erzählte, um den eigenen Tod hinauszuschieben. Dieses Bild teilte die Therapeutin mit der Jugendlichen, die mit dieser Geschichte ein hilfreiches Bild für ihre innere Bedrängnis finden konnte.

9.3 Scham und Traumatisierungen

Scham ist ein komplexes Gefühl, das biologische, psychologische und soziologische Komponenten aufweist. Bei Kindern, die gehäuft über schambesetzte Erfahrungen berichten, ist als Folge eines hohen Stressniveaus der Cortisolspiegel erhöht (Mills et al. 2008). Cole et al. (2008) wiesen nach, dass vernachlässigte Kinder über Selbstbilder verfügen, die aufgrund dieser Erfahrungen voller Scham sind. Bennett et al. (2010) fanden eine deutliche Korrelation zwischen ausgeprägten Schamgefühlen und Erfahrungen der Vernachlässigung und Misshandlung. Traumatische Beziehungserfahrungen beinhalten das Nicht-Mentalisiertwerden durch einen anderen und sind häufig durch dessen Verachtung und Ablehnung geprägt. Dies führt immer zu Schamaffekten, die in der Folge abgewehrt werden müssen, um einen eigenen Blick auf sich selbst entwickeln und das so gewonnene Selbstbild ein Stück weit unabhängig vom anderen bewahren zu können.

Bei Extremtraumatisierungen wie körperlicher und sexueller

Gewalt in der Kindheit führt die damit verbundene Erfahrung, dass die eigene Subjektivität verachtet und das Bedürfnis nach liebender Anerkennung ignoriert wird, zu intensiver Scham bezüglich der eigenen Existenz (Tiedemann 2021). Scham ist ein existentielles Gefühl wie die Angst: Das Daseinsrecht des Beschämten wird infrage gestellt. Der Schamaffekt kann als Folge einer ungenügenden Verbundenheit und Resonanz (Rosa 2016) zwischen Kind und primären Bezugspersonen verstanden werden.

Im therapeutischen Kontext schützt der Schamaffekt die therapeutische Dyade vor Übertragungs-Gegenübertragungsverstrickungen und ermöglicht ein Gefühl der Grundsicherheit als Basis für die therapeutische Arbeit. Dabei spielt die Fähigkeit der Therapeutin bzw. des Therapeuten, eigene Schamaffekte zuzulassen, eine wichtige Rolle. Hell (2018) spricht von einer nötigen »Schamtoleranz« seitens der Fachpersonen, wobei es auch eine toxische und traumatisierende Scham gibt, die mit Bildern von ohnmächtigem Überwältigtsein oder der beunruhigenden Erfahrung von persönlicher Auflösung und elementarem Mangel einhergeht und die therapeutische Beziehung belasten kann (Anvari 2020). Das Auftauchen von Schamgefühlen bei Therapeutinnen und Therapeuten kann ein Hinweis auf Spaltungs- und Schamgefühle bei traumatisierten Patient(inn)en sein, die zwischen einer sie »in Besitz nehmende[n] traumatische[n] Erfahrung einerseits und der Realität andererseits« (Amati Sas 1990, S. 737) hin und her schwanken. Scham wird durch Erfahrungen hervorgerufen und verstärkt, die das Selbstgefühl und – je nach Entwicklung des/der Betroffenen – das Selbstbild in Frage stellen. Extrem traumatisierte Menschen werden durch diese Erfahrungen ihrer natürlichen Schamgefühle beraubt und fühlen sich auch deshalb entleert, weshalb zunächst die nicht entwickelten oder zerstörten inneren Räume und die Denkfähigkeit (wieder) aufgebaut werden müssen. In der psychotherapeutischen Arbeit ist der Schamaffekt häufig der »Elefant in der Ecke«, der nicht wahrgenommen und thematisiert wird. Dabei ist zu berücksichtigen, dass das Nicht-Ansprechen solcher Themen einen negativen Effekt auf den psychotherapeutischen Prozess haben kann und diese deshalb besonders beachtet werden sollten (Morken et al. 2019).

Die Position des bzw. der Hilfesuchenden in der Psychotherapie hat per se für Patientinnen bzw. Patienten einen beschämenden Anteil, da sie sich als schwach, nicht normal und bedürftig zeigen müssen (Hell 2021). Insofern kann man Schamgefühle am Anfang einer Therapie durchaus positiv sehen, da sie eine allzu schnelle Offenlegung der eigenen Geschichte und Innenwelt verhindern. In den Fällen, in denen die Patient(inn)en sofort alles erzählen, kann es Aufgabe der Therapeutinnen sein, dies zu begrenzen. Insbesondere bei traumatisierten Menschen kann ein zu frühes und konfrontatives Eingehen auf schwere Demütigungen intrusiv und überwältigend wirken. Manche dieser Patient(inn)en haben so tiefe Verletzungen, dass das Erfahrene erst nach und nach berichtet werden kann. Scham ist bei solchen Ausgangslagen ein bedeutsamer Selbstschutz.

Fallbeispiel Almudena

Das mutistische Verhalten von Almudena zu Beginn der Psychotherapie im Jugendalter war auch – wie sich später zeigte – ein Selbstschutz. Sie hatte Angst, dass die Therapeutin sie ablehnen und zurückweisen würde, wenn sie erführe, wer sie sei. Diese Zurückhaltung »kippte« jedoch zu einem späteren Zeitpunkt und wurde durch atemlose Schilderungen ersetzt, die den therapeutischen Raum zu kontaminieren drohten. Nachdem Almudena über ihre sexuellen Gewalterfahrungen berichtet hatte, wollte sie den Therapieraum nicht mehr betreten, sondern bat die Therapeutin darum, sich außerhalb zu einem Kaffee mit ihr zu treffen und dort weiterzusprechen. Da die Therapeutin den schützenden, überschaubaren geschlossenen Raum als wichtigen »sicheren Ort« erachtete, schlug sie als Alternative zum öffentlichen Raum eines Cafés vor, vorübergehend einen anderen Therapieraum zu nutzen. Dies führte zu einer Entspannung und zur Weiterführung der psychotherapeutischen Arbeit.

Die Abwehr der Scham führt nicht selten dazu, dass Patient(inn)en entweder versuchen, möglichst viel Kontrolle über die Situation zu haben, und es vermeiden, von den versehrten eigenen Anteilen und den damit verbundenen Erfahrungen zu berichten, oder aber aggressive Verhaltensweisen zur Abwehr von Scham nutzen (Thußbas 2015). Man muss aber auch davon ausgehen, dass die Erfahrungen von Vernachlässigung und Misshandlung zu einem »Labyrinth unvalidierter Emotionen« führen, die eine adäquate Affektregulierung unmöglich machen (Tiedemann 2021, S. 34). An dieser Stelle liegen zwischen dem Verhalten und dem Narrativ der Patientinnen bzw. Patienten einer- und ihrer inneren Not andererseits mitunter Welten. Ein vorwiegend bewusstseinsnaher, kognitiver Ansatz führt in diesen Situationen zu unproduktiven Interaktionen und Interventionen seitens der Psychotherapeut(inn)en, die das Erleben des oder der Betroffenen nicht zu erfassen vermögen. Traumatisierte Patient(inn)en erleben beim Auftauchen intensiver Gefühle eine fundamentale Scham mit einer drohenden »Schamüberflutung«, die das Selbst zusammenbrechen lassen kann (Tiedemann 2013).

Unbedingte Voraussetzung für die Arbeit mit traumatisierten Kindern, Jugendlichen und Erwachsenen, die von intensiven Schamaffekten immer wieder überwältigt werden, ist es, ihnen die Erfahrung von Selbstwirksamkeit und Kontrolle zu ermöglichen. Die Voraussetzung dafür ist, dass sie sich vom Gegenüber ohne Vorbehalte angenommen fühlen. Durch dieses »Gewährenlassen« können sie Selbstwirksamkeit und innere Kontinuität erleben. Aufseiten der Therapeut(inn)en ist es besonders wichtig, dass diese eine transparente Form finden, um bei Brüchen und »Fehlern« in der therapeutischen Arbeit zur eigenen Scham zu stehen. Die Scham der Therapeutin zu erleben unterstützt auch die Trennung zwischen Selbst und anderen bei den Patient(inn)en und zeigt auf, wie man mit einem solchen Affekt umgehen kann (Henningsen 2007). Insbesondere in der Arbeit mit Jugendlichen ist dieser offene, transparente Ansatz sehr wichtig und stärkt die Beziehung, das Arbeitsbündnis und die Mentalisierungsfähigkeit.

Fallbeispiel Almudena

Almudena forderte die Therapeutin immer wieder heraus. Sie fragte sie immer wieder nach Ratschlägen, wollte ihre Meinung zu vielen Themen möglichst genau wissen. Dies führte dazu, dass die Therapeutin immer wieder mit dem Gefühl konfrontiert war, zu viel gesagt zu haben, nicht professionell genug gewesen zu sein, was bei ihr zu starken Schamgefühlen führte. Es war für den therapeutischen Prozess sehr wichtig, dass sie diese Gefühle aussprach und sie mit der Patientin, die teilweise nicht nachvollziehen konnte, warum die Therapeutin Scham empfand, »Schritt für Schritt« anschaute und diskutierte.

Wichtig war für Almudena außerdem, möglichst viel Kontrolle über die Situation zu haben. So veränderte sie die Position des Sessels, stand teils auf und lief im Raum umher oder wollte zeitweise kürzere Sitzungen, da ihr die Beziehung zur Therapeutin und die Gespräche mit ihr manchmal zu viel wurden. Sie meinte dann auch in einer Sitzung: »Die Tatsache, dass Sie mich zu mögen scheinen und alle anderen Menschen in meinem Leben dies nicht gekonnt haben und immer noch nichts dafür machen, obwohl ich mich bemühe, ist eigentlich schrecklich. Sie machen es ja nur für Geld.«

Die Scham kann im Verlauf der Psychotherapie zunehmen, weil das Thema der eigenen Rolle in der traumatischen Situation in den Vordergrund treten kann und Selbstzweifel und -vorwürfe übermächtig werden können. Dieser Prozess, der die Patient(inn)en und die therapeutische Beziehung belasten kann, wird durch die Auseinandersetzung mit dem Geschehenen und den durch die Therapie geförderten inneren Dialog verstärkt. Es wird schwieriger, die intensiven Schamgefühle durch Dissoziation zu vermeiden, weshalb im therapeutischen Prozess mit diesen Patient(inn)en ein achtsames Vorgehen hilfreich ist, welches von Mitgefühl getragen ist. Es geht darum, eine Balance zu finden: zwischen einerseits der Anerkennung des erlittenen Leids und einer klaren Haltung bezüglich Verantwortung und andererseits dem Erleben der Patient(inn)en, welches – nicht zuletzt aufgrund des Mechanismus der »Identifizierung mit dem Angreifer« (Ferenczi 1933) – oftmals eine andere Geschichte erzählt. Die empathische Validierung sowie das schrittweise Mentalisieren von Erfahrungen, die noch nie formuliert oder symbolisiert worden sind, führt eher zur Assimilation und Integration der damit verbundenen Affekte.

Fallbeispiel Almudena

Almudena hatte in der Kindheit und im Jugendalter, die durch emotionale Vernachlässigung und sexuelle Übergriffe geprägt waren, intensive Scham entwickelt, die sie immer wieder überflutete und ihr jegliche Möglichkeit raubte, ein gesundes Selbst zu entwickeln. Häufig schrieb sie als junge Erwachsene in den dissoziierten Zuständen Gedichte und Texte, die sie der Thera peutin schickte. Sie mochte jeweils nicht über die Inhalte sprechen, sondern bat die Therapeutin, die Dokumente für sie aufzubewahren. Diese las voller Ekel und Wut von den schrecklichen Erfahrungen der Patientin. Die Texte waren aber zugleich berührend und trotz allen Leids sehr poetisch, so dass die Therapeutin begann, sich Gedanken darüber zu machen, ob sie nicht publiziert werden sollten.

Als die Therapeutin sich immer stärker damit beschäftigte, empfand sie schließlich im Rahmen einer supervisorischen Sitzung intensive Schamgefühle und fühlte sich als »Täterin«, da sie drauf und dran gewesen war, die Patientin für ihre narzisstischen Bedürfnisse zu »missbrauchen«. Diese Erkenntnis führte dazu, dass in der Psychotherapie mehr Raum für die abgespaltenen Täterintrojekte der Patientin entstand. Die weitere Versprachlichung ihrer Gefühle und Gedanken, gemeinsam mit der Therapeutin, war bei der differenzierten und begabten jungen Frau eine der Formen, die sie im Laufe der Psychotherapie für sich entdeckte, um den traumatischen Erinnerungen etwas Eigenes entgegenzusetzen.

Traumatischer Prozess und Scham gehen häufig »Hand in Hand« und bilden eine Allianz, die der Verarbeitung und Integration des Erlebten entgegenwirkt.

Ein knapp 40-jähriger Chilene, der wegen einer ständig laufenden Nase psychotherapeutische Unterstützung suchte, konnte am Anfang der Behandlung kaum über sich sprechen oder die Therapeutin anschauen. Er war in einem Bereich tätig, in dem er häufig Vorträge halten und Präsentationen durchführen musste,

und er fühlte sich durch seine laufende Nase stark beeinträchtigt und beschämt. Keine der medizinischen Untersuchungen hätte eine organische Ursache gefunden und der Arzt hätte gemeint, dass es wohl »psychisch« sei. Der Patient fand diese Aussage ebenfalls beschämend und kränkend. Er sei ein starker Mann und habe sehr viel Schweres durchgemacht.
Die psychotherapeutischen Sitzungen schienen zunächst wenig ergiebig zu sein und die Therapeutin begann sich schlecht zu fühlen, weil sie nicht »richtig« arbeitete, sondern während vieler Stunden mit dem Patienten über Pablo Neruda sprach. Schließlich kam es im Zusammenhang mit der Biografie des Dichters zu einem kleinen Disput, und die Therapeutin äußerte sich negativ über die Persönlichkeit des Schriftstellers. Sie erschrak ob ihrer heftigen Reaktion sowie der unüblichen Selbstoffenbarung einem erwachsenen Patienten gegenüber. Sie empfand Schamgefühle und hatte den Eindruck, dass sie eine schlechte Therapeutin sei. Aufgrund dieser Inszenierung konnte sie jedoch auch verstehen, wie die Schamschranke den Patienten davon abhielt, Dinge zu berichten, die er noch nicht verarbeiten und integrieren konnte. Nach dieser Sitzung sprach die Therapeutin ihre eigene Scham offen an, was den Patienten entlastete und dazu führte, dass er nach und nach über seine Gefängnis- und Foltererfahrungen in seinem Heimatland berichten konnte.

9.4 Schuld und Traumatisierungen

Traumatisierte Menschen entwickeln häufig auch starke Schuldgefühle. Nicht selten sind diese Folge von verinnerlichter Scham. Weil mit der Schuld mehr Selbstwirksamkeitserleben verbunden ist als mit dem Bild des schambehafteten Ausgeliefertseins, sind solche Schuldgefühle für die Patient(inn)en teilweise leichter zu ertragen. Bereits Ferenczi (1933) verstand die Schuldgefühle der Opfer als introjizierte Schuldgefühle des Täters, welche die Ersteren mit Gefühlen der Verwirrung, »schuldlos und schuldig zugleich, ja mit gebrochenem Vertrauen zur Aussage der eigenen Sinne« (S. 309) zurücklässt.

Dieser Mechanismus kennzeichnet die Verarbeitung des traumatischen Geschehens bei starker Abhängigkeit in der Kindheit oder auch in Extremsituationen. Er führt zu einer basalen Erschütterung des Selbst und einer Spaltung der Persönlichkeit. Solche Menschen sehen in der Folge – entgegen allen realistischen Erklärungen – aufgrund dieser Identifizierungsvorgänge weiterhin die Schuld bei sich. Sie verstricken sich in immer neue Beziehungssituationen, die intensive Schuldgefühle hervorrufen, und reinszenieren das Erlebte in vielfältigen Variationen. Schuldgefühle haben bei Traumatisierungen vor allem auch mit Gefühlen der »Kontaminierung« zu tun: mit dem Erleben, dass man Teil einer »brutalisierten« Welt geworden ist und dass diese Erfahrung dazu führt, dass die Vergangenheit unwiederbringlich verloren ist (Klein 2003, S. 44).

Im klinischen Kontext begegnen wir Kindern, Jugendlichen und Erwachsenen, die wie Atlas – ein Titan in der griechischen Mythologie – subjektiv das gesamte Himmelsgewölbe zu tragen haben und dadurch in ihrer Entwicklung und Lebendigkeit deutlich beeinträchtigt sind. Schuldgefühle sind dennoch über lange Zeit hilfreich, da diese den misshandelten Kindern und Erwachsenen und den vernachlässigten Kindern die Möglichkeit geben, eine »unzusammenhängende und beängstigende Realität ›mit einem‹ subjektiven Gefühl der Verständlichkeit« (Tiedemann 2021, S. 35) zu verbinden.

Fallbeispiel Almudena

Für Almudena war es wichtig, stets zu betonen, dass sie selbst für viele schwierige Situationen verantwortlich war. Sie sagte: »Ich weiß, dass ich nicht auf die Welt hätte kommen sollen, dass meine Mutter mich lieber abgetrieben hätte. Sie hat mir häufig in ihrer Wut gesagt, dass ich schuld sei an ihrem unglücklichen Leben. Und das hat auch irgendwie gestimmt. Ich habe mich bemüht, alles gut zu machen, ein liebes Mädchen zu sein, auf das sie stolz sein konnte. Aber es hat nicht funktioniert. Deshalb habe ich ihr auch nichts von den Übergriffen erzählt. Dann hätte ich innerhalb der Familie noch mehr Probleme verursacht. Also habe ich geschwiegen und gedacht, dass ich selbst schuld sei, weil ich nichts wert sei und böse.«

Jahre später als Erwachsene erzählte sie, sie denke schon, dass sie selbst schuld daran sei, dass ihr Partner sie attackiert habe. Sie habe ja gewusst, wie wichtig es für ihn sei, dass immer aufgeräumt sei, wenn er von der Arbeit komme, weil er sonst »austicke«, und sie habe es doch nie geschafft, die Wohnung sauber zu halten. Auch sonst habe sie versucht, seinen Wünschen nachzukommen, aber es habe nie gepasst. Sie sei halt durch und durch unfähig. Sie hätte es aber wissen müssen und sich nicht mit einem solchen Menschen zusammentun und darüber hinaus Kinder mit ihm haben sollen. Der gemeinsame Sohn habe sie als Jugendlicher – erzählte sie in der letzten Therapiephase vor ihrem Tod – auch angegriffen, weil sie ihm das Handy abnehmen wollte. Da habe sie aber schnell reagiert und ihm eine solche Ohrfeige verpasst, dass er, total schockiert, weinend zusammengebrochen sei.

Der bereits von Ferenczi beschriebene identifikatorisch-introjektive Mechanismus führt dazu, dass Traumatisierungen von einer Generation zur nächsten weitergegeben werden. Kinder von traumatisierten Menschen versuchen sich in deren versehrte Welten einzufühlen und in einer Art Rollenumkehr die Leerstellen auszufüllen. Kogan (1990) spricht in diesem Zusammenhang von »transgenerationaler Transmission« (siehe Kap. 11). Die traumatischen Erfahrungen der Eltern bilden in den Kindern Fremdkörper, die als eigentliche »transgenerationale Introjekte« bezeichnet werden müssen (Hirsch 2011, S. 49). Dabei spielt die Übernahme von Schuldgefühlen eine wesentliche Rolle. Im Rahmen der Psychotherapie ist deshalb »zum Aufrichten von Grenzen und zur Benennung und Klärung von Realitäten« (ebd., S. 93) eine wiederholte Thematisierung und Bearbeitung der Schuldgefühle sowie eine Differenzierung der unterschiedlichen Formen von Schuld sehr wichtig.

KAPITEL 10

Dissoziation und Traumatisierungen

Die Dissoziation beschreibt einen Prozess, bei dem zusammengehörende psychische Vorgänge in ihre Einzelteile zerfallen, d. h. mentale Prozesse oder Inhalte sind nicht miteinander assoziiert (Wöller 2017). Dissoziationsphänomene finden zunächst in der traumatischen Situation statt, durch »Selbstverdoppelung« (z. B. wenn während Misshandlungssituationen das Opfer aus dem Körper »geht« und von »außen« zusieht) werden Selbstschutz und Integrität gewährleistet (Fischer & Riedesser 1999, S. 341). Insofern sind Dissoziationsphänomene eine »*misslungene Abwehrformation* […], die zunächst psychisches Überleben ermöglicht, aber im weiteren Verlauf eine Entwicklung und Stärkung der Ich-Funktion verhindert und schwächt« (Eckhardt-Henn 2017, S. 129; Hervorhebung im Orig.). Es können Gedanken und Gefühle, Körperempfindungen und Handlungsimpulse, aber auch Erinnerungen dissoziiert werden.

Dissoziative Phänomene können nicht nur eine akute Reaktion auf eine traumatische Erfahrung sein, sondern auch den Hintergrund für die Langzeitfolgen traumatischer Erfahrungen bilden. Van der Kolk et al. (2000b) differenzieren zwischen primärer, sekundärer und tertiärer Dissoziation. Die *primäre Dissoziation* meint den besonderen Vorgang der Informationsverarbeitung während einer Traumatisierung: Die Erfahrung ist für den Betroffenen derart überwältigend, dass sie nicht im Bewusstsein integriert werden kann. In der *sekundären Dissoziation* findet eine zunehmende Trennung zwischen einem beobachtenden und einem erlebenden Anteil statt. Die überflutenden Affekte werden dissoziiert und dadurch abgedämpft. Die Stufe der *tertiären Dissoziation* gibt es bei Menschen, die fortdauernde chronische Traumatisierungen erlebt haben; sie führt zu voneinander getrennten Ich-Zuständen, die verschiedene Aspekte der traumatisierenden Situation abbilden. In Extremfällen können diese Zustände so ausgeprägt sein, dass es verschiedene Persönlichkeiten gibt (Dissoziative Identitätsstörung).

Ein Merkmal traumabedingter Dissoziation ist »von der Kindheit bis zum Erwachsenenalter […] das Nebeneinander wechselseitig getrennter, widersprüchlicher Selbstzustände« (Tiedemann 2021, S. 31). Im aktuellen Traumadiskurs geht man davon aus, dass ein Trauma immer mit Dissoziation einhergeht, sofern das Ereignis nicht reflektiert oder symbolisiert werden kann, d. h. dass Mentalisieren nicht möglich ist (Fonagy et al. 2004).

Fallbeispiel Almudena

Almudena setzte dissoziative Mechanismen schon früh in ihrer Kindheit ein, um den unerträglichen Gefühlen und Situationen, denen sie ausgesetzt war, zu entfliehen. Sie berichtete, dass sie eine Gegenwelt hatte, in der alle Menschen, die sie kannte, vorkamen. Diese waren aber in ihrer Welt ganz anders, und es war schön. In dieser Welt hatte sie auch eine gute Freundin, der sie alles erzählen konnte und die immer gute Lösungen hatte. Sie habe sich häufig in diese andere Welt »gebeamt« und habe teilweise wenig von der Realität mitbekommen. Als Jugendliche habe sie aber auch mitgemacht, wenn die Klasse ein anderes Mädchen fertiggemacht habe, da habe sie sich dann ganz anders gefühlt als sonst: machtvoll und weit weg von ihrem »kaputten Ich«. Als sie angefangen habe, sich zu schneiden, sei es ein paar Mal vorgekommen, dass sie blutüberströmt in der Badewanne »aufgewacht« sei und gar nicht mehr gewusst habe, wie sie dahin gekommen sei.

Während der Psychotherapie schrieb Almudena Texte, die sie der Therapeutin schickte. Auch Karten bekam diese regelmäßig. Die Texte und Karten hatten verschieden Schriften und waren in zwei verschiedenen Sprachen abgefasst. Almudena konnte sich jeweils nicht daran erinnern, diese geschrieben und abgeschickt zu haben, und war in den Sitzungen selbst über ihre Fähigkeiten erstaunt. Auch während der Sitzungen kam Almudena immer wieder in dissoziative Zustände, erstarrte oder sackte in sich zusammen, insbesondere dann, wenn traumatische Erlebnisse besprochen wurden.

Traumatisierungen haben immer einen Einfluss auf die Entwicklung des Mentalisierens bei Kindern und sind bei Jugendlichen und Erwachsenen mit Einbrüchen und Störungen des Mentalisierens verbunden. Das subjektive Erleben wird durch prämentalistische Modi dominiert, die zu Gefühlen von Hoffnungslosigkeit und von Bedrohung führen (psychische Äquivalenz), welche die Gefahr von Risikoverhaltensweisen und Selbstverletzungen erhöhen (teleologischer Modus), zu Dissoziationsphänomenen führen (Als-ob-Modus) und die Gefahr von Reinszenierungen vergrößern (Luyten & Fonagy 2019, S. 85).

Dissoziationen führen zu zwei Formen von Mentalisierungsproblemen: Zum einen versuchen die Betroffenen, gleichzeitig vorhandene, gegensätzliche Persönlichkeitsanteile zu mentalisieren, was zu inneren Konflikten und Stress führt. Zum Zweiten gibt es Situationen, in denen einzelne Anteile als real vorhanden und voneinander getrennt erlebt werden, was zu mentalen Repräsentationen führen kann, die einen »Karikaturcharakter« haben. (So hatte ein traumatisierter männlicher Patient einen Selbstanteil, der sich kleinkindlich verhielt und mit unschuldiger Miene und piepsiger Stimme reagierte, wenn ihn die Therapeutin mit Realitätsaspekten konfrontierte.) Auch diese zweite Form führt zu inneren Spannungen und Vermeidungen. Traumatisierte Menschen, die in schwerwiegende dissoziative Zustände geraten, können eine solch ausgeprägte Abkopplung von ihrem Körper erleben, dass sie nicht glauben können, dass ihr Körper wirklich zu ihnen gehört. Sie denken, sie könnten den Körper töten und trotzdem weiterleben (Steele et al. 2017).

Fallbeispiel Almudena

Almudena erlebte ihre kindlichen, bedürftigen Anteile als »doofes schreiendes Baby«, das sie als ekelhaft empfand und mit ihren Selbstverletzungen teilweise töten wollte. In der Therapie kam es immer wieder zu Spannungen zwischen zwei sehr unterschiedlichen Anteilen: Der eine wollte die Therapeutin gerne als fürsorgliche Mutter haben, der andere gab ihr das Gefühl, dass die Therapeutin sie verletzen und Sex mit ihr haben wolle.

Dissoziative Phänomene führen dazu, dass Verbindungen zwischen Innen- und Außenwelt fehlen (Fonagy et al. 2004). Deshalb versuchen die Betroffenen teilweise auf zwanghafte Weise Verbindungen herzustellen, was sie als ein Gefühl des Verrücktwerdens beschreiben, das dem Hypermentalisieren entspricht. Hypermentalisieren beschreibt eine teilweise hoch elaborierte, ausschließlich auf kognitiver Ebene erfolgende übermäßige Zuschreibung von Absichten. Diese Form des Mentalisierens wird auch bei Patient(inn)en mit psychotischen Störungen häufig festgestellt (Richter et al. 2020).

Bei allen Einschränkungen und schweren Symptomen, die durch dissoziative Phänomene hervorgerufen werden, soll auch betont werden, dass die Dissoziation traumatischer Erfahrungen und die Schaffung anderer Identitäten eine kreative Bewältigungsform für nicht auszuhaltende Ausnahmesituationen wie z. B. sexuelle Misshandlungen ist. In der Therapie muss eine Balance zwischen der Begleitung der dissoziierenden Patient(inn)en und einem aktiven, die Dissoziation angehenden Vorgehen gefunden werden, um die Patient(inn)en dabei zu unterstützen, aus diesem Zustand herauszufinden. Es ist in solch einer Situation wichtiger, dem Narrativ der Patientin bzw. des Patienten emotional eingestimmt zu folgen, als zu versuchen, ihn zu verstehen oder den Schilderungen einen Sinn zu geben. Für die Patient(inn)en geht es darum, die Erfahrung machen zu können, dass es möglich ist, schwierige Erinnerungen gemeinsam zu »sichten« (Haliburn et al. 2018).

KAPITEL 11

Transgenerationale Traumatisierung

Transgenerationale Traumatisierungen sollten immer als Beziehungs- bzw. Bindungstraumatisierungen verstanden werden. Die Eltern geben an ihre Kinder Erfahrungen weiter, die sie selbst nicht bewältigen konnten. Dass die Entwicklung von psychischen Grenzen zwischen den Generationen unzureichend ist, stellt dabei die Basis für die Transmission der Traumatisierungen dar. Die Grenze zwischen zwei Subjekten bröckelt oder kann nicht aufgebaut werden, was die Selbstentwicklung des Kindes beeinträchtigt. Das Fehlen der Grenzen führt nach Bohleber (2009a) dazu, dass zwischen Vergangenheit und Gegenwart nicht klar unterschieden werden kann und die Vergangenheit auf eine Weise in die Gegenwart eindringt, die für die Betroffenen nicht erkennbar ist. Außerdem werden die Grenzen zwischen dem Selbst und dem anderen durch die oben bereits beschriebene Identifizierung mit dem traumatischen Erleben der Eltern und durch die Funktionalisierung der Kinder durch die traumatisierten Eltern unklar.

Der Verweis auf die unklaren Grenzen zwischen Fantasie und Realität entspricht im Mentalisierungsmodell dem Äquivalenzmodus. Die Durchlässigkeit der Grenzen führt zu archaischen Identifizierungen des Kindes mit dem versehrten Elternteil und löst beim Kind Trauer, Schmerz und Schuldgefühle aus (Kogan 2009). Kogan unterscheidet vier Typen transgenerationaler Traumatisierung:

- Traumatisierung aufgrund der emotionalen Unzugänglichkeit des Elternteils,
- Traumatisierung in der Fantasie (Nacherleben im Versuch, zu verstehen und zu helfen),

- Traumatisierung des Kindes, weil es als Werkzeug zur Wiederholung des elterlichen Traumas genutzt wird,
- Traumatisierung durch den Verlust des eigenen Selbst.

In einer sehr frühen Phase der kindlichen Entwicklung, in der projektive und introjektive Mechanismen vorherrschen, nimmt das Kind die unverdaute traumatische Erfahrung der Eltern in sich auf. Die Kinder schreiben sich die Ereignisse selbst zu. Auf diese Weise verbindet die traumatische Erfahrung unbewusst Eltern und Kinder. Solche transgenerationalen Traumatisierungen, die zum einen durch die Atmosphäre in der Familie begünstigt sein können, zum anderen die Beziehungsdynamik zwischen Eltern und Kindern prägen, sind vor allem in der frühen Kindheit von besonderer Wichtigkeit. In dieser Phase sind die kindliche Psyche und die Persönlichkeit besonders plastisch und aufnahmefähig, weshalb Gefühle, Gedanken und Verhaltensweisen der primären Bezugspersonen prägend auf die kindliche Entwicklung einwirken. Die elterlichen Fähigkeiten sind bei vorhandenem Trauma beeinträchtigt. Moré (2013, S. 2) stellt fest: »Sowohl bei psychischer Krankheit der Eltern, bei Erfahrungen von Misshandlungen und Missbrauch wie auch bei Kriegs- oder Foltererfahrungen treten transgenerationale Übertragungsphänomene in den nachfolgenden Generationen auf.«

Klinische Berichte und Forschungsergebnisse zeigen einen klaren Zusammenhang zwischen psychischen Störungen der Eltern auf der einen Seite und Vernachlässigung sowie psychischem und physischem Missbrauch der Kinder auf der anderen Seite. Das Ausmaß, in dem die psychischen Störungen zu Misshandlung führen, kann jedoch je nach den vorhandenen Ressourcen aufseiten der Eltern bzw. den Schutzprozessen erheblich variieren. Scheeringa & Zeanah (2001) beschreiben bei traumatisierten Müttern und ihren Kindern drei Beziehungsmuster:

1. das abweisende, nicht-responsive, nicht-verfügbare Muster,
2. das über-protektive, einengende Muster und
3. das reinszenierende, gefährdende, beängstigende Muster.

Aufgrund ihrer klinischen Erfahrung erweiterten van Ee et al. (2015) diese Liste um drei weitere Muster, welche die Vielfalt der Phänomene besser abbildet:

4. das Muster der übermäßigen Erwartungen, weil der traumatisierte Elternteil für sich selbst alle Hoffnung verloren hat, das Kind aber ein gutes Leben führen soll;
5. das Muster des Zuviel-Gebens, welches dadurch charakterisiert ist, dass der Elternteil alles für das Kind tut; es ist dies ein kompensatorischer Mechanismus – der Elternteil will für sich nichts mehr und verschwindet fast hinter dem Kind.
   Diese beiden Muster zeigen besonders deutlich die Schwierigkeiten von traumatisierten Eltern, sich an der Stelle der Kinder zu sehen, d. h. zu mentalisieren.
6. Das letzte Muster kann mit »Trotz allem werde ich mein Bestes geben« umschrieben und als resilientes Muster gewertet werden. Die traumatisierten Eltern setzen sich mit ihren Symptomen auseinander und es gelingt ihnen, auf eine adäquate Art mit ihren Kindern umzugehen und ihr Verhalten und ihre Gefühle zu reflektieren.

Sowohl vernachlässigende als auch misshandelnde Eltern sind nicht in der Lage, ihre Kinder zu mentalisieren. Deshalb ist die Fähigkeit zu mentalisieren bei Kindern mit solchen Beziehungserfahrungen beeinträchtigt und ihr Selbst erscheint als weniger kohärent (Howe 2005).

Bereits im Zusammenhang mit der Schuld (siehe Kap. 9.4) wurden introjektiv-identifikatorische Mechanismen als eine Form der Transmission zwischen den Generationen beschrieben. Die transgenerationale Traumatisierung umfasst alle Phänomene, die dazu führen, dass die Nachkommen traumatisierter Menschen mit Affekten und Zuständen kämpfen, die nicht aus ihrem eigenen Erleben stammen. Es sind »vererbte« Traumatisierungen, die über Bindungsverhalten, Identifikationen und konkreten Beziehungs- und Erziehungspraktiken von den Erwachsenen auf die Kinder übergehen. Zusätzlich spielen »atmosphärische Momente«, die häufig dadurch geprägt sind, dass über die schrecklichen Erlebnisse geschwiegen wird, eine bedeutsame Rolle (Schloffer 2016).

Aufgrund der psychotherapeutischen Arbeit mit Kindern und Enkeln der Überlebenden der Shoa (Levine 1982; Rosenthal 1999) sowie empirischer Studien (Yehuda et al. 1998) hat das Wissen über transgenerationale Transmissionsprozesse deutlich zugenommen. Insbesondere im Rahmen von psychoanalytischen Behandlungen wurden spezifische Identifikationsformen und Beziehungsmuster zwischen den Generationen erkannt und differenziert beschrieben. Faimberg (1988) prägte den Begriff des »Telescoping«, um die Verflechtung und das Ineinanderschieben von Gefühlen zwischen der Eltern- und der Kindergeneration zu veranschaulichen; das »Telescoping« erschwert auch die Differenzierung zwischen den Generationen. Solche Patient(inn)en seien mit der Art und Weise, wie ihre verinnerlichten Eltern funktionieren, identifiziert, welche ihre Kinder als Teile von sich selbst sehen und ihnen die Möglichkeit, einen eigenen physischen und psychischen Raum aufzubauen, versagen.

Faimbergs Metapher des »Telescoping« beschreibt in anschaulicher Form, wie verleugnete Traumatisierungen in früheren Generationen, welche oft bereits bei den Großeltern stattgefunden haben und die unbewusst auf Kinder und Enkel übertragen werden, bei diesen ihre Wirkung entfalten. Solche familiären Traumatisierungen und damit verbundenen vergrabenen Geheimnisse entziehen sich dem Bewusstsein und bleiben im psychotherapeutischen Prozess häufiger lange verborgen.

Die Transmission von Traumatisierungen zwischen den Generationen hat verschiedene Ausgangspunkte; Kinder versuchen durch die Übernahme von elterlichen Rollen (Parentifizierung) die emotionalen Lücken in der Familie zu füllen, um die lebensgeschichtliche Kontinuität der eigenen Eltern wiederherzustellen. Kestenberg (1995, S. 179) spricht deshalb von einem »Zeittunnel«, der Vergangenheit und Gegenwart zusammenfallen lässt. Bar-On (1993) beschreibt, wie die traumatische Erfahrung entweder eingekapselt wird und nicht symbolisiert werden kann oder in Form verzerrter Narrative von den Eltern auf die Kinder tradiert wird. Andere erkennen »Introjekte« und meinen damit unbewusst übertragene Elemente, die als nicht zum eigenen Ich gehörig erlebt und deshalb auch nicht integriert werden können (Hirsch 1997). Es handelt sich dabei, wie bei Bions Beta-Elementen (Bion 1992, 1997), um psychisch Unverdautes und Unverdauliches, das als Fremd*körper* den psychischen Innenraum des Kindes besetzt.

Aus der Perspektive der Mentalisierungstheorie lassen sich Transmissionsprozesse als Folge der Unfähigkeit der psychisch belasteten Bezugspersonen erklären, das Kind wahrzunehmen. Die mentalen Zustände der Angst, des Schreckens, der Verzweiflung und Wut oder der Trauer, die das Kind bei den primären Bezugspersonen wahrnimmt, versteht es als Reaktion auf sich selbst. »Ins Selbst wird sowohl die Abwesenheit einer Repräsentanz als auch der der Selbstrepräsentanz fremde aktuelle Andere internalisiert« (Fonagy 2003, S. 180). Damit entsteht ein fremdes Selbst, und die mentalen Prozesse sind infolge dieser Leerstellen und der Fremdkörper im Selbst beeinträchtigt. Hinter einem Gefühl der Leere kann sich bei diesen Kindern – wenn zuvor negative Gefühle der Bezugspersonen in das Kind hineinverlagert wurden, was zu einer Kolonisation des kindlichen Selbst führt – eine intensive Scham verbergen (Fonagy 2010).

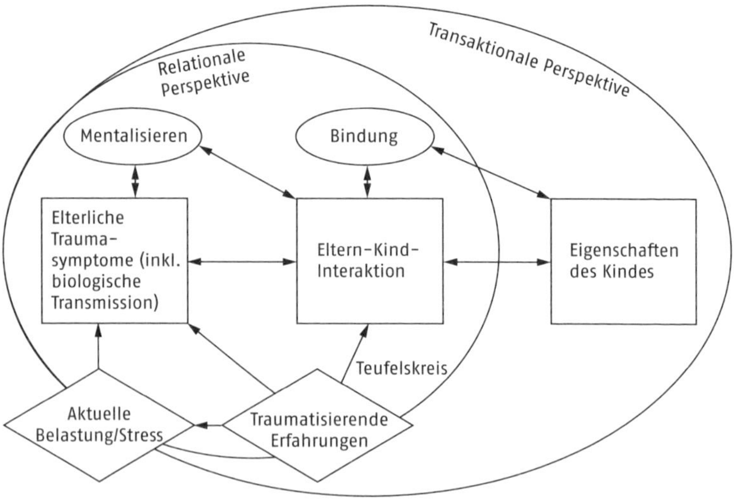

Abb. 11-1: Einfluss traumatischer Erfahrungen auf die Kinder (in Anlehnung an Van Ee et al. 2016)

In Abbildung 11-1 auf der vorigen Seite sind die beziehungsbezogenen Zusammenhänge sowie die transaktionalen Effekte traumatischer Erfahrungen der Eltern auf ihre unmittelbaren Nachkommen dargestellt. Sie illustriert, wie auf der transaktionalen Ebene Merkmale des einzelnen Kindes mit den Beziehungserfahrungen in Wechselwirkung stehen. Auf der Ebene der »relationalen Perspektive« ist vor allem das Zusammenspiel zwischen den traumatisierenden Erfahrungen der Eltern und der Bindungs- und Mentalisierungsentwicklung entscheidend. Transmissionsriemen sind dabei die Eltern-Kind-Interaktion und die elterlichen Traumasymptome.

Fallbeispiel Almudena

Almudena berichtete, dass die Spannung zu Hause unerträglich gewesen sei, wenn sie aus der Schule heimkam. Die Mutter sei häufig angespannt gewesen, und wenn Almudena sie nach dem Grund gefragt habe, sei sie wütend geworden und habe gemeint, es sei ihr gut gegangen, bis Almudena zur Türe hereingekommen sei. Sie, Almudena, sei so aggressiv und schlecht gelaunt.

Das habe sie sehr verunsichert, meinte Almudena, weil sie das nicht so empfunden habe, und dann habe sie sich selbst angespannt gefühlt. Nach Hause zu kommen sei dann immer mehr zu einem riesigen Stress geworden. Da die Mutter immer wieder so schreckliche Albträume gehabt habe und deshalb nicht allein sein wollte, sei sie häufig in der Nacht zu ihr, Almudena, ins Bett geschlüpft. Sie habe ihr manchmal einzelne Träume erzählt; es seien immer Menschen umgebracht, Frauen vergewaltigt und Kinder misshandelt worden. Die Mutter habe jeweils dazu gemeint, dass sie das Gefühl habe, dass sie die Träume von jemand anderem träume.

Aufgrund der klinischen Erfahrungen und verschiedener Forschungsergebnisse kann man, zusammenfassend, annehmen, dass folgende verschiedenen Mechanismen bei der transgenerationalen Transmission beteiligt sein können:

- die allgemeine Affektivität und Mentalisierungsfähigkeit der Eltern (Luyten & Fonagy 2019);
- das »parenting«, d. h. die spezifische Qualität des Beziehungsangebotes (Papoušek 2011);
- spezifische Bewältigungsmechanismen/traumakompensatorische Muster, die das Verhalten der Eltern kennzeichnen und die Kinder belasten können (Korittko 2016; Diez Grieser 2016b);
- die Anpassung der Kinder an die elterliche »Vulnerabilität«; der Versuch, mittels introjektiver und identifikatorischer Prozesse in Beziehung mit den Eltern zu bleiben (»Zeittunnel«, Kestenberg 1995; »Telescoping«, Faimberg 1985, »Introjekte«, Hirsch 1997).

Die bisher referierten Erklärungsmodelle beschreiben Anpassungsprozesse der Nachkommen als Reaktionen auf Umwelteinflüsse in der frühen Kindheit oder sogar vor der Geburt. Diese Reaktionen kommen aufgrund der Traumatisierungen der primären Bezugspersonen (Mütter und Väter) zustande.

Inzwischen kann man davon ausgehen, dass traumatische Erfahrungen – genauer gesagt: die Auswirkungen dieser Erfahrungen – auch durch epigenetische Mechanismen, die die DNA-Funktion oder Gentranskription beeinflussen, von einer Generation an die andere oder gar von der Generation der Großeltern an die Enkel weitergegeben werden (Chan et al. 2018). Der Begriff »Epigenetik« bezieht sich dabei auf eine Reihe potentiell vererbbarer Veränderungen im Genom, die durch Umwelteinflüsse ausgelöst werden können. Die Forschung zur epigenetischen Vererbung von Traumafolgen ist mit vielen wissenschaftlichen und methodischen Schwierigkeiten konfrontiert, ganz zu schweigen von konzeptionellen Fragen zur Interpretation der weitergegebenen Effekte. Sicher ist, dass Umweltfaktoren und insbesondere Stresserleben pränatal und in der frühen Kindheit mit messbaren biologischen Effekten einhergehen. Deutlich ist aber auch geworden, dass durch entsprechende Beziehungsangebote und stabile soziale Umwelten biologische Veränderungen rückgängig gemacht werden können (Yehuda & Lehrner 2018).

KAPITEL 12

Psychodynamisch-mentalisierungsorientierte Traumatherapie (PMOTT)

Die Wirksamkeit mentalisierungsbasierter psychotherapeutischer Interventionen für Kinder, Jugendliche und Erwachsene ist im letzten Jahrzehnt untersucht und als gut beurteilt worden (Übersicht bei Luyten & Fonagy 2019). Verschiedene Autorinnen und Autoren haben außerdem in den letzten Jahren darauf hingewiesen, dass eine stärkere Integration des Mentalisierungsansatzes in die psychotherapeutische Behandlung von komplex traumatisierten Menschen wünschenswert wäre (Gumley & Liotti 2019). Dabei wurde darauf hingewiesen, dass es notwendig sei, bei diesen Patient(inn)en den Fokus auf die sogenannte »safe collaboration« (Mitchell & Steele 2020, S. 2) zu legen und weniger auf spezifische Techniken. Die mentalisierungsorientierte Psychotherapie verfügt mit der Beziehungsorientierung, der Betonung der Affektregulation sowie mit der Konzentration auf die Kommunikation über passende Theoriebausteine und eine wirksame Praxis, die in der Behandlung von Traumatisierungen eine besonders wichtige Rolle spielen; sie bilden die Grundlagen für das Kernstück der therapeutischen Arbeit, die eigentliche Förderung des Mentalisierens (Diez Grieser & Müller 2018). Zusätzlich stellt die differenzierte Beschreibung der prämentalistischen Modi und insbesondere des Körpermodus einen wichtigen theoretischen und praktischen Baustein für die Beziehungsgestaltung und die therapeutische Arbeit mit traumatisierten Menschen dar.

12.1 Die Ursachen epistemischen Misstrauens und die Notwendigkeit, epistemisches Vertrauen aufzubauen

Komplexe Traumatisierungen sind meist mit Mentalisierungsstörungen verbunden (Luyten & Fonagy 2019). Komplex traumatisierte Patient(inn)en verfügen in der Regel über negative Vorstellungen von sich selbst und anderen Menschen im Sinne eines epistemischen Misstrauens; diese Erwartungen und Vorstellungen stehen mit den erlebten Traumatisierungen in Zusammenhang. Es ist deshalb für die betroffenen Menschen notwendig, in der Psychotherapie eine spezifische Form des epistemischen Vertrauens aufzubauen, damit sie lernen können, mit vertrauenswürdigen anderen Menschen in Beziehung zu sein und von ihnen relevante und nützliche Informationen über das Navigieren im sozialen Raum anzunehmen (Bateman & Fonagy 2019). Gute, passende Beziehungsangebote ermöglichen, dass Patient(inn)en trotz Belastungen und negativen Erfahrungen mit ihren Bezugspersonen, von denen sie unzureichend versorgt und misshandelt wurden, das Gefühl entwickeln können, dass es vertrauens- und glaubwürdige Gegenüber geben kann, die achtsam, verstehend und mitfühlend ihre Befindlichkeit und Bedürfnisse wahrnehmen und darauf reagieren können.

Gewinnen sie dieses Sicherheitsgefühl in der Beziehung zu den Psychotherapeut(inn)en und machen bei ihnen die Erfahrung, mentalisiert zu werden, so führt dies dazu, dass die basale Fähigkeit gefördert wird, von anderen zu lernen bzw. Hilfestellungen anzunehmen. Auf diese Art können das epistemische Misstrauen und die übermäßige Wachsamkeit der Patient(inn)en, die sie aufgrund der belastenden Erfahrungen entwickelt haben, wieder abgebaut werden.

Interventionen im (sozial-)pädagogischen und im psychotherapeutischen Kontext sind dann besonders wirksam, wenn die Klientinnen bzw. die Patienten Fragen, (Er-)Klärungen und Interpretationsversuche der Fachpersonen annehmen und nutzen können. Epistemisches Misstrauen, welches durch eine angstgeleitete, aufgeregte Wachsamkeit oder durch eine Haltung, die gegenüber Neuem verschlossen und abweisend bleibt, geprägt ist, erschwert soziale

Beziehungen. Die Entwicklung und Förderung von epistemischem Vertrauen stellt deshalb gleichsam das »Relais« dar, welches es ermöglicht, dass soziale Informationen und Erfahrungen »fließen« und als Repräsentanz in das Selbst integriert werden können. Das verbessert die Affekt- und Selbstregulation und das Mentalisieren (Diez Grieser 2021a).

Weil es ihnen an epistemischem Vertrauen mangelt, begegnen komplex traumatisierte Menschen den Hilfestellungen der Fachpersonen mit Vorsicht und Skepsis. Der Aufbau von epistemischem Vertrauen gelingt nur, wenn eine Therapeutin bzw. ein Therapeut Gefühle, Erlebnisse und Gedanken der Patient(inn)en in einer Weise rezipieren und zum Ausdruck bringen kann, durch welche sich die Patient(inn)en wahr- und angenommen fühlen. Psychodynamisch-mentalisierungsorientierte Traumatherapie (PMOTT) orientiert sich somit an einem relational-kontextuellen Modell und »ist stets nach Maß zu schneidern« (Diez Grieser & Müller 2018, S. 83). Dan Siegel (2010) beschreibt dies als einen Prozess der interpersonellen Einstimmung, in dem der andere die Erfahrung macht, von uns, den Therapeuten und Therapeutinnen, »gefühlt« zu werden.

Fallbeispiel Almudena

Almudena wurde als Jugendliche wegen einer Panik- und Angststörung vom Hausarzt zur Psychotherapie angemeldet. Erste Erklärungen zum Krankheitsbild sowie einzelne konkrete Überlegungen zum unmittelbaren Umgang mit den Panikattacken seitens der Therapeutin quittierte sie in den ersten Stunden mit einem überheblichen Lächeln und betonte, dass sie all diese »Skills« schon lange kenne. Sie konnte zunächst das Beziehungsangebot der Therapeutin nicht annehmen, mochte nicht mit dieser gemeinsam über mögliche Hintergründe ihrer Störung nachdenken. Nach einigen Stunden bot die Therapeutin eine Metapher für diese Situation an. Sie meinte, dass sie sich wie jemand vorkomme, der versuche, ein hungriges Kind zu füttern, das aber den Mund gar nicht aufmachen könne oder wolle, obwohl es die Nahrung brauche. Almudena erzählte darauf von ihrer Essstörung und fühlte sich durch die Therapeutin gesehen.

Am Abend nach der beschriebenen »guten« Stunde hinterließ Almudena eine Nachricht auf dem Anrufbeantworter; sie beschimpfte die Therapeutin als unfähig und kündigte an, sie werde die Psychotherapie abbrechen. Die Therapeutin war zunächst verärgert und fühlte sich gekränkt, sie spürte aber auch die Not der Patientin und entschied deshalb, sie noch relativ spät am gleichen Abend anzurufen. Da Almudena den Anruf nicht entgegennahm, hinterließ ihr die Therapeutin eine Nachricht: Sie entschuldigte sich dafür, dass sie etwas Wichtiges in der Stunde nicht verstanden habe, und betonte, es sei ihr wichtig, mit der Patientin gemeinsam darüber nachzudenken, was genau passiert sei. Falls sie nach der nächsten Stunde immer noch die Behandlung abbrechen wolle, könnten sie sich danach voneinander verabschieden. Die Therapeutin fügte hinzu, dieses Gespräch wäre ihr persönlich ein Anliegen.

Die Patientin kam zum vorgeschlagenen Termin und es gelang, ihre Angst und Verzweiflung zu benennen und in einen biografischen Zusammenhang sowie in den Kontext der therapeutischen Beziehung zu stellen. Es wurde deutlich, dass Almudena dadurch überfordert worden war, dass in der Therapie zu schnell und zu intensiv emotionale Nähe entstanden war. [3]

Patientinnen wie Almudena, die sich im Als-ob-Modus befinden, berichten, dass sie innerlich abschalten oder sich wie in Trance fühlen, was mit Gefühlen der Leere und Verbindungslosigkeit verbunden ist (Allen et al. 2015, S. 489). Die Abwehrfunktion des Als-ob-Modus, welche es Almudena ermöglicht hatte, Erfahrungen und Affekte voneinander getrennt zu halten, wurde durch die »berührenden« Worte der Therapeutin in der Stunde in Frage gestellt. Diese Erfahrung in der Therapie stellte unterbrochene Verknüpfungen zwischen Gefühlen und Gedanken, aber auch zwischen Vergangenem und Aktuellem dar, was Almudenas Gefühl von Kohärenz gefährdete und sie zunächst destabilisierte.

---

3 Diese Fallbeschreibung wurde – mit leichten Abweichungen – als Geschichte von »Elena« bereits veröffentlicht (Diez Grieser 2021a, S. 77 f.).

Es zeigte sich in der Folge, dass in diesen Momenten eine größere Achtsamkeit seitens der Therapeutin notwendig war, da Almudena ständig dazu neigte, mit Fragmentierungen zu reagieren. Die beschriebene Sequenz macht deutlich, dass das Sicherheitsgefühl der Patientin in der therapeutischen Beziehung zu diesem Zeitpunkt noch ungenügend war. Zunächst waren deshalb mehr basale Interventionen unter Einbeziehung von Bausteinen des Mentalen mit Fokussierung auf die Affekte nötig, erst danach konnte die Arbeit an den Bruchstellen ihrer Fähigkeit zu mentalisierens angegangen werden. Es war deshalb vordringlich erforderlich, über einen längeren Zeitraum die Zustände zum Thema zu machen, die sie in Kontakt mit anderen Menschen erlebte. In einem zweiten Schritt ging es darum, nach den dazugehörigen Affekten zu suchen, diese gemeinsam und durch die Frageaktivität der Therapeutin zu »verwörtern« und schon während des Erzählens in den Therapiestunden mit dem Erzählten zu verknüpfen.

12.2 Grundlagen und Referenzpunkte

Die Wirksamkeit von psychodynamischen Therapien bei traumatisierten Kindern ist gut belegt (Midgley et al., 2021). Außerdem hat sich gezeigt, dass die Einbeziehung des Konzepts des Mentalisierens und die damit verbundenen Haltungen und Interventionen zu guten Ergebnissen bei der Behandlung von traumatisierten Menschen führen (Brown & Elliot 2016; Steele et al. 2017).

Die Bedeutung der therapeutischen Beziehung

Es ist mittlerweile bewiesen, dass die Beziehung sowie die Fähigkeit der Therapeut(inn)en, diese über den gesamten psychotherapeutischen Prozess und über alle Klippen und durch alle Störungen hindurch aufrechtzuerhalten, der zentrale Wirkfaktor einer Psychotherapie ist (Bettighofer 2016). Dabei ist die gute therapeutische Beziehung paradoxerweise nicht nur die Basis der Psychotherapie, sondern auch meist deren Ziel (De Masi 2018). Weil die Patient(inn)en ihre verzerrten Beziehungsmuster vom Erstkontakt an in Form ihrer Übertragung einbringen, muss eine gute therapeutische Beziehung von Anfang an den Ausgangspunkt bilden, indem sich die Therapeut(inn)en als Objekt verwenden lassen. Die reflektierte Rollenübernahme muss allerdings im weiteren Verlauf eingegrenzt und thematisiert werden, sodass die Beziehungsmuster bearbeitet werden können (Körner 2018, S. 54).

Die psychodynamische Perspektive stellt wichtige Konzepte und Vorgehensweisen für die Arbeit mit den regressiven Verhaltensweisen von traumatisierten Menschen zur Verfügung. Darüber hinaus können vorhandene Beziehungsstörungen durch einen sicheren Umgang mit Übertragung und Gegenübertragung in der Behandlung hilfreich aufgefangen und bearbeitet werden (Barwinski 2020).

Wir vertreten eine Haltung und Perspektive, die dem Aufbau einer sicheren Beziehung als Basis für die Entwicklung von (epistemischem) Vertrauen einen zentralen Stellenwert einräumt. Zusätzlich stellt die Einbeziehung psychodynamischer Aspekte, die aufgrund individueller Verarbeitungsprozesse zu unterschiedlichen Traumaprozessen führen, einen weiteren Ausgangspunkt für unsere Sichtweise dar. Eine auf die therapeutische Beziehung orientierte psychodynamische Sicht auf das traumatische Geschehen ist dabei zentral. Diese steht im Gegensatz zu einer Haltung, welche ein »monokausales Verhältnis zwischen einem auslösenden und bedingenden Ereignis und einer sich relativ zwangsläufig daraus ergebenden Wirkung beim betroffenen Subjekt« (Lellau 2005, S. 143) annimmt. Jedes einzelne Schicksal muss sorgfältig und als individuelles Wechselwirkungsgeschehen zwischen innerer und äußerer Realität verstanden und bearbeitet werden. »Therapien, die sich an standardisierten Anordnungen orientieren, entwerfen einen pseudoobjektivierenden, vom Einzelfall abstrahierenden Behandlungsrahmen, der die individuelle Bedeutung vernachlässigt, die das Erlebte für den Betroffenen bekommen hat« (Lellau 2005, S. 153). Für den einzelnen Menschen sind traumatische Erfahrungen immer durch eine verdichtete, leidvolle affektive Erlebnisqualität gekennzeichnet. Die Fähigkeit, die Traumatisierungen unserer Patient(inn)en zu verstehen und ihnen einen neuen Sinn zu geben, hängt somit davon ab, ob wir die affektive Dimension dieses Geschehens in der Gegenübertragung zulassen können oder nicht (Barwinski 2020).

Merkmale komplexer Traumatisierungen

Komplexe Traumatisierungen finden definitionsgemäß in langjährigen, für den Menschen lebensnotwendigen Beziehungen statt, sodass die traumatische Einwirkung mit den Beziehungen und den Selbststrukturen verwoben ist (Hirsch 2015, S. 46). Ferenczi hat in diesem Zusammenhang in seinem Aufsatz »Sprachverwirrung zwischen den Erwachsenen und dem Kind« (1933) bedeutende Faktoren der Traumatisierung beschrieben, nämlich die Desorientierung des Kindes, die Konfusion hinsichtlich der Bedeutung des Geschehens und die Veränderung des Selbst über introjektiv-identifikatorische Prozesse. Die sogenannte »Identifikation mit dem Aggressor« stellt dabei einen Versuch dar, die traumatischen Erfahrungen zu überleben und zu bewältigen. Sie führt allerdings dazu, dass die Täterinnen oder Täter in ihren Handlungen und Aussagen recht bekommen (»Du hast es verdient, weil du nicht machst, was man dir sagt«) und die Betroffenen Opfer bleiben, oft ein Leben lang. Die Identifikation mit dem Aggressor kann mit Hirsch (2015) als ein Bewältigungsversuch verstanden werden, welcher als Notfallmaßnahme gegenüber einem überwältigenden, traumatisierenden Angriff eingesetzt wird und zunächst ausschließlich dem Überleben dient. Dieser Mechanismus besteht nicht nur bei familiären Traumatisierungen, sondern auch bei Foltererfahrungen, Entführungen oder traumatischen Migrationserfahrungen. Das sogenannte »Stockholm-Syndrom«, bei dem die Opfer von Entführungen gegenüber den Tätern positive Gefühle entwickeln, beschreibt Reemtsma (1997) als Entführungsopfer sehr anschaulich und nachvollziehbar.

Zudem ist bekannt, dass die Selbstwahrnehmung von traumatisierten Menschen durch eine geradezu chronische Verletzlichkeit, Gefühle der Hilflosigkeit und dadurch charakterisiert ist, dass die Gefahr besteht, die Kontrolle zu verlieren (Foa et al. 2006). Luyten und Fonagy (2019, S. 86) betonen, aus der Perspektive der Mentalisierungstheorie bekämen Belastungen insbesondere dann einen traumatischen Wert, wenn die betroffene Person die Erfahrung mache, dass sie mit dem Geschehen allein sei. Insbesondere kein Gegenüber zu haben, das helfen kann, das Undenkbare zu denken, und dazu beitragen kann, das zu fühlen, was zunächst nicht gefühlt werden kann, gilt als belastend. Während gelingendes Mentalisieren zum Aufbau des Selbstgefühls beiträgt, verstärkt ein Zusammenbruch des Mentalisierens das Gefühl, fragmentiert zu sein (Fonagy et al. 2004). Daher ist das feine Kalibrieren der mentalisierungsorientierten Interventionen durch die Psychotherapeut(inn)en jener wichtige Teil der psychotherapeutischen Arbeit, welcher das Entstehen von »moments of meeting« (Stern 2004) ermöglicht.

Sowohl traumatisierte Kinder als auch Erwachsene haben zudem grundsätzliche Probleme in der Wahrnehmung und Interpretation von Gesichtsausdrücken und in der Verwendung von Sprache (Fonagy et al. 2003; Beeghly & Cicchetti 1994). So sind Traumatisierungen in den frühen Beziehungen mit einem Unvermögen verbunden, zwischen Hinweisen auf nicht bedrohliche (positive) und solchen auf bedrohliche Emotionen zu unterscheiden (Chu et al. 2016). Weil bei vielen traumatisierten Menschen wichtige Kompetenzen im Bereich der Wahrnehmung sowie der Versprachlichung von inneren Zuständen nicht verfügbar sind, machen sie ihren Körper zur Bühne und zum Kampfplatz für die vielfältigen Spannungen und widersprüchlichen Selbst- und Fremdbilder. Sie inszenieren (ohne es explizit wahrzunehmen) Gedanken, Gefühle und Verhaltensweisen in Beziehungen und wiederholen das in der Vergangenheit Erlebte in verschiedenen Rollen und Konstellationen mit den Beziehungspersonen der Gegenwart. Entsprechend prägt in der psychotherapeutischen Begegnung mit diesen Menschen zu Beginn und manchmal sogar über lange Zeiträume unsymbolisiertes Material den therapeutischen Raum und die therapeutische Beziehung.

Fokussierung auf Übertragung und Gegenübertragung

Aufgrund der bereits beschriebenen De-Symbolisierungsprozesse bzw. der mangelnden Entwicklung der Symbolisierungsfähigkeit bei frühen kumulativen Traumatisierungen ist die Fokussierung auf

Übertragung und Gegenübertragung in der psychotherapeutischen Behandlung unbedingt erforderlich, um die Prozesse zu verstehen. Das Wahrnehmen der affektiven Zustände und des Mentalisierungsniveaus ist deshalb – jenseits einer systematischen Erfassung spezifischer Mentalisierungsmodi – mit einer sorgfältigen und achtsamen Analyse der Gegenübertragung verbunden, die sich häufig körperlich ausdrückt. Die Psychotherapeutinnen (und -therapeuten) müssen ihren Körper, ihre Psyche als Resonanzkörper zur Verfügung stellen, um die unsymbolisierten, unverdauten Affekte, Zustände und ver-rückten Bilder in sich aufnehmen zu können (Leikert 2019, 2021; Scharff 2021; Schultz-Venrath 2021a; Volz-Boers 2016). Dieses Material sollte in einem nächsten Schritt von den Psychotherapeutinnen so verarbeitet und zurückgegeben werden (Bion 1977), dass es von den Patient(inn)en als Basis für die Bildung von ersten Repräsentationen für Mentalisierungsprozesse genutzt werden kann.

Die Verwirrung, die Desorientierung, aber auch die vielfältigen introjektiven und identifikatorischen Prozesse, die mit komplexen Traumatisierungen einhergehen, finden ihren Niederschlag in herausfordernden Übertragungs- und Gegenübertragungsverstrickungen, welche wahrgenommen und bearbeitet werden sollten. Dabei ist zu bedenken, dass es bei solchen Patient(inn)en häufig vor allem um das Arbeiten *mit* der Übertragung und *um* das Übertragungsgeschehen *herum* geht, während die Arbeit *an* der Übertragung im engeren Sinn aufgrund der mangelnden Symbolisierungsfähigkeit in vielen Fällen nur ansatzweise oder erst nach längerer therapeutischer Beziehung möglich ist (Diez Grieser & Grieser 2020). Die Gegenübertragungsgefühle der Psychotherapeut(inn)en sind vom Erstkontakt an und über den gesamten psychotherapeutischen Prozess für die psychotherapeutische Arbeit eigentliche »Leuchttürme« in den durch intensive Affekte oder durch Leere geprägten Beziehungslandschaften der Patient(inn)en. Sie sind wichtige Orientierungspunkte für die Psychotherapeut(inn)en, um die Patient(innen) und ihre Innenwelt erfassen und mentalisieren zu können.

Psychodynamisch-mentalisierungsorientiert mit traumatisierten Menschen zu arbeiten bedeutet aber auch – und nicht nur bei Kindern und Jugendlichen –, mit den Angehörigen und dem Umfeld in einen konstruktiven Dialog zu treten. Traumawissen und Traumasensibilität sowie mentalisierungsorientierte pädagogische Ansätze sind entscheidend dafür, dass fördernde und heilsame Beziehungserfahrungen ermöglicht und Ressourcen für die Betroffenen bereitgestellt werden können. (In Kapitel 12.4 gehe ich auf mentalisierungsorientierte Ansätze in der psychosozialen Arbeit und in der Pädagogik ein.)

Die Entwicklungspsychologie lehrt uns, dass sich der Mensch in Beziehungen entwickelt, die Psychotraumatologie, dass er in Beziehungen traumatisiert und die Psychotherapie, dass er letztlich nur durch positive, bereichernde Beziehungserfahrungen »geheilt« werden kann. Wobei man mit dem Begriff »Heilung« sorgsam umgehen sollte: Fortgesetzte, langdauernde Traumatisierungen, insbesondere in der frühen Kindheit, hinterlassen Spuren und Narben, Bruchstellen in der Persönlichkeit, die für die betroffenen Menschen ein Leben lang spürbar bleiben. Die Metapher »Bruchstelle« – durch die japanische Kintsugi-Technik[4] angeregt – verweist darauf, dass es um ein Anerkennen ebendieser Bruchstellen geht (Navarro 2018) und dass diese durch Selbstfürsorge und Mentalisieren als Basis für gelingende Selbst- und Beziehungsregulation »gekittet« werden können; viele Patient(inn)en erleben diese Metapher als hilfreich.

> Ein knapp 50-jähriger Patient, dessen Leben, wie er selbst formulierte, ein ständiger Kampf gegen seelische Schmerzen sei, konnte mit der Metapher, dass es mit den Verletzungen, die er erlebt hatte, wie mit den Bruchstellen in einer auf den Boden gefallenen Vase sein könnte, nachdem diese aus ihren Bruchstücken zusammengefügt wird, eine neue Vorstellung von sich und seinem Leben entwickeln. Er akzeptierte, dass diese Bruchstellen nicht verschwinden würden, dass er aber durch einen achtsamen Umgang mit sich selbst dafür sorgen konnte, dass der »Kitt« nicht brüchig würde.

4 Kintsugi bezeichnet eine traditionelle japanische Reparaturmethode für Keramik: Keramik- oder Porzellanbruchstücke werden mit einer Kittmasse, in die Pulvergold oder andere Edelmetalle eingebracht werden, verbunden.

Auf beiden Seiten, bei Patient(inn)en wie bei Therapeutinnen und Therapeuten, liefern Körpersprache und -erleben, Mimik und szenische Gestaltungen wichtige Informationen und einen Zugang zu Bedeutungsdimensionen, die die verfügbaren bewusstseinsnahen Schilderungen um ihre unbewussten Anteile erweitern können. Diese Wahrnehmungen werden von Psychotherapeutinnen und -therapeuten teils bewusst, teils vorbewusst, teils unbewusst registriert und »contained« (Bion 1977), d.h. in ihrer inneren Welt aufgenommen und verarbeitet, indem weitergedacht wird, Verknüpfungen hergestellt werden und so versucht wird, die Patientinnen oder Patienten zu mentalisieren. Dies ermöglicht schließlich, dass das Verstandene zu einem geeigneten Zeitpunkt in einer passenden Form an die Patient(inn)en zurückgegeben werden kann. Dieser Vorgang ist mit den frühesten Austauschprozessen zwischen dem Baby und seiner Bezugsperson vergleichbar (Pedrina 2020).

Der Einfluss früher Traumatisierungen auf Neurobiologie, Bindungsentwicklung, Mentalisierungsfähigkeit und den Aufbau epistemischen Vertrauens

Wie bereits erörtert, haben frühe Traumatisierungen einen Einfluss auf die Neurobiologie, auf die Bindungsentwicklung, auf die Fähigkeit, zu mentalisieren, und auf die, epistemisches Vertrauen aufzubauen. Zusammenfassend lassen sich diese Effekte nach Luyten und Fonagy (2019), ergänzt durch die neurobiologische Ebene und durch den Körpermodus (Diez Grieser & Müller 2018; Schultz-Venrath 2021a), wie in Tabelle 12-1 (S. 124) darstellen.

Traumatisierende Bindungspersonen sind zum einen aufgrund ihres Verhaltens für das Kind bedrohlich und lösen bei ihm intensive, nicht-regulierbare Emotionen aus, die sich im Gehirn einschreiben und den weiteren Entwicklungsverlauf prägen. Dass die Erfahrung fehlt, als Subjekt wahrgenommen zu werden, d.h. das Nicht-Mentalisiertwerden durch die Bindungsperson, führt zum Zweiten zur oben beschriebenen belastenden Erfahrung des Alleinseins. Die Erfahrung des Mentalisiertwerdens ist auch deswegen wichtig, weil damit die Selbst- und Mentalisierungsentwicklung

Tab. 12-1: Traumatisierungen und Mentalisieren (nach Luyten & Fonagy 2019, S. 85, erweitert)

Systeme/Fähigkeiten, die durch Traumatisierungen beeinträchtigt werden	Konsequenzen
Neurobiologisch-psychische Grundsysteme	Stressverarbeitungssystem und Selbstberuhigungssystem können aufgrund von Stressoren bereits pränatal Einfluss auf die Hirnentwicklung nehmen und im Verlauf die Entwicklung des Selbst und der Bindungsbeziehungen negativ prägen
Bindungssystem	Zunehmende Verlagerung auf nicht förderliche sekundäre Bindungsstrategien: Risiko einer zunehmenden Dysregulierung der Stressreaktion, die zu einem Gefühl der Isolation, des Verlassenseins und/oder der Vernachlässigung führt
Fähigkeit des Mentalisierens	Tendenz, dass prämentalistische Modi das subjektive Erleben dominieren, was zu Gefühlen der Hoffnungslosigkeit und Angst führt (psychische Äquivalenz). Dies erhöht das Risiko für Selbstverletzungen (Körpermodus[5] oder teleologischer Modus) und/oder Dissoziation (Als-ob-Modus), kombiniert mit einem Druck, nicht-mentalisierte Erfahrungen zu externalisieren, zu somatisieren oder zu reinszenieren
Fähigkeit zu epistemischem Vertrauen	Erosion des epistemischen Vertrauens und je nach Ausmaß und Dauer der frühen Belastungen: Entwicklung von epistemischem Misstrauen, epistemischer Hyperwachsamkeit und Auftreten von epistemischem Einfrieren. Beeinträchtigung der sozialen Kommunikation und der Salutogenese, wodurch Gefühle der Isolation und Angst zunehmen

5 Die Tabelle von Luyten & Fonagy (2019) wird zum einen um den Körpermodus bzw. den Modus der Somatisierung ergänzt, zudem um die neurobiologischen Grundsysteme (Übersetzung: Diez Grieser).

weiter vorangetrieben werden kann. »Mentalisieren erzeugt Mentalisieren« (Diez Grieser & Müller 2018, S.7). Die emotionale Dysregulierung führt in Wechselwirkung mit der fehlenden Erfahrung des Mentalisiertwerdens in den Bindungsbeziehungen in der Entwicklung zu einem Verharren in prämentalistischen Modi und im Verlauf der Lebensspanne zu Mentalisierungsstörungen.

Die vier Dimensionen des Mentalisierens

Die klinische Erfahrung zeigt, dass bei komplexen Traumatisierungen und bei dissoziativen Störungen, die bei Extremtraumatisierungen häufig vorkommen, eine mentalisierungsorientierte Arbeitsweise sehr hilfreich sein kann. Auf der einen Seite geht es dabei um die verschiedenen mentalen und emotionalen Zustände, um die Körperebene, um die Reflexionsfähigkeit und um die Bindung. Auf der anderen Seite sollten bei komplex traumatisierten Menschen das Gefühl von Sicherheit sowie die Erfahrung von Resonanz und die Suche nach einem gemeinsamen Verständnis im Zentrum stehen. Dabei geht es auf der Affektebene darum, »das Implizite explizit zu machen und das Explizite zu fühlen« (Fosha 2020, S.11).

Die Fähigkeit zu mentalisieren nimmt eine Schlüsselrolle bei zentralen Anpassungsprozessen ein. Mentalisieren ermöglicht das Erkennen verschiedener mentaler Zustände, die unsere Gefühle, Gedanken und unser Verhalten begleiten. Dadurch können wir unsere Gefühle regulieren, was als eine Art »Puffer« gegenüber Stress verstanden werden kann. Insbesondere aber machen die Fähigkeit zu mentalisieren und die Erfahrung des Mentalisiertwerdens möglich, dass wir uns sicher fühlen. Außerdem fördert die Fähigkeit zu mentalisieren ein stärkeres Gefühl von Identität. Menschen mit einer komplexen traumatischen Belastungsstörung haben chronische Probleme in Bezug auf ihre Reflexionsfähigkeit, und ihre Vorstellungen über sich und andere sowie ihre Erwartungen an sich selbst und an andere sind aufgrund der erlebten Traumatisierungen häufig negativ (Mitchell & Steel 2020, S.3).

Verschiedene Forschungsbefunde zeigen, dass sich die Fähigkeit des Mentalisierens am besten in sicheren Bindungsbeziehungen entwickeln kann (Luyten & Fonagy 2019). Darüber hinaus ist in der psychotherapeutischen Praxis zu beobachten, dass die Erfahrung der Sicherheit in Beziehungen, welche die Basis für Erfahrungen des Miteinanders schafft, Voraussetzung für die Entwicklung des Mentalisierens bei traumatisierten Menschen ist. Nur wenn traumatisierte Menschen sich sicher fühlen, wird es für sie möglich, zu mentalisieren. Dies ist eine für den psychotherapeutischen Alltag wichtige Erkenntnis, da es bedeutet, dass Therapeut(inn)en sich prioritär um das Gefühl von Sicherheit der Patientinnen und Patienten kümmern sollten, ohne betulich zu wirken (s. Hausmodell, Abb. 12-2, S. 138).

Die vier Dimensionen des Mentalisierens (Fonagy et al. 2004) stellen weitere Referenzpunkte für die Interventionen und Interaktionen der Fachpersonen zur Verfügung (siehe Abb. 12-1), auf die mentalisierungsfördernd mit Gegenbewegungen (»contrary move«) eingegangen werden sollte.

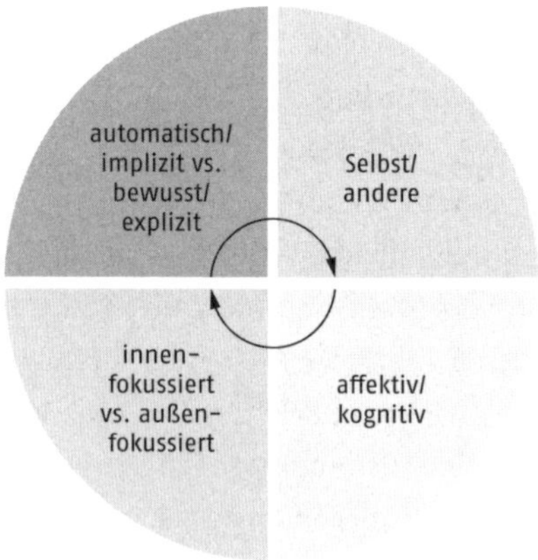

Abb. 12-1: Dimensionen des Mentalisierens (Luyten et al. 2019; Schultz-Venrath 2021a)

Die fehlende Balance innerhalb der Dimensionen des Mentalisierens sowie zwischen ihnen zeigt sich jeweils in Form von spezifischen Zuständen und Verhaltensweisen der Patient(inn)en. Vonseiten der Therapeut(inn)en wird zum Ersten darauf geachtet, inwiefern Missverhältnisse zwischen implizitem (automatischem) und explizitem Mentalisieren bestehen, d.h. wie bewusst das eigene Fühlen, Denken und Handeln wahrgenommen wird. Zum Zweiten ist zu beachten, ob das Mentalisieren vorwiegend auf innere Vorgänge fokussiert oder sich vor allem auf äußere, wahrnehmbare Stimuli und Vorgänge bezieht. Als dritte Dimension wird zwischen selbst- und fremdorientierter (»andere«) Fokussierung unterschieden, was den Persönlichkeits- und Beziehungsstil eines Menschen prägt. Zum Vierten versuchen die Therapeut(inn)en festzustellen, wie stark Affekte das Verständnis innerer Zustände und Beziehungen prägen oder ob kognitive Momente für die Vorstellung von sich selbst und anderen charakteristisch sind.

Traumatisierte Menschen befinden sich oft in der *automatischen, impliziten Dimension des Mentalisierens.* Ihre Einschätzung von sozialen Situationen und ihr Erleben der Interaktionen mit anderen Menschen sind durch ein Gefühl von Bedrohung und Übererregung geprägt und werden als mit real stattfindenden Ereignissen ungenügend verbunden erlebt. Körperlich äußert sich dieser Zustand entweder im Kämpfen/Flüchten (»fight/flight«) oder Einfrieren (»freeze), z.B. in Form einer psychogenen Lähmung. Diese körperlichen Zustände sind nicht mentalisiert, so dass sie als prämentalistische, unverarbeitete somatische Zustände bezeichnet werden müssen. In der Psychotherapie geht es deshalb auch darum, dass für diese Zustände eine mentale Basis etabliert werden kann (Bateman & Fonagy 2016). »In der Tat ist die Fähigkeit, Äußerungen des Körpers zu mentalisieren, entweder im Sinne des verkörperten Mentalisierens oder im Sinne des Körper-Modus, beziehungsstiftend. Körperliche Empfindungen des anderen im Zusammenhang mit den eigenen psychischen Funktionsweisen zu erkennen, zu reflektieren, zu modulieren und in der Lage zu sein, diese Erfahrungen auf angemessene Weise mit anderen zu teilen und zu kommunizieren, ist von zentraler Bedeutung bei jeder Behandlung« (Luyten 2021, S. 8 f.). Explizites Mentalisieren kann dann allerdings nur so weit gehen, wie dies das implizite Mentalisieren erlaubt. Auch deshalb ist es so wichtig, dass ein Gefühl der Sicherheit Zentrum der therapeutischen Arbeit ist.

Traumatisierte Menschen befinden sich außerdem oftmals in der Dimension des *inneren versus äußeren Mentalisierens* beim inneren Pol; sie werden von inneren Bildern, Empfindungen und Gefühlen beispielsweise in Form von Flashbacks überwältigt und laufen Gefahr, den Kontakt zur äußeren Realität zu verlieren. Die Stärkung des Mentalisierens und die damit einhergehende Unterscheidung zwischen innerer Welt und beobachtbaren äußeren Ereignissen ist deshalb in der psychotherapeutischen Arbeit mit traumatisierten Menschen sehr bedeutsam.

Die Dimension der *Selbstfokussierung versus Fokussierung auf andere* ist bei traumatisierten Menschen insofern schwerer zu fassen, als viele der komplex traumatisierten Menschen kaum über ein kohärentes Selbstgefühl verfügen, auf das sie sich verlässlich beziehen könnten. Ebenso ist ihre Wahrnehmung des anderen durch Alarmbereitschaft und die vielfältigen Verzerrungen, die aufgrund missbräuchlicher Beziehungserfahrungen in Form von automatischen Mustern ihre Beziehungen gestalten, grundsätzlich erschwert. Die mangelnde Entfaltung dieser Dimension, die das Verhältnis zwischen Selbst und anderen abbildet und somit die Essenz des Menschseins betrifft, ist bei traumatisierten Menschen – insbesondere solchen, die in der frühen Kindheit schweren Misshandlungen und/oder Vernachlässigung ausgesetzt waren – häufig. Zusammen mit der mangelnden Verbindung zum eigenen Körper führt dieses Unvermögen zu einem tiefen Gefühl der Unverbundenheit, das einen Gegensatz zum Resonanzerleben und damit zur psychischen Gesundheit darstellt. Es ist eine spezifische Form der entfremdeten Beziehung zur mitmenschlichen Welt, in der Subjekt und Welt einander gleichgültig oder feindlich und mithin innerlich *unverbunden* gegenüberstehen. Rosa (2016) spricht von der »*Beziehung der Beziehungslosigkeit*«. Dabei wird Entfremdung als ein Zustand definiert, in dem die Welt »stets starr, abweisend und nichtresponsiv erscheint« (Rosa 2016, S. 316). Damit ein Transformationsprozess initiiert wird und die traumatisierten Patient(inn)en diesen Zustand überwinden können, braucht es die genannten ›moments of meeting‹ in einer sicheren Beziehung (Stern 2004), die in erster Linie aufgrund der emotionalen Resonanz seitens der Fachpersonen entstehen können.

Anders als bei Menschen, die grundsätzlich immer schon verbunden sind, geht es bei traumatisierten Menschen darum, diese Verbindung in verkörperlichter Form (Broschmann & Fuchs 2020) aktiv herzustellen und im Handlungsdialog (Klüwer 2001; Schmidt 2020). erlebbar zu machen. Dies bedeutet, dass Gefühle in der Beziehung reguliert werden müssen, bevor diese Fähigkeit internalisiert werden und dann auch allein eingesetzt werden kann. In der Arbeit mit traumatisierten Menschen sind zunächst Wörter häufig nicht hilfreich, sondern Aktionen: Was Therapeutinnen und Patient(inn)en miteinander tun und erleben, ist wichtig, nicht was sie sagen. Für traumatisierte Patient(inn)en sind Worte »Dinge«, mit denen wir auf sie einwirken, und am wenigsten Symbole mit miteinander geteilter Bedeutung. Die Worte sollten deshalb spiegeln, containen und beruhigen. Die Sprache der Therapeutinnen und Therapeuten sollte sich der Metaphern bedienen – manchmal auch poetisch – und durch Unmittelbarkeit, Verkörperlichung und Lebendigkeit charakterisiert sein, damit Patient(inn)en sie nutzen können.

Fallbeispiel Leon[6]

Der 9-jährige Leon kam nach einer kinderpsychiatrischen Abklärung mit der Diagnose einer Autismus-Spektrum-Störung in die Psychotherapie. Er nahm von Anfang an kaum Kontakt mit der Therapeutin auf, sprach nicht, spielte nicht und antwortete auf Fragen meist mit einzelnen Worten. Er war körperlich sehr angespannt, zuckte und zappelte und hatte mehrere Tics, die sich in hoher Geschwindigkeit abwechselten. Die Therapeutin fühlte sich durch die Szene, die sich vor ihren Augen entfaltete, an eine Marionette erinnert, die durch zahlreiche unsichtbare Fäden bewegt wird. Leon schien so etwas wie körperlichen Stürmen ausgeliefert zu sein, was bei der Therapeutin den Wunsch verstärkte, mit ihm in Kontakt zu kommen und zu verstehen, was es hieß, »er« zu sein. Leon konnte zunächst mit diesem resonanten Beziehungsangebot nicht viel anfangen und verbrachte die Stunden mit dem Aufbauen von komplexen Gebilden aus Legosteinen. Die Therapeutin versuchte, seine Aufmerksamkeit zu bekommen und ihre Beobachtungen und Gefühle in Worte zu

6 Diese Fallvignette wurde in Diez Grieser 2021a (S. 83 f.) bereits veröffentlicht.

fassen. Sie fühlte sich allein und unverbunden und fragte sich, ob dies auch die Gefühle von Leon sein könnten.

Leon war das Kind eines Paares, welches sich nach gewalttätigen Auseinandersetzungen drei Jahre nach der Geburt des Jungen getrennt hatte. Seither bestanden massive Konflikte bezüglich Obhut und Lebensmittelpunkt des Jungen. Mutter und Vater kämpften mit allen Mitteln um ihn und ließen in den Elterngesprächen keine Gelegenheit aus, sich gegenseitig anzuschwärzen und mit Vorwürfen zu überhäufen. In den Elterngesprächen erlebte die Therapeutin die Beziehungslosigkeit der Eltern auch ihr gegenüber und sie dachte darüber nach, ob dies auch das Erleben von Leon mit den Eltern widerspiegeln könnte.

Nach knapp dreimonatiger Therapie fand folgende Sequenz statt: Leon kam in den Therapieraum, er bewegte sich wie ein Roboter, lief im Raum hin und her. Die Therapeutin schaute ihn an, begrüßte ihn, sagte, dass er sich wie ein Roboter bewege. Leon wiederholte die Roboter-Bewegungen, schien in einer Endlosschlaufe gefangen. Er lief gegen die Wand, die Therapeutin rief »Aua«, er lief ungerührt weiter. Die Therapeutin fasste die Situation in Worte, beschrieb ihre Wahrnehmung und ihr Gefühl von Hilflosigkeit. Leon lief weiter hin und her, er wirkte dabei angespannt und unglücklich.

Schließlich begann die Therapeutin neben ihm hin und her zu laufen und versuchte ihn mit Worten zu erreichen. Sie kommentierte: »Das ist ja besonders, wie wir beide nun gemeinsam hin und her schreiten, ohne uns anzuschauen oder miteinander zu sprechen, aber doch im gleichen Rhythmus, fühlt sich für mich ganz gut an – und für dich?« Leon antwortete nicht, schaute die Therapeutin aber kurz an; die »gemeinsame« Bewegung und die Worte schienen ihn berührt zu haben. An dieser Stelle erinnerte sich die Therapeutin an ein Buch, das in ihrem Bücherregal stand, und sie fragte den Jungen, ob sie ihm kurz etwas vorlesen dürfe, das vielleicht zur Situation passen würde. Leon nickte. Die Therapeutin las: »Die Augen der Lebewesen besitzen die erstaunlichste aller Eigenarten: den Blick. Es gibt nichts Einzigartigeres. Was ist der Blick? Er ist unfaßbar. Kein Wort trifft auch nur an-

> nähernd sein seltsames Wesen. Dennoch, der Blick existiert. Es gibt sogar wenig Wirkliches, das im gleichen Grad existiert. Was ist der Unterschied zwischen Augen, die einen Blick haben, und solchen, die keinen haben? Der Unterschied hat einen Namen: das Leben. Das Leben beginnt mit dem Blick« (Nothomb 2002, S. 6). Leon hörte aufmerksam zu.

Die vierte Dimension betrifft die Fähigkeit, affektive und kognitive Erfahrungen auszubalancieren und zu integrieren (Jurist 2005). Diese Fähigkeit wird – mehr oder minder gelingend – in der psychotherapeutischen Arbeit mit komplex traumatisierten Menschen im Langzeitverlauf erreicht und bedarf wesentlicher vorgängiger Phasen, die idealerweise eine traumasensible Umgebung voraussetzen. Streeck-Fischer (2017) hat für diese zentrale Arbeit »um das Trauma herum, mit dem und am Trauma« eine Übersicht zusammengestellt, die als Orientierungshilfe in Bezug auf alle Dimensionen dienen kann und die zeigt, dass die organisierende Wirkung der pädagogischen und therapeutischen Interaktionen und Interventionen auf die Kognition und die Affekte wichtiger Vorphasen bedarf. Dabei stehen für Streeck-Fischer die Bindung und Beziehung an erster Stelle, da die beschriebenen Kinder und Jugendlichen weder mit ihrem Körper noch mit ihren Gefühlen verbunden seien.

Erst in der zweiten Phase und aufgrund des Erlebens von Sicherheit in einem passenden Rahmen und in den Beziehungen, die die Regulation von negativen affektiven Zuständen ermöglichen, kann es schrittweise gelingen, sich und andere zu mentalisieren. In der dritten Phase schließlich, die im Hausmodell (vgl. Abb. 12-2, S. 138) von Diez Grieser & Müller (2018) dem Mentalisieren im engeren Sinn entspricht, sind die Feinkalibrierung des Mentalisierens und das Erstellen von Narrativen möglich, welche das Selbst stärken.

Die affektive Überwältigung während eines traumatischen Erlebnisses führt in der Situation stets zu einem Einbruch des Mentalisierens und zu einer Aktivierung früher Überlebensmechanismen. Ubiquitäre posttraumatische Symptome wie Übererregung oder Wiedererleben erschweren das Verarbeiten des Erlebten und dessen Mentalisieren. Wie in Tabelle 12-2 dargestellt, ist in einer ersten

Tab. 12-2: Phasen der Arbeit um die Traumatisierung herum, mit und an der Traumatisierung (nach Streeck-Fischer 2017)

Beginn	Phase 1	Phase 2	Phase 3
Von der Bedrohung …	… zur Sicherheit im Rahmen	… zur Sicherheit in der Beziehung	… zur Triangulierung … zur Dezentrierung von der pathologischen Objektbeziehung
Vom Erleben von Spannungszuständen …	… zur Mitteilung in der Handlung	… zur Gefühlswahrnehmung	… zur Benennung … zur Symbolisierung in Sprache und Spiel
Von desorganisierten Zuständen der Erregung und mangelnden Impulssteuerung …	… zur Erfahrung einer »ongoing regulation« (bei Sicherheit und Halt)	… zur Reparatur der Unterbrechungen in der Regulation (mismatch reparation)	… zur Fähigkeit, die gesteigerten affektiven Momente zu regulieren … zur Entwicklung einer organisierenden Wirkung auf die Kognition und die Affekte
Von der Affekt- und Realitätsverleugnung …	… zur Anerkennung der eigenen Sicht bzw. Affekte	… zur Wahrnehmung der anderen als Begrenzung **EINFACHES MENTALISIEREN**[7]	…zur Wahrnehmung seiner selbst und anderer **MENTALISIEREN**

7 Durch Diez Grieser ergänzt.

Phase das Sicherheitsempfinden und die Erfahrung des Gehaltenwerdens, d. h. die Sicherheit in der Beziehung, die unabdingbare Voraussetzung für selbstregulatorische Prozesse und somit für die Wiederherstellung der Mentalisierungsfähigkeit.

Die Bedeutung der prämentalistischen Modi bei traumatisierten Menschen

Die prämentalistischen Modi – Äquivalenz- und Als-ob-Modus – kommen bei traumatisierten Menschen sehr häufig vor. Der Äquivalenzmodus charakterisiert regelhaft die Wahrnehmung und das Erleben von Menschen, die aufgrund von Erfahrungen der Vernachlässigung oder übergriffigen Verhaltens vonseiten anderer keine stabilen Selbstgrenzen aufbauen konnten. Deshalb werden Fantasien, Vorstellungen und Ängste in externalisierter Form auch immer als real erlebt, werden anderen zugeschrieben und bedrohen von außen kommend das Selbst. Auf der anderen Seite sind bedrohliche Ereignisse, negative Gefühle und Handlungen anderer auch stets Erfahrungen, die aufgrund ungenügender Selbstgrenzen Teil der eigenen Innenwelt werden. In Situationen des Wiedererlebens traumatischer Erfahrungen sowie der Re-Inszenierung ist dieser Modus vorherrschend und führt – wie weiter unten noch ausgeführt wird – zu Brüchen und Missverständnissen in Beziehungen zu Fachpersonen.

Der Als-ob-Modus ist ebenfalls – häufig auch neben dem Äquivalenzmodus – für die Selbst- und Beziehungsregulation bei traumatisierten Menschen typisch. Die betroffenen Menschen berichten affektlos von schrecklichen Ereignissen und Erfahrungen, ohne eine Verbindung zum eigenen damaligen oder aktuellen Befinden herstellen zu können. Dieser Modus geht mit einem subjektiven Empfinden der Unverbundenheit – dem, was Rosa (2016) als Beziehung der Beziehungslosigkeit bezeichnet – einher, das Erleben in diesem Modus ist deshalb durch Empfindungslosigkeit und Depersonalisation gekennzeichnet.

Fallbeispiel Lorenz

Lorenz, ein sehr schlanker elfjähriger Junge, wurde wegen aggressiver Durchbrüche und Hyperaktivität zur Psychotherapie angemeldet. Sowohl die Eltern als auch die Schule seien durch sein Verhalten zunehmend überfordert. Lorenz berichtete bereits in der ersten Stunde, dass er adoptiert sei und die ersten Lebensjahre in »einem schrecklichen Heim verbracht habe«. Da hätten sie ihm nichts zu essen gegeben und ihn misshandelt. Seine Adoptiveltern hätten ihm Fotos gezeigt, da sehe er aus wie ein »Zombie«.

Im Erstkontakt redete er pausenlos und spielte gleichzeitig mit Playmobil-Figuren auf dem Teppich des Therapieraumes, nahm die Figuren und malträtierte sie auf verschiedene Arten, bevor er ihnen den Kopf abriss. Die Interventionsversuche der Psychotherapeutin ignorierte er, während er sein sadistisch-destruktives Spiel laut kommentierte.

Während das, was Lorenz gerade in seiner inneren Welt erlebte, die Therapeutin affektiv ergriff, diese sich ohnmächtig und verzweifelt fühlte, aber auch von heftiger Wut erfüllt wurde und einen starken Handlungsdruck spürte, agierte Lorenz emotionslos weiter. Die Therapeutin war entsetzt und dachte, er würde vielleicht etwas, das er real erlebt hatte, reinszenieren. Da sie aber wahrnahm, dass zwischen Lorenz' Schilderungen bezüglich seiner ersten Lebensjahre, dem Spielgeschehen und seinem Befinden in der aktuellen Situation keinerlei Verknüpfungen zu bestehen schienen, beschränkte sie sich darauf, ihr Empfinden und ihre Wahrnehmung sowie die Beziehungssituation zu benennen: »Ich sehe und höre, dass deinen Figuren Schreckliches geschieht. Das löst bei mir ganz viele Gefühle aus, und ich frage mich, wie es dir jetzt bei mir geht.«

Dass sich die Therapeutin im Verlauf der ersten Stunden auf das Hier und Jetzt konzentrierte, nachdem sie in der Gegenübertragung die von Lorenz abgespaltenen Affekte wahrgenommen hatte, führte dazu, dass dieser sein repetitives traumatisches Spiel im Als-ob-Modus aufgeben konnte. Es folgte eine schwierige Phase, in welcher sich der Junge abwertend und aggressiv gegenüber der Therapeutin verhielt, immer wieder mit Spielsachen nach ihr warf und seine Verwirrung und Desorientierung zeigte. Das Benennen des Beziehungsgeschehens sowie die Verknüpfung zwischen Affekten und Verhalten ermöglichten den schrittweisen Aufbau von inneren Strukturen und legten bei Lorenz die Basis für selbstreflexives Mentalisieren.

Um diesen basalen Aufbauprozess nicht zu stören, war es wichtig, dass die Therapeutin in dieser Phase keine Verknüpfung zwischen real erlebten Traumatisierungen und seinem Verhalten herstellte, sondern das Schreckliche, das Lorenz nicht affektiv zulassen konnte, als etwas benannte, was in der Gegenwart bedrohlich war.

Insofern sollten Therapeut(inn)en »dem inneren Terror einen Raum in der Therapie« (Günter 2020, S. 175) geben und nicht allzu schnell vermitteln, dass es »nur« vergangene Ereignisse seien, die mit der aktuellen Situation nichts zu tun hätten. Eine zu einseitige Betonung des sicheren Ortes und der sicheren Beziehung birgt die Gefahr, dass die Ängste und unerträglichen Zustände, in denen sich die Patient(inn)en befinden, zu wenig ernst genommen oder sogar verleugnet werden (ebd., S. 174). Günter verweist unseres Erachtens zu Recht darauf, dass das Trauma etwas Gegenwärtiges ist, welches mehr oder weniger unverändert in der therapeutischen Beziehung aktualisiert wird.

Neben dem Äquivalenz- und dem Als-ob-Modus sind auch der Körpermodus und der teleologische Modus, die in der Entwicklung eine sehr frühe Form des In-der-Welt-Seins beschreiben, häufig für das Erleben traumatisierter Menschen kennzeichnend. Viele von ihnen versuchen, ihre affektiven Zustände durch Verhaltensweisen wie Substanzmissbrauch, Selbstverletzungen und Essstörungen zu regulieren, da ihnen keine expliziten mentalen Repräsentationen, wie beispielsweise Worte, zur Verfügung stehen. Der teleologische Modus, der durch konkretes Handeln Gedanken und Gefühle zu verändern versucht, erschwert die Möglichkeit, mit anderen auf einer mentalen Ebene zu interagieren. Traumatisierungen in Form von körperlicher und sexueller Gewalt sind definitionsgemäß teleologisch. Derart traumatisierte Menschen gehen davon aus, dass sie nur in diesem Modus, d.h. beispielsweise durch Drohungen oder Verführung, auf andere einwirken können (Allen et al. 2015, S. 489).

Für Patient(inn)en, die sich in einem solchen Modus befinden, ist die Auseinandersetzung mit möglichen dahinter- oder darunterliegenden Ursachen zunächst ausschließlich mit negativen Gefühlen und Stress verbunden; sie möchten sofort eine konkrete Lösung, um die Belastung zu beenden. Dies ist verständlich, da im teleologischen Modus mentale Zustände nur wahrgenommen werden, wenn ihre Folgen materiell zu beobachten sind. Veränderungen sind nur möglich, wenn sich etwas Materielles, Physisches verändert, und keinesfalls, wenn sich Gedanken oder Gefühle wandeln.

In der psychotherapeutischen Behandlung haben diese Menschen deshalb die Erwartung, dass eine konkrete Handlung der Fachperson die einzige richtige Hilfe darstellt.

> So war ein 45-jähriger Patient, der wegen Substanzmissbrauch sowie selbst- und fremdgefährdenden Verhaltens therapeutisch begleitet wurde, davon überzeugt, seine Entgleisungen, die jeweils am Wochenende stattfanden, würden aufhören, wenn er die private Telefonnummer der Therapeutin haben könnte. Nachdem die verschiedenen Alternativen besprochen wurden, wurde die Abmachung getroffen, dass sich die Therapeutin einmal während des Wochenendes beim Patienten melden würde, um nach seinem Befinden zu fragen. Dies wurde über einige Wochen durchgeführt und war für den Patienten hilfreich. Lediglich einmal kam es in dieser Zeit zu einer Notsituation, in der die Therapeutin intervenieren und den Patienten »Ohr an Ohr« per Telefon in die psychiatrische Notaufnahme begleiten musste.

Diese Anpassung des Settings seitens der Therapeutin ergab sich daraus, dass sie verstand, dass Menschen, die extreme Traumatisierungen erlebt haben, die materiellen und konkreten Handlungen bzw. die Kontrolle über das Setting und die Prozesse als traumakompensatorische Muster brauchen, um sich auf die Beziehung einzulassen und diese nach und nach als sicheren Ort erleben zu können.

Die beschriebenen Modi können gleichzeitig vorkommen und sich gegenseitig beeinflussen. Insbesondere das Oszillieren zwischen Als-ob- und Äquivalenzmodus kommt bei Menschen mit komplexen Traumatisierungen häufig vor.

So hatte eine 32-jährige Patientin die Vorstellung, wenn sie die Gefühle zulasse, dann würden diese sie wie ein Urknall psychisch und physisch auseinanderreißen und sie könnte sterben. Aus diesem Grund war sie stets bemüht, Affekte von Gedanken und Beziehungen zu isolieren. Es war ihr wichtig, dass sie immer alles unter Kontrolle hatte, was nur irgendwie auf Gefühlszustände verweisen könnte. So reagierte sie in einer Stunde äußerst ungehalten, weil sie beobachtet hatte, dass die Psychotherapeutin mit dem Fuß gewippt hatte und sie dies auf mögliche Gefühle der Ungeduld oder Nervosität seitens der Psychotherapeutin zurückführte. Dies erlebte sie als sehr bedrohlich, weshalb sie die Therapeutin verbal angriff und schließlich die Therapiesitzung abbrach.

Die psychodynamisch-mentalisierungsorientierte Traumatherapie strebt stets eine Verbesserung der »Top-down-Regulation« (Luyten & Fonagy 2019) an. Sie muss allerdings bei vielen traumatisierten Patient(inn)en zunächst bei basalen Prozessen ansetzen, die dem Aufbau der Sicherheit im Rahmen der Aufmerksamkeit auf das eigene körperliche Selbst und den co-regulatorischen Prozessen zwischen Patient(inn)en und Therapeutinnen dienen.

12.3 Der Hausbau als Kernstück der mentalisierungsorientierten Psychotherapie

Einführende Überlegungen

In unserem Buch *Mentalisieren mit Kindern und Jugendlichen* (Diez Grieser & Müller 2018) haben wir als Metapher für die mentalisierungsorientierte psychotherapeutische Arbeit mit Kindern und Jugendlichen das Bild des Baus eines Hauses verwendet, welches im therapeutischen Prozess von unten her errichtet werden sollte

(S. 102 f.). Dabei stellt der Keller die Basis für die Beziehungsgestaltung und Behandlungstechnik dar. Darauf aufbauend steht das »Parterre« (erste Ebene) für den Fokus auf der Affektregulation, der »1. Stock« (zweite Ebene) für das Mentalisieren im engeren Sinn und schließlich der »2. Stock« (Dachboden) für das Fördern und Einüben des Mentalisierens, d. h. das flexible Wechselspiel zwischen Selbst- und Beziehungsreflexion.

Die Metapher des Hausbaus muss für komplex traumatisierte Menschen in Bezug auf die Basis insofern verändert und angepasst werden, als dem Fundament, unter dem Keller gelegen, besondere Beachtung geschenkt und es mit besonderer Sorgfalt behandelt werden sollte, d. h. den Sicherheitsgefühlen und dem Vertrauen. Außerdem ist ein »Garten«, d. h. ein traumasensibles, beziehungsorientiertes Umfeld, notwendig, in dem eine mentalisierende Haltung vorherrscht (Oestergaard Hagelquist 2017, s. a. Kap. 12.4). In Abbildung 12-2 ist der erweiterte Hausbau dargestellt, der in diesem Kapitel genauer beschrieben und mit Fallvignetten aus Behandlungen von Kindern, Jugendlichen und Erwachsenen illustriert werden soll.

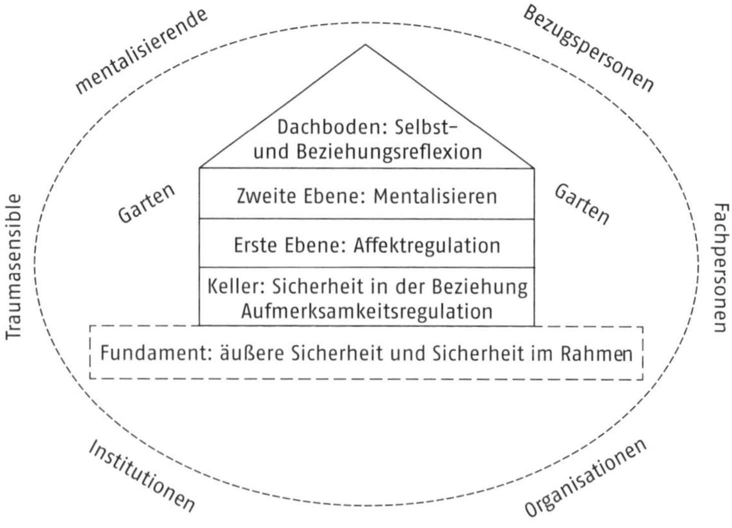

Abb. 12-2: Angepasste Hausbau-Metapher als Kernstück der psychodynamisch-mentalisierungsorientierten Traumatherapie für Kinder, Jugendliche und Erwachsene

Der durch das Fundament und den Garten erweiterte Hausbau als Metapher für die psychotherapeutische Arbeit mit traumatisierten Menschen legt den Schwerpunkt auf das Fundament und den Keller als Voraussetzung für fördernde und heilsame Beziehungsprozesse, die epistemisches Vertrauen ermöglichen. Umfeldfaktoren, die hier als »Garten« verbildlicht werden, unterstützen die Entwicklungen, die in den Psychotherapien stattfinden, oder können diese, im negativen Fall, beeinträchtigen.

Luyten & Fonagy (2019) beschreiben für die mentalisierungsorientierte Traumatherapie acht Prinzipien, die mit den bereits vorgestellten Überlegungen weitgehend übereinstimmen, aber auch wichtige Ergänzungen und Spezifizierungen aufnehmen, die in die folgenden Kapitel integriert werden sollen. Diese Prinzipien sind (Übersetzung und Anpassung durch Diez Grieser):

- eine vertrauensvolle Beziehung entwickeln;
- helfen, Ängste und Dissoziationen zu bewältigen;
- Therapieziele gemeinsam definieren;
- Psychoedukation bezüglich Traumatisierung und Mentalisierung anbieten;
- Gefühle in Bezug auf das Trauma validieren und normalisieren;
- traumatische Erfahrungen und ihre persönlichen Auswirkungen in kleinen Schritten mentalisieren;
- helfen, die Emotionsregulierung zu verbessern;
- Beziehungen zu anderen ansprechen.

Luyten & Fonagy (2019) betonen weiter, dass es sehr wichtig ist zu lernen, wie man mit Ängsten und Dissoziationen umgehen kann, bevor traumatische Erfahrungen angesprochen werden können. Sie führen an, dass die Patient(inn)en die erlebten Traumatisierungen nicht allein erforschen können, da das Geschehene für viele ein gefährlicher Ort sei, zu dem niemand allein hingehen wolle (S. 93). Das gemeinsame Hinschauen von Therapeut(inn)en und Patient(inn)en braucht vorbereitend die gemeinsame Definition der Therapieziele, der Gestaltung des Settings und der Arbeitsweise. Dies sollte deshalb möglichst individualisiert und entlang der Ressourcen der Patient(inn)en erfolgen (Diez Grieser 2016b). Die Mitgestaltung der therapeutischen Beziehung und Arbeit durch die Patient(inn)en verstärkt ihr Gefühl der Selbstwirksamkeit.

Ein weiteres wichtiges Prinzip betrifft die Information der Patienten über die Auswirkungen von Traumatisierungen auf das Mentalisieren und auf Probleme der Emotions- und Beziehungsregulation. Im Exkurs »Selbstverstehen und Psychoedukation« (vgl. S. 149 ff.) wird dieses psychoedukative Element im Kontext der Förderung des Selbstverstehens als Basis für die Entwicklung von Kohärenz detaillierter erläutert.

Die Gefühle im Zusammenhang mit den Traumatisierungen zu validieren ist ein weiterer wichtiger Bestandteil der psychotherapeutischen Arbeit, da viele traumatisierte Menschen denken, ihre Gefühle seien für andere Menschen, die solche Erfahrungen nicht gemacht haben, unverständlich und nicht nachvollziehbar. Dass die Therapeutinnen und Therapeuten die Gefühle, die durch die traumatischen Erfahrungen ausgelöst werden, verstehen können, ist deshalb für die Patient(inn)en häufig eine neue, sehr entlastende Erfahrung.

> Beispielsweise reagierte Alexander, ein knapp 30-jähriger Patient, entlastet, als die Psychotherapeutin seine Wut auf den Vater, der ihn als Kind körperlich misshandelt hatte, verstehen und validieren konnte und auch nachvollziehen konnte, dass Alexander den Vater trotz dessen schwerer Erkrankung nicht besuchen mochte.

Die Basis: Das Fundament (»äußere Sicherheit, Sicherheit im Rahmen«) und der Keller (»Sicherheit in der Beziehung, Aufmerksamkeitsregulation«)

Die Grundvoraussetzung für jede psychotherapeutische Intervention bei traumatisierten Menschen ist, wie bereits angeführt, der Aufbau einer vertrauensvollen therapeutischen Beziehung. Da Beziehungsangebote von traumatisierten Menschen meist von vornherein als bedrohlich erlebt werden, hat die »Bereitstellung einer sicheren und containenden Umwelt [...] oberste Priorität« (Allen et al. 2015, S. 495). Weil wichtige Lernschritte nicht möglich waren, der spiegelnde Erwachsene fehlte, soziale Kompetenzen nicht erlernbar waren, das Selbstkonzept verzerrt wurde und das Selbstwertgefühl durch fehlende Wertschätzung unterentwickelt ist, brauchen in ihrer Kindheit traumatisierte Menschen ein therapeutisches Beziehungsangebot, das es ihnen ermöglicht, zusammen mit einer hilfreichen Bindungsperson diese Entwicklungsschritte nachzuholen. Sie benötigen eine Therapeutin, die sie (aus)hält, die einen Rahmen bietet, in dem die unerträglichen Affekte und Zustände von einem Gegenüber aufgenommen und »contained« werden, d. h. mentalisiert und in einer integrierbaren Form zurückgegeben werden können (Winnicott 1984; Bion 1962/1990).

Neben der Beruhigung und Co-Regulierung der affektiven Zustände ist die Bedeutung der Beziehungsregulierung zu betonen. Das vorherrschende Gefühl ist häufig emotionale Übererregung und/oder Angst. Diese Gefühle müssen durch die Therapeutinnen und Therapeuten zunächst aufgenommen und reguliert werden. Dies setzt voraus, dass diese aufmerksam beobachten, wie die Patientinnen und Patienten das therapeutische Angebot wahrnehmen, wobei von Therapeutenseite versucht wird, die Bedürfnisse und Befürchtungen offen und mit Interesse zu klären. Bei einem solchen therapeutischen Ansatz können Beziehungs- und Angstregulierung zusammenfallen und die Voraussetzungen für ein ausreichendes Sicherheitsgefühl bei den Patient(inn)en sein (Moser & Zeppelin 2004).

Fallbeispiel: »Maria« und der kontaminierte Raum[8]

Maria war ein achtjähriges Mädchen aus Lateinamerika, das nach dem Tod der Mutter von einer in der Schweiz lebenden Verwandten aufgenommen wurde. Sie wurde wegen Ängsten und aggressiven Durchbrüchen für eine Psychotherapie angemeldet. Die Therapeutin lernte ein lebendiges, kreatives Mädchen kennen, welches von Anfang an die Stunden mit Zeichnungen und Ge-

8 Die ausführliche Falldarstellung »Maria« kann in Diez Grieser (2004b) nachgelesen werden.

schichten füllte. Außer einer zu Beginn der Behandlung geäußerten Bemerkung – Maria sagte, dass die Psychotherapeutin lange dunkle Haare wie sie selbst und ihre tote Mutter habe – nahm Maria kaum direkten Kontakt zur Therapeutin auf. Die Geschichten sprudelten aus ihr heraus und erzählten von ihrem Alltag in einer tropischen und farbigen Welt. Die Therapeutin hörte fasziniert zu, erinnerte sich an die Geschichten von Gabriel García Márquez.

Zunehmend berichtete Maria jedoch von bedrohlichen Ereignissen und Erfahrungen, die mit Misshandlungen und Tod endeten. Versuche der Therapeutin, den Redefluss zu stoppen, scheiterten. Maria erzählte und erzählte. Die Worte der Therapeutin schienen sie kaum zu erreichen, weshalb diese zunehmend verzweifelte und sich dem Geschehen ohnmächtig ausgeliefert fühlte. Schließlich kippte das Verhalten von Maria und sie begann sich über die Therapeutin lustig zu machen, bezeichnete ihr Zimmer, ihr Aussehen und ihr Verhalten als »blöd«. Dies ging so weit, dass Maria schließlich den Therapieraum nicht mehr betreten wollte.

Dank der Reflexion in der Supervision konnte die Therapeutin verstehen, dass der Therapieraum durch die darin erzählten bedrohlichen Geschichten für Maria gefährlich geworden war und sie dort kein Gefühl der Sicherheit mehr hatte. Die Lösung stellte der Wechsel in einen anderen Behandlungsraum dar, der als Gruppenraum genutzt wurde; dies führte zum Aufbau »interpersonaler Sicherheit« (Sullivan 1953).

Im neuen Raum stand ein Korb mit verschiedenen Spielsachen für Babys und Kleinkinder. Maria nahm daraus einen weichen Ball und rollte ihn hinter einen Sessel. Nachdem sie sich – ohne Blickkontakt zur Psychotherapeutin – hinter den Sessel gesetzt hatte, rollte sie den Ball in den Raum. Die Therapeutin setzte sich ebenfalls auf den Boden und rollte den Ball zurück zu Maria. So entstand ein ruhiges, wortloses Spiel, das Maria zu genießen und zu beruhigen schien. Viele Stunden vergingen so, die Psychotherapeutin »verwörterte« (»Wir rollen den Ball hin und her, ohne uns zu sehen; es fühlt sich für mich so an, als wenn wir so miteinander reden würden, es aber noch Zeit braucht, bis richtige Worte zwischen uns hin- und hergehen können. Kann es sein, dass du dies auch so erlebst?«) diese Handlungen immer wieder, wagte auch Hypothesen zum Geschehen. Sie sagte schließlich auch, dass sie sich frage, ob die erste Phase der gemeinsamen Arbeit, »die Entleerung von Marias Kopf« durch das viele Erzählen, nötig war, weil da einfach kein Platz mehr für Neues war. Maria bestätigte, es sei gut, dass sich das alles nun im anderen Zimmer befinde und dass ihre Schilderungen auf den Blättern der Therapeutin stünden und diese sich nun darum kümmern könne. Nach einigen Monaten wurde die Rückkehr in den Therapieraum möglich und die Arbeit an der Affektbenennung und -regulierung prägte die anschließende Therapiephase.

Die Fallvignette aus der Behandlung von Maria zeigt zum einen die Gleichsetzung zwischen der inneren Welt und dem Außen (Äquivalenzmodus). Zum Zweiten aber wurde auch in eindrücklicher Form der teleologische Modus erkennbar, der in äußerst konkreter Form den Raum zu erfassen schien. Zum Dritten befand sich Maria immer wieder im Als-ob-Modus, und sie konnte ohne sicht- und spürbare Affekte von den wahrscheinlich teilweise beobachteten oder auch erlebten Gräueltaten berichten. Körperliche Aktivitäten und Spielsequenzen halfen ihr zeitweise, aus solchen dissoziativen Zuständen herauszufinden.

Das Auftauchen des Äquivalenzmodus hob die Unterscheidung zwischen innen und außen, Vergangenheit und Gegenwart, zwischen Maria und der Therapeutin immer wieder auf. Maria konnte nur mittels aggressiver Grenzsetzungen und »Worthüllen« (Anzieu 1991) die schützende »Haut«, die normalerweise durch das Mentalisieren entsteht, ersetzen. Nachdem sich Bedrohungsgefühle breitgemacht hatten und der äußere Raum (der erste Therapieraum) für die Patientin keinen sicheren Ort mehr darstellte, entstand Sicherheit durch den Rahmen (siehe Tab. 12-2; Streeck-Fischer 2017), in dem klare Rituale und Abläufe sehr bedeutsam wurden. Sicherheit und

Halt konnten durch den Wechsel des Behandlungsraums hergestellt werden. Diese Handlung stellte einen manifesten Teil der von der Patientin erlebten fortlaufenden Regulation durch die Therapeutin dar.

Dadurch, dass es der Therapeutin gelang, sich in den Zustand eines Säuglings einzufühlen, konnte das gemeinsame Ballspiel entstehen. Das dabei mögliche Erleben von Rhythmus und Verbindung legte einen Grundstein für die weitere Entwicklung. Die Sprache und der Akt des Sprechens hatten in dieser Phase die Funktion, Verbindungen zwischen den Sitzungen zu schaffen. Deutungen und Metaphern, die der Therapeutin während der Therapiestunden in den Sinn kamen, wurden der Patientin zunächst nicht mitgeteilt. Winnicott (1998) beschreibt treffend, wie wichtig es ist, dass die Therapeutin bzw. der Therapeut ihre (seine) »Holdingfunktion« nicht durch zu frühes Deuten unterwandert. »Der Patient erlebt solche Deutungen als mangelndes Containment und bekommt das Gefühl, der Analytiker dränge die projizierten Elemente in ihn zurück. Er hat diese Elemente ja gerade deshalb projiziert, weil er mit ihnen nicht zurechtkommen konnte« (ebd., S. 193).

Hingegen war es besonders wichtig, durch die Rhythmizität der wöchentlich stattfindenden Stunden und des gemeinsamen Ballrollens über Handlungen und Körperbewegungen jene Struktur aufzubauen, die als Bausteine des Mentalen schrittweise eine Fokussierung auf die Affekte ermöglichte. Einen wesentlichen Referenzpunkt für die Therapeutin stellte dabei die feinfühlige körperliche Abstimmung mit der Patientin dar, die starke Spiegelungsmomente enthielt und von körperlicher Resonanz geprägt war (siehe auch Fallbeispiel Leon in Kap. 12.2, S. 129–131).

Der Einsatz des Körpers ist ein wichtiger Bestandteil von Kindertherapien; kindliche Patientinnen und Patienten setzen sich, stehen auf, schlagen Purzelbäume, rennen weg, bauen etwas auf, und die Kindertherapeutinnen und -therapeuten gehen mit diesen Bewegungen mehr oder weniger mit. Bei komplex traumatisierten Jugendlichen wie auch bei erwachsenen Patient(inn)en führt das zeitweise Vorherrschen des Körpermodus ebenfalls zu körperlichen Phänomenen, Bewegungen und Handlungsdialogen, welche Therapeutinnen stark herausfordern können. Fragen rund um das Setting werden gerne zum Austragungsort für Re-inszenierungen, die durch prämentalistische Modi der Patient(inn)en ausgelöst und aufrechterhalten werden.

In der Psychotherapie eines schwer traumatisierten Jugendlichen war die Übergabe einer gewissen Kontrolle über das Setting zu Anfang der Therapie an den Jugendlichen die zentrale Voraussetzung für eine weitere Zusammenarbeit. Der Jugendliche bat die Therapeutin in einer der ersten Stunden darum, sie für eine Schularbeit interviewen zu dürfen. Die Therapeutin willigte – trotz Ängsten bezüglich der ihr noch nicht bekannten Inhalte der Fragen – ein und beantwortete (fast) alle Fragen. Diese Übergabe der Kontrolle über das Setting sowie die Bereitschaft, im Sinne der Selbstoffenbarung auch etwas über sich selbst preiszugeben (Rottländer 2020), verringerte die Erregung und die Angst des Jugendlichen (ausführliche Falldarstellung in Diez Grieser 2021a, S. 72 f.).

Im Folgenden soll anhand einer Fallvignette einer Patientin das Thema der »Sicherheit im Rahmen« als Fundament für die therapeutische Beziehung weiter ausgeführt werden.

Fallbeispiel Frau A.

Frau A. meldete sich auf Druck der Behörden wegen eines Drogendelikts für eine psychotherapeutische Behandlung. Sie war zu Beginn der Behandlung Mitte dreißig und hatte seit der Adoleszenz schon verschiedene stationäre und ambulante Behandlungen durchlaufen. Sie bezeichnete die Psychotherapie und die dazugehörigen Fachpersonen als unnötig, da ihrer Meinung nach absolut unwirksam. Das Gericht hatte sie zu wöchentlichen Sitzungen verpflichtet, was sie als einen Übergriff empfand. Dies berichtete sie der Therapeutin beim Erstkontakt mit lauter Stimme, während sie, ohne Jacke und Mütze abzulegen, auf dem Sessel herumrutschte.

Die Psychotherapeutin fühlte sich unerwünscht und empfand diese »Inszenierung« als Angriff. Sie verbalisierte, dass sie und die

Patientin nun ja offensichtlich ein Problem hätten, da die Behörden Erwartungen hätten, die schlecht mit den Vorstellungen von Frau A. vereinbar wären. Dann fragte sie die Patientin, ob es sie interessiere, was die Psychotherapeutin denke und anbieten könne. Frau A. konterte, es müsse doch zunächst darum gehen, was sie selbst zu sagen habe. Die Therapeutin lud sie darauf ein, ihre Erwartungen und Vorstellungen zu beschreiben.

Frau A. hatte sich einen genauen Plan gemacht und sich überlegt, dass sie einmal pro Monat physisch zur Therapie kommen könnte, die anderen Male aber ein telefonischer Kontakt ausreichen sollte. Wichtig war für sie außerdem festzuhalten, dass die Sitzungen nicht zwangsläufig 50 oder 60 Minuten dauern sollten, sondern jeweils auch kürzer ausfallen dürften. Während ihrer Ausführungen lief sie im Therapieraum hin und her und vermied den Blickkontakt. Die Therapeutin war beeindruckt von der klaren Beschreibung ihrer Wünsche und willigte – trotz einer gewissen Unsicherheit, die eine solche Übergabe der Kontrolle über das Setting darstellte– ein, mit den Behörden zu sprechen, um die gemeinsame Arbeit den Wünschen der Patientin entsprechend gestalten und kalibrieren zu können.

Die Bereitschaft, das Setting auszuhandeln, womit die Therapeutin der Patientin – im Gegensatz zum früh erlebten Gefühl des Ausgeliefertseins – eine Erfahrung von Selbstwirksamkeit und Kontrolle ermöglichte, bildete das Fundament für eine langjährige therapeutische Arbeit. Gerade solche Anpassungen des Settings erfordern, dass Therapeut(inn)en diese kontinuierlich, auch mit Unterstützung intensiver Supervision, immer wieder reflektieren (Döll-Hentschker et al. 2020, S. 16). Im Fall von Frau A. entstand ein Setting der Behandlung nach Bedarf (Winnicott 1996), wodurch nach und nach ihr epistemisches Misstrauen verringert werden konnte; Frau A. wurde so die Anerkennung von Affekten und die Wahrnehmung möglich, dass andere auch als Begrenzung, im Sinne des Haltens (»holding«), dienen können.

Das Fallbeispiel zeigt, dass traumatisierte Menschen in einem besonderen Ausmaß auf Fachpersonen angewiesen sind, die verstehen können, warum es für sie schwierig oder sogar unmöglich ist, sich auf eine Beziehung einzulassen und sich mitzuteilen. Die Psychotherapeut(inn)en sollten deshalb besonders offen und bereit sein, sich auf die teilweise bizarren Wünsche der Patient(inn)en so weit wie nötig einzustellen. Dabei spielt eine spielerische Kreativität eine wichtige Rolle, da das Erlebte häufig handelnd ausgedrückt wird und auch auf dieser Ebene beantwortet werden muss.

Häufig gibt es keine Worte für die traumatisierenden Erfahrungen, da zum einen der Prozess der Dissoziation dazu führt, dass im Alltagsbewusstsein der Patient(inn)en keine Erinnerungen an die traumatischen Geschehnisse vorhanden sind. Zum anderen haben die traumatisierenden Beziehungserfahrungen dazu geführt, dass das Vertrauen gegenüber Menschen gestört ist. Oft hatten die Täterinnen oder Täter den Patient(inn)en aber auch verboten, über ihre Erfahrungen zu reden. Damit verbundene Drohungen sind für die Opfer immer schwer einzuschätzen. Sie glauben an die Drohungen – vor allem im Kindesalter – und erleben sich als mitverantwortlich. Wie bereits dargelegt, schweigen traumatisierte Menschen aber auch aus Scham und/oder weil sie sich schuldig fühlen. In jenen Fällen, in denen die Bindungsperson die Täterin bzw. der Täter ist, hat der traumatisierte Mensch außerdem immer auch Angst davor, diese zu verlieren, und schweigt auch deshalb unter Umständen noch Jahre später über das Erlebte.

Da traumatisierte Menschen meist negative Bindungserfahrungen gemacht haben, müssen die Therapeutinnen ihr Beziehungsangebot so gestalten, dass für die Patientinnen oder Patienten »eine sichere Ausgangsbasis« entstehen kann. Insbesondere müssen die Fachpersonen voraussagbar reagieren und ihr Mentalisieren zur Verfügung stellen, damit die Patient(inn)en Sicherheit gewinnen. Dies geschieht u.a. dadurch, dass Therapeutinnen und Therapeuten angemessen auf die affektiven Zustände der Patient(inn)en reagieren und zeigen können, wie man sich beruhigen kann (s.u.).

Wie bereits dargelegt, haben Worte bei traumatisierten Menschen nur bedingt eine kommunikative Funktion. Balint (1997, S.214) spricht im Zusammenhang mit Patient(inn)en, die eine Grundstörung aufweisen, davon, dass Worte für sie leblos, repetitiv und stereotyp geworden sind und dass sie nicht das meinen, was sie sagen. In der psychotherapeutischen Arbeit ist deshalb die Frage, wie bei vorhandener Sprachlosigkeit bzw. dem Vorherrschen prämentalistischer Modi, bei denen die Sprache – wie beispielsweise beim Körpermodus – de-symbolisiert ist, der kommunikative Austausch zwischen Therapeut(inn)en und Patient(inn)en stattfinden kann.

Konzepte aus der Säuglingsforschung, die sich mit der Frage des affektiv-verkörperlichten Austausches zwischen Säugling und primärer Bezugsperson beschäftigen, sind dafür fruchtbare Referenzpunkte. Dabei muss darauf geachtet werden, dass zwischen der basalen affektiven Kommunikation zwischen Therapeut(inn)en und Patient(inn)en und Übertragungs-Gegenübertragungsreaktionen unterschieden wird. Das affektive Geschehen verläuft über weite Strecken implizit (implizites Mentalisieren) und es »bündeln sich darin Facetten des Jetzt-Erlebens des Patienten und der Analytikerin, ausgelöst durch ihre emotionale Begegnung« (Zeul 2004, S. 590). Diese Momente dienen als Ausgangspunkte für neue Erfahrungen, die dann explizit mentalisiert werden und die therapeutische Arbeit befördern können. Damit es solche »moments of meeting« (Stern 2004) geben kann, braucht es den sicheren Boden der Gemeinsamkeit. Den Begegnungsmomenten gehen meistens sogenannte »now moments« (plötzliche Momente) voraus, die aufgrund der empathischen, mentalisierenden Haltung der Therapeutinnen und der Prozessorientierung entstehen, was bedeutet, dass nicht die Inhalte, sondern der Prozess im Zentrum steht.

Stern et al. (2002) haben zwischen drei Phasen innerhalb dieser Momente unterschieden: Eine erste Phase ist von dem Gefühl begleitet, dass sich etwas Neues ankündigt, in einer zweiten beginnt sich der intersubjektive Raum zu öffnen und in der dritten Phase machen die Therapeutinnen und Therapeuten schließlich den auftauchenden Moment zu einem Begegnungsmoment, indem sie mit einer Bewegung, Handlung und/oder Benennung intervenieren. Dreh- und Angelpunkt ist dabei die unmittelbare emotionale Antwort innerhalb einer gemeinsamen impliziten Beziehung (Zeul 2004, S. 604). Es geht primär um sogenannte Präsenzerfahrungen (Schmidt 2014), im Sinne von: »Was geschieht hier und jetzt zwischen uns?«

(Stern et al. 2002). Die stärkste Betonung liegt wegen der affektiven Unmittelbarkeit auf dem »jetzt«.

Dass Begegnungsmomente kontinuierlich erkannt werden, bildet die Basis für ein Sicherheitsgefühl in der Beziehung zur Therapeutin und vermindert die epistemische Wachsamkeit. Das erfordert allerdings auch Therapeut(inn)en, die sich durch sichere Bindungserfahrungen ihres Selbst sicher und möglichst nicht traumatisiert sind, so dass sie eine solche Basis für die Arbeit bei traumatisierten Menschen schaffen können.

Exkurs: Selbstverstehen und Psychoedukation

Bereits Aaron Antonovsky (1997) hat im Rahmen seines salutogenetischen Ansatzes darauf hingewiesen, dass drei Grundkomponenten die Basis dafür sind, dass sich ein Gefühl von Selbstkohärenz entwickeln kann: dass Ereignisse zu verstehen sind, dass sie zu bewältigen sind und ihre Sinnhaftigkeit. Bei der Verstehbarkeit sind zum einen die äußeren, zum anderen aber auch die inneren Ereignisse angesprochen. Im aktuellen psychotraumatologischen Diskurs gilt die Notwendigkeit als zentral, traumatisierte Menschen – als alternative Erfahrung zur erlebten Hilflosigkeit und Ohnmacht – beim Aufbau und bei der Entwicklung von Selbstwirksamkeit zu unterstützen. Dafür muss u.a. das Selbstverstehen gefördert werden (Weiß 2013), d.h. die traumatisierten Menschen müssen verstehen lernen, weshalb sie bestimmte selbst- und fremdschädigende Verhaltensweisen an den Tag legen.

Als erster Schritt dazu kann dienen, dass Fachpersonen ihnen – unter Einbeziehung von Bildern, Informationsbroschüren oder bei kleineren Kindern von Bilderbüchern – die Funktionsweise des Gehirns erklären. Wenn traumatisierte Menschen verstehen, dass automatisierte Prozesse im Gehirn ihre Gefühle und Verhaltensweisen bestimmen, entlastet sie dies häufig von Schuld- und Schamgefühlen, hilft gegen Hilflosigkeit und Verwirrung. Psychoedukative Elemente können bereits am Anfang der psychotherapeutischen Arbeit hilfreich sein und – in Kombination mit Informationen zur Bewältigung von schwierigen affektiven Zuständen – zu raschen Besserungen von Symptomen führen.

Dies wiederum kann einen positiven Einfluss auf die Beziehung zwischen Therapeutinnen und Patient(inn)en haben und epistemisches Vertrauen fördern. Die Patientinnen oder Patienten machen die Erfahrung, dass die Hilfestellungen nützlich sind, und erleben die Fachpersonen jeweils als glaubwürdiges Gegenüber, das nützliche Informationen vermitteln kann. Zusätzlich stellt dies ein Identifikationsangebot für die Patient(inn)en dar, da sie erleben, dass die Therapeutinnen bzw. Therapeuten auf einen Korpus an Wissen darüber zurückgreifen können, wie affektive Stürme reguliert werden können. So entsteht ein Raum, in dem sich beide Seiten auf ein Drittes (die Informationen, die Bewältigungsstrategien) beziehen können. Dies führt bei komplex traumatisierten Menschen, bei denen das therapeutische Angebot intensive Beziehungsängste wecken kann, zu einer Entlastung. Diese Erfahrung, dass es möglich ist, etwas über die Welt zu lernen und mit Hilfe dieses Wissens das Verständnis des eigenen Verhaltens und Erlebens zu verbessern, erweist das Mentalisieren als zentrale Ressource für die Entwicklung und den Erhalt des Kohärenzgefühls (Diez Grieser & Müller 2018, S. 196).

Fallbeispiel Alba

Die 17-jährige Jugendliche wurde nach dem plötzlichen Tod ihres Vaters wegen Panikattacken zur Psychotherapie angemeldet. Alba war eine intelligente junge Frau, die beim Erstkontakt distanziert wirkte und affektiv wenig spürbar war. Sie erzählte von einer eigenen chronischen Krankheit, die im Laufe ihrer frühen Kindheit mehrfach zu Hospitalisationen geführt hatte. Sie sei sehr einsam gewesen, ihre Eltern irgendwie überfordert. Insbesondere die Mutter habe sich eher zurückgezogen, sei schließlich mit einer depressiven Erkrankung hospitalisiert worden und habe keine »emotionale Kapazität« für sie gehabt. Früh habe sie auf sich selbst schauen müssen; im Spital, wo sie häufig wegen ihrer Krankheit war, habe sie jeweils viel gelesen, gemalt und eigene Fantasiewelten aufgebaut. In der Schule sei sie eine Einzelgängerin gewesen und habe kein Bedürfnis verspürt, engere Freundschaften zu schließen. Auch jetzt sei es so, sie möge Menschen nicht wirklich, Tiere seien ihr lieber.

Sie war durch die Angstzustände sichtbar sehr verunsichert, erlebte zum ersten Mal in ihrem Leben – wie sie betonte –, dass sie nichts gegen diese Gefühle machen konnte. Die Therapeutin erklärte ihr die körperlichen Reaktionen bei Angstzuständen. Anschließend war Alba sehr froh, dass sie zusätzlich ein Buch (*Die besten Strategien gegen Angst und Panik* von M. Wehrenberg) mitnehmen durfte, welches sie »allein anschauen könne«. In der nächsten Stunde wurden die offenen Fragen besprochen und Alba verlangte von der Therapeutin »Tipps und Ideen« für den Umgang mit ihren Panikgefühlen. Da Alba über starke imaginative Fähigkeiten verfügte, wodurch sie sich selbst schon früh eine »traumafreie« Gegenwelt aufgebaut hatte, wurde sie von der Psychotherapeutin bei der Weiterentwicklung eines imaginären inneren Ortes unterstützt. Nach zehn Sitzungen wurde die Behandlung abgeschlossen. Alba ging es wieder gut und sie wollte allein »weiterschauen«. Um sicherzustellen, dass dieser Zustand nachhaltig war, wurde für drei Monate später ein Nachgespräch vereinbart.

In Tabelle 12-3 ist eine Auswahl von Informationsmaterialien zum Thema »Traumatisierung und Bewältigungsstrategien« für verschiedene Altersgruppen zusammengestellt.

Tab. 12-3: Informationsmaterialien zu Traumatisierungen

Form	Autor(inn)en/Titel	Fokus	Alter/Zielgruppe
Buch	Jo-Jacqueline Eckardt: *Kinder und Trauma. Was Kinder brauchen, die einen Unfall, einen Todesfall, eine Katastrophe, Trennung, Missbrauch oder Mobbing erlebt haben.* Göttingen: Vandenhoeck und Ruprecht 2005	Beschreibung verschiedener Traumatisierungen und von deren Folgen. Hilfestellungen im Alltag für betroffene Kinder.	▪ Bezugspersonen von Kindern und Jugendlichen ▪ Fachpersonen

Tab. 12-3: *(Fortsetzung)*

Form	Autor(inn)en/Titel	Fokus	Alter/Zielgruppe
Graphic novel	Steve Haines (Autor) & Sophie Standing (Illustratorin): *Trauma ist ziemlich strange.* Heidelberg: Carl-Auer-Systeme 2019	▪ Information zu Traumawirkungen, Veränderungen im Gehirn und Bewältigungsstrategien ▪ Übungen	▪ Jugendliche und Erwachsene ▪ Bezugspersonen und Fachpersonen
Bilderbuch	Marianne Herzog (Autorin) & Jenny Hartmann Wittke (Illustratorin): *Lily, Ben und Omid. Drei Kinder machen sich auf den Weg, ihren »sicheren Ort« zu finden.* Oberhof: Top Support 2015	Probleme im Alltag traumatisierter Kinder und Hilfestellungen, damit dieser besser gelingt, werden in einer Geschichte mit ansprechenden Bildern dargestellt.	▪ Kinder von 4 bis ca. 10 Jahren ▪ Bezugs- und Fachpersonen
Bilderbuch	Andreas Krüger (Autor) & Ulrike Barth-Musil (Illustratorin): *Powerbook – Erste Hilfe für die Seele.* Hamburg: Elbe & Krüger 2011 *Powerbook SPECIAL – Hilfe für die Seele*, Bd. 2. Hamburg: Elbe & Krüger 2015	▪ Information über Wirkungen von Traumatisierungen ▪ praktische Tipps und Übungen	▪ für Jugendliche und junge Erwachsene ▪ als Vorlesebuch für jüngere Kinder ▪ für Bezugspersonen und Fachpersonen
Bilderbuch	Anne Steffen: *Der Schreck auf der Schaukel: Was das Gehirn beim Trauma macht.* Norderstedt: Books on Demand 2014	Wirkungen von Traumatisierungen auf das Gehirn	Kinder im Alter von ca. 8–12 Jahren

Form	Autor(inn)en/Titel	Fokus	Alter/Zielgruppe
Broschüre	Monika Dreiner: *Trauma bei Kindern und Jugendlichen.* Köln: Zentrum für Trauma und Konfliktmanagement 2018	■ Information zu Folgen traumatisierender Erfahrungen auf Körper und Psyche ■ Möglichkeiten, um betroffene Kinder und Jugendliche zu unterstützen	Fachpersonen, Bezugspersonen von Kindern und Jugendlichen
Broschüre	Schweizerisches Rotes Kreuz (SRK) (Hrsg.), Text Thomas Hofer: *Wenn das Vergessen nicht gelingt.* Wabern: SRK 2012	■ Informationen zu Folgen der Posttraumatischen Belastungsstörung nach Krieg, Flucht, Folter ■ Entstehung von Symptomen und Umgang damit (gute Lesbarkeit, da fiktive Familie, die durch Kriegserlebnisse traumatisiert wurde, durch Broschüre führt) ■ in verschiedenen Sprachen erhältlich (https://www.redcross.ch/de)	Trauma-Betroffene und deren Angehörige

In der mentalisierungsorientierten Traumatherapie ist das Vermitteln von Informationen bezüglich des Mentalisierens ein weiterer wesentlicher Aspekt; auch diese psychoedukative Intervention erhöht bei Patient(inn)en das Gefühl von Selbstwirksamkeit und ermöglicht ihnen mehr Kontrolle und Partizipation im therapeutischen Geschehen. Dabei hat die Psychoedukation folgende Ziele:

- in die Konzepte des Mentalisierens und der Bindungsentwicklung einführen;
- über Gefühle aufklären;

- zu persönlicher Reflexion ermutigen, beispielsweise darüber, wie frühe Erfahrungen aktuelle Beziehungen beeinflussen;
- darüber reflektieren, wie Mentalisieren und Beziehungserfahrungen unseren emotionalen Ausdruck, unser Verhalten und unsere psychische Gesundheit beeinflussen;
- Patientinnen bzw. Patienten auf langfristige therapeutische Beziehungen vorbereiten;
- individuelle Mentalisierungsfähigkeiten erfassen.

Im Zusammenhang mit der Förderung des Selbstverstehens bzw. der Psychoedukation sollte bei komplex traumatisierten Menschen beachtet werden, dass sie aufgrund ihrer negativen Beziehungserfahrungen und der damit verbundenen epistemischen Hypervigilanz insbesondere zu Beginn der psychotherapeutischen Behandlung Schwierigkeiten haben, Informationen, etwa in Form zu langer Sätze, aufzunehmen, zu erinnern und umzusetzen. Konkrete Hilfestellungen und Informationen sollten deshalb stets »portionsweise« und in Abstimmung mit den Ressourcen der Patient(inn)en vermittelt werden. Manchmal braucht es jedoch eine längere Zeit, bis die Patientinnen oder Patienten das, was die Therapeutin/der Therapeut zu »geben« hat, aufnehmen können. Traumatisierte Patientinnen und Patienten berichten immer wieder davon, dass sie das Besprochene vergessen. Wenn sie sich Notizen machen, bzw. von den Therapeut(inn)en konkrete Materialien erhalten, so kann dies deshalb eine Unterstützung darstellen. Es kommt jedoch immer wieder vor, dass auch dies nicht genutzt werden kann. Es zeigt sich bei solchen Patient(inn)en eindrücklich, dass aufgrund von Dissoziationen oder überwältigenden Affekten die reale Beziehung als sicherer Ort nötig ist, um die Ressourcen und Selbstanteile zu aktivieren, um Informationen nutzen zu können.

Ein 21-jähriger Patient musste beispielsweise in einer ersten Phase direkt mit der Psychotherapeutin telefonieren, um sich zu beruhigen; in einer zweiten Phase, danach, erreichte er dies, wenn er nur die Stimme der Therapeutin auf dem Anrufbeantworter hörte, und konnte anschließend auf den in der Psychotherapie erarbeiteten imaginativen »Notfallkoffer« zugreifen. Kinder und Jugendliche, manchmal aber auch Erwachsene, brauchen konkrete Dinge und Materialien aus dem Therapieraum – im Sinne von Übergangsobjekten –, um erarbeitete Erklärungsmuster und Bewältigungsstrategien im Alltag aktivieren zu können. Eine jugendliche Patientin nahm beispielsweise jeweils Blumen aus einem Korb im Therapieraum mit, die sie an ihre Ressourcen erinnern sollten und die sie (meistens) wieder zurückbrachte; der Korb ist mit verschiedenen Blumen und Steinen unterschiedlicher Größe gefüllt, die für die Durchführung der »Lifeline« (Schauer et al. 2014) genutzt werden (siehe Fallbeispiel Frau B., S. 183 ff.). Jüngere Kinder nehmen einzelne Spielfiguren, Zeichnungen und Bastelarbeiten mit.

Im Rahmen einer breitangelegten Intervention in Form eines krisenpsychologischen Angebots bei Kindern und Jugendlichen im Kanton Zürich, die von häuslicher Gewalt betroffen waren, wurde für die Kinder ein kleines Notfallbüchlein im Format eines Handys erarbeitet und ihnen mitgegeben, damit sie sich in schwierigen Situationen besser regulieren konnten (Diez Grieser et al. 2012). Selbstverständlich wurde mit ihnen auch ein Notfallplan mit Telefonnummern und Ansprechpersonen erstellt. Das Notfallbüchlein setze ich seither in angepasster Form in der Arbeit mit traumatisierten Kindern und Jugendlichen immer wieder ein.

Abbildung 12-3 zeigt ein Beispiel eines Sets von Karten eines Notfallbüchleins für eine Jugendliche mit wichtigen Einsichten und Gedanken, Selbstregulationsstrategien sowie einer leeren Seite, auf der sie noch die wichtigen Notfallnummern eintragen konnte.

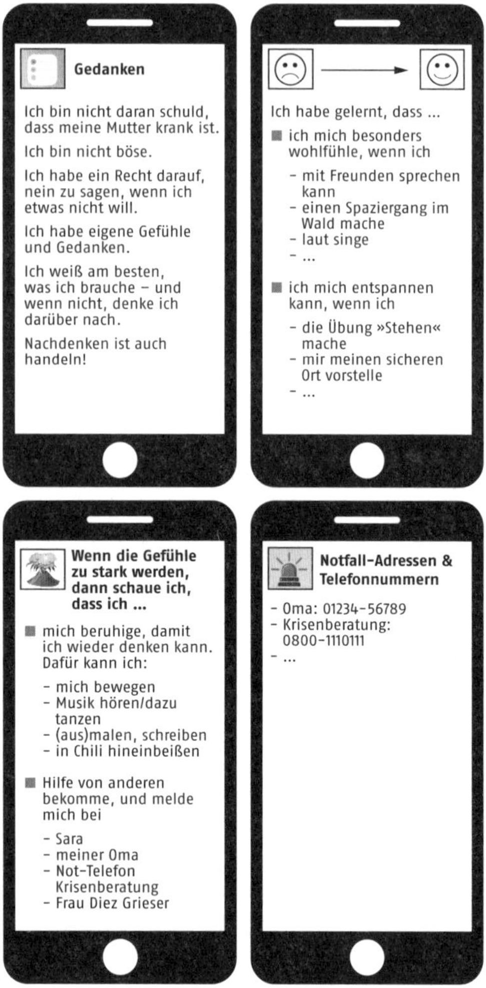
Gedanken
Ich bin nicht daran schuld, dass meine Mutter krank ist.
Ich bin nicht böse.
Ich habe ein Recht darauf, nein zu sagen, wenn ich etwas nicht will.
Ich habe eigene Gefühle und Gedanken.
Ich weiß am besten, was ich brauche – und wenn nicht, denke ich darüber nach.
Nachdenken ist auch handeln!
Ich habe gelernt, dass ...
ich mich besonders wohlfühle, wenn ich
- mit Freunden sprechen kann
- einen Spaziergang im Wald mache
- laut singe
- ...
ich mich entspannen kann, wenn ich
- die Übung »Stehen« mache
- mir meinen sicheren Ort vorstelle
- ...
Wenn die Gefühle zu stark werden, dann schaue ich, dass ich ...
mich beruhige, damit ich wieder denken kann. Dafür kann ich:
- mich bewegen
- Musik hören/dazu tanzen
- (aus)malen, schreiben
- in Chili hineinbeißen
Hilfe von anderen bekomme, und melde mich bei
- Sara
- meiner Oma
- Not-Telefon Krisenberatung
- Frau Diez Grieser
Notfall-Adressen & Telefonnummern
- Oma: 01234-56789
- Krisenberatung: 0800-1110111
- ...

Abb. 12-3: Vorlagen aus einem konkreten Set von Karten für das Notfallbüchlein für eine jugendliche Patientin (ursprüngliches Design: Claudius Natsch 2012)

Zusammenfassung der wichtigsten Ziele und Interventionen des Abschnitts »Die Basis: Das Fundament und der Keller«

Zusammenfassend und in Anlehnung an das bereits 2018 von Diez Grieser und Müller formulierte Vorgehen in der mentalisierungsorientierten Psychotherapie (S. 97–106) sollen die wichtigsten Ziele und Interventionen entlang der Metapher des »Hausbaus« für die Basiselemente (Fundament und Keller) dargestellt werden.

Zunächst geht es darum, dass die Patient(inn)en nachholend lernen, mit einer anderen Person (der Therapeutin, dem Therapeuten) zusammen zu sein und die Aufmerksamkeit für einen gemeinsamen Fokus miteinander zu teilen. Diese Aufmerksamkeit für sich und andere ermöglicht es, eigene Impulse wahrzunehmen und sich Schritt für Schritt als Subjekt und Akteur(in) eigenen Erlebens und Handelns zu verstehen sowie zunehmend auf Affekte zu fokussieren. Folgende Interventionen und Interaktionen sind auf dieser »Basis«-Ebene anzusiedeln:

- emotionale Resonanz und Empathie;
- beruhigen, entspannen helfen, emotionalen Druck verringern, dabei helfen, Stress zu regulieren;
- Kontrolle über Setting und Beziehungsgestaltung so weit wie nötig aushandeln; eventuell kleine Vereinbarungen für die Sitzungen;
- körperliche Distanz und Blickkontakt anpassen/regulieren;
- ermutigen, anregen und unterstützen beim Spielen (Kinder), Handeln und Sprechen;
- Interaktionen (Spielaktionen bei Kindern) konkret benennen und verbinden
- Gefühle vorsichtig und validierend benennen;
- sich anbahnende Störungen oder destruktives Agieren früh stoppen, deeskalieren.

Die erste Ebene (»Parterre«): Differenzierte Affektwahrnehmung und -regulation

Komplexe Traumatisierungen beeinträchtigen immer die Fähigkeit, Affekte wahrzunehmen und zu verarbeiten. Der Mensch erfährt in abgestimmten Beziehungen in der frühen Kindheit, dass seine Bezugspersonen mittels markierter Affektspiegelung etwas darstellen, das seinem Gefühl ähnelt und das doch nicht das Gleiche ist (Fonagy et al. 2004). Wichtig ist dabei, dass die Bezugspersonen diese affektiven Zustände auch benennen. Es entstehen jedoch aufgrund von Fehlabstimmungen der Bezugspersonen (Brazelton &

Cramer 1990) unpassende Interpretationen und Benennungen, die einen verzerrenden Einfluss auf die Entwicklung der Affektwahrnehmung des Kindes haben (Diez Grieser & Müller 2018, S. 56).

Die Fähigkeit, Affekte kontextspezifisch adäquat zu regulieren, ist ein zentraler Vorläufer des Mentalisierens. Sie wird früh in sicheren Bindungsbeziehungen durch kontingente und markierte Spiegelung der eigenen Affektzustände vonseiten der Bezugsperson gebildet, welche das Kind mehr und mehr als eigene Repräsentanz verinnerlicht. Voraussetzung dafür ist: »holding the child in mind«. Solche gelingenden frühen affektiven Kommunikationen ermöglichen dem Kind nicht nur die Erfahrung der erfolgreichen affektiven Regulierung, sondern bewirken prozesshaft auch die mentale Repräsentation der Affekte als Bausteine des Selbst.

Exkurs: Selbstberuhigung und Affektregulation

Folgende konkrete Bewältigungsstrategien bei Übererregung, Angst und Dissoziation empfehle ich den Patient(inn)en. Es handelt sich um eine kleine, persönliche Auswahl, die sich im klinischen Alltag bei Patientinnen und Patienten verschiedenen Alters bewährt hat. (Zahlreiche Übungen finden sich bei Seebauer & Jacob 2016.)

1. Bottom-up-Strategien

- *Allgemein:* Bewegung
- *Einzelne Übungen:* Füße-auf-den-Boden-Übung, Zwerchfell-Atmung, Geräusche machen (singen, murmeln, prusten), Lippenbremse, Muskelentspannung Extremitäten, Übung »nasser Hund« (Schütteln des ganzen Körpers), Drücken der Fingerspitzen gegeneinander, so dass die Oberarmmuskulatur spürbar ist.
- *Hilfsmittel:* Eiswürfel in die Hand oder unter der Achselhöhle, Steinchen im Schuh, Gummi um Handgelenk oder Daumenballen »knallen« lassen; in Chilischote/in Zitrone hineinbeißen, Wasabi, Ammoniak riechen, Luftballon aufblasen und platzen lassen.

2. Top-down-Strategien

- *Allgemein:* aufschreiben, was guttut bzw. hilfreich ist, und Büchlein/Karte bei sich haben (siehe Abb. 12-3, S. 156).

- *Einzelne Übungen:* Mit 1000 beginnend in 3er- oder 7er-Schritten abwärts zählen; laut beschreiben, was man sieht;
- *Imaginationen:* Fernsehkanal wechseln, Gepäck abwerfen, erarbeiteten sicheren Ort aufsuchen.

Folgende Strategien können in akuten Situationen mit Patientinnen bzw. Patienten in der therapeutischen Situation hilfreich sein:

- kein Vertiefen oder Erfragen des inneren Geschehens;
- vom inneren Geschehen durch Anleitung zur Wahrnehmung der jetzigen äußeren Situation ablenken;
- zu anderen Wahrnehmungsinhalten hinlenken;
- Reorientierung im Hier und Jetzt;
- Themenwechsel, Ortswechsel;
- Gegenstände benennen lassen;
- imaginativ: Wegpacken von belastendem Material (z. B. »Tresorübung« nach Reddemann 2021);
- körperlich: Atemübungen, Seifenblasen, Patientinnen/Patienten sich selbst abklopfen lassen.

Die erste Ebene (»Parterre«), Fortsetzung

Im therapeutischen Kontext werden affektive Zustände wahrgenommen und verstanden, mit einer Handlung oder einem mentalen Inhalt in Verbindung gebracht und verbalisiert. Erst dann kann aufseiten der Patientin/des Patienten eine innere repräsentationale Welt aufgebaut werden, welche die Basis für das Verstehen und die Regulation primärer affektiver Zustände schafft. Durch die Fokussierung auf die einzelnen Affekte und die Unterstützung ihrer Regulation entstehen Denkräume und Mentalisieren wird möglich. Allerdings sind in den frühen Phasen der Arbeit mit traumatisierten Menschen Wörter nicht immer hilfreich, wichtig sind vielmehr Stimme und Handlungsdialoge: Was Therapeutin und Patientin *tun,* ist wichtig – weniger das, was sie sagen, sondern *wie* sie es sagen.

Das Spiel ist in der Psychotherapie mit Kindern und Jugendlichen ein zentrales Medium. Es ist für sie zum einen eine wichtige Form, um innere Empfindungen und äußere Wahrnehmungen auszudrücken. Zweitens erleben sie im Spiel eine kathartische Wirkung, die bereits ein erster Schritt zur Verarbeitung sein kann. Die Spielfähigkeit ist im Kindesalter aber vor allem auch ein Zeichen von psychischer Gesundheit, da sie es ermöglicht, die Welt zu erkunden und zu gestalten. In der Mentalisierungstheorie ist die Fähigkeit, mit der Realität zu spielen (»playing with reality«), ein Hinweis darauf, dass in der inneren Welt der Kinder ein gewisses Maß an Integration und Reflexion besteht, d. h., dass mentalisiert werden kann. Der schrittweise Aufbau und die Gestaltung mentaler Repräsentationen von Gedanken und Gefühlen wirkt der Gefahr entgegen, dass sie in der konkreten Erfahrung der Realität gefangen bleiben (Fonagy 1995). Traumatisierte Kinder zeigen spezifisches Spielverhalten (Kernberg et al. 2018), sie wiederholen Spielszenen häufig, was ihre Angst vorübergehend reduzieren und Kontrolle über die Gefühle und die Situation vermitteln kann. Allerdings kann es bei extremen Formen repetitiven Spielverhaltens zu dissoziativen Zuständen kommen, bei denen die Therapeutin bzw. der Therapeut intervenieren muss. Dies sollte idealerweise durch eine spielerische Interaktion geschehen (siehe das folgende »Fallbeispiel Oskar«).

Je nach Alter des Kindes und Situation ist die Verbalisierung des Geschehens mit den dazugehörigen Affekten und Gedanken zu bevorzugen, da das Mitspielen als intrusiv erlebt werden kann. Dissoziationen werden im Erstarren des Kindes, durch einen starren Blick und durch automatisiertes Handeln wahrnehmbar. Der Spielprozess entwickelt sich nicht weiter, ist durch Monotonie und Ritualisierung charakterisiert, das Spiel bleibt in Hoffnungslosigkeit stecken, es schafft keine Erleichterung, die Spielatmosphäre ist häufig quälend und bleiern. Wenn diese Merkmale dominieren, ist die Unterstützung der Therapeutin bzw. des Therapeuten erforderlich, um den Kontakt zum Hier und Jetzt wiederherzustellen.

Fallbeispiel Oskar

Oskar, ein schwer traumatisiertes, neunjähriges Kind, das seine Eltern adoptiert hatten, spielte über längere Zeit folgende Sequenz: Die bösen Tiere, die im Wald leben, bringen die lieben Tiere dazu, dass sie ihnen in ihre Höhle folgen. Sie sind sehr nett zu ihnen und erklären ihnen auf dem Weg viele nützliche Dinge über das Leben in den Tiefen des Waldes. Die lieben Tiere vertrauen ihnen und gehen mit. In der Höhle ändern die bösen Tiere ihr Verhalten, und sie beginnen die lieben Tiere zu verhöhnen und zu beschimpfen. Die lieben Tiere weinen und möchten flüchten. Die bösen Tiere versperren ihnen den Weg und beginnen auf sie einzuprügeln. Am Schluss sind alle lieben Tiere tot.

Oskar spielte wie in Trance, erste Versuche der Therapeutin, mitzuspielen und einzugreifen, wehrte er ab. Er rief dann völlig verzweifelt: »Sei ruhig und schau, was die mit denen machen!« Die Therapeutin fühlte sich ohnmächtig und hilflos, verstand jedoch, dass ein zu frühes Eingreifen Oskar der Möglichkeit beraubt hätte, ihr zu zeigen, was es bedeutete, sich so zu fühlen wie er. Ihr schrittweises Benennen des Szenarios, der verschiedenen möglichen Gefühle der bösen und der lieben Tiere, führte nach einigen Monaten zu einer Entwicklung seines Spiels, beispielsweise zur Option, einen Superhelden einzuführen, der die lieben Tiere rettete.

In aggressiven Spielsequenzen offenbaren traumatisierte Kinder, wie schlecht sie von sich denken und wie sehr sie sich schuldig fühlen. Durch aggressive Spiele stellen sie ihre Identifikation mit den Tätern bzw. Täterinnen dar und drücken das aus, was mit ihnen gemacht wurde. Andere traumatisierte Kinder zeigen im Spiel ihr Bedürfnis nach Zuwendung und ihre Mangelerfahrungen: Sie kochen für Puppen oder Spielfiguren, manchmal auch für die Therapeutin, füttern die Figuren, pflegen sie und bringen sie ins Bett. Manchmal wollen sie, dass die Therapeutin bzw. der Therapeut sie im Rollenspiel fürsorglich betreut. In einem solchen Spiel versuchen die Kinder, die traumatische Erfahrung zu verleugnen. Manchmal stehen im Spiel sensorische Empfindungen im Vordergrund und die Kinder lassen beispielsweise Sand endlos durch ihre Finger rieseln. In der Fallvignette von Maria (siehe S. 141–143) war auch das Hin- und Herrollen des Balls wohl eine Möglichkeit, die erlebten Extremtraumatisierungen in Schach zu halten, bis die Sicherheit in der Beziehung zur Therapeutin eine langsame Auseinandersetzung mit Teilen des Erlebten ermöglichen würde.

Bei jugendlichen und erwachsenen Patient(inn)en stehen Reinszenierungen der traumabezogenen Geschehnisse oft im Vordergrund (Luyten & Fonagy 2019, S. 87). Die häufigste und bekannteste Form der Reinszenierung ist die Reviktimisierung. Menschen, die in ihrer frühen Kindheit vernachlässigt und misshandelt worden sind, weisen ein erhöhtes Risiko auf, später selbst übergriffige Beziehungen einzugehen, in denen sie erneut zum Opfer werden (Allen 2001). Deshalb ergeben sich in der psychotherapeutischen Arbeit mit traumatisierten Menschen Beziehungsdynamiken, die in unterschiedlichen Konstellationen die Viktimisierungserfahrungen sicht- und spürbar machen. Der sorgfältigen Reflexion der Gegenübertragung kommt in diesem Zusammenhang eine herausragende Bedeutung zu. Viele traumatisierte Menschen reinszenieren die Erfahrung der Vernachlässigung und sind sehr empfindlich gegenüber kleinsten Anzeichen von Desinteresse oder Mangel an Resonanz. Solche subjektiven Erfahrungen führen regelmäßig zu Missverständnissen, Konflikten, Stimmungstiefs und aggressiven Verhaltensweisen (anderen oder sich selbst gegenüber). In der folgenden Sequenz einer Therapiesitzung mit einer 25-jährigen Patientin wird eine solche Reinszenierung erkennbar:

Therapiesequenz mit Frau L.

Frau L.: Ich habe das Gefühl, dass Sie mich langweilig finden und ablehnen.

Therapeutin: Wie kommen Sie darauf?

Frau L.: Sie haben die letzte Stunde zwei Minuten früher beendet und waren die ganze Zeit abwesend, haben immer aus dem Fenster geschaut.

Th.: Ja? (Schaut verdutzt.)

Frau L.: Sie brauchen gar nicht so zu schauen, ich habe es schließlich mit meinen eigenen Augen gesehen, und mir ist es deutlich aufgefallen, dass sie keine Lust auf mich hatten. Sie haben aus dem Fenster geschaut, während ich Ihnen erzählt habe, dass es mir am Wochenende so schlecht ging (seufzt).

Th.: Das kann gut sein, dass ich aus dem Fenster geschaut

habe. Das mache ich häufig, wenn ich nachdenke oder nach Worten suche. Aber ich weiß nicht. Können wir da gemeinsam genauer schauen, was da war?

Frau L.: Also, ich habe Ihnen erzählt, wie schlecht es mir am Sonntag ging und dass ich mich sehr einsam gefühlt habe.

Th.: Ja, ich kann mich gut daran erinnern.

Frau L.: Und währenddessen schauen Sie einfach aus dem Fenster, schauen Ihre Fingernägel an, und es ist Ihnen völlig gleichgültig, was ich sage.

Th.: Wie kommen Sie denn darauf, dass es mir gleichgültig war?

Frau L.: Das habe ich genau gemerkt, ich merke solche Sachen immer sofort. Sie haben sich so verhalten wie mein Chef. Das kenne ich auch von meiner Mutter, diese Gleichgültigkeit!

In dieser kurzen Sequenz reinszeniert die Patientin mit der Therapeutin, die feinfühlig, interessiert und offen ihr gegenüber eingestellt ist, ihre frühen Erfahrungen der emotionalen Vernachlässigung: Als drittes Kind einer Familie mit eigenem Hotelbetrieb bekam sie wenig Aufmerksamkeit und musste zeitweise in der Garage schlafen, weil ihr Zimmer für Gäste genutzt wurde. Die therapeutische Arbeit mit der Patientin war über eine längere Zeit immer wieder dadurch charakterisiert, dass destruktiv-affektive Vorgänge gestoppt und eine gemeinsame Exploration der jeweiligen Sequenz initiiert werden mussten, um die Beziehung aufrechterhalten zu können. Dabei war es besonders wichtig, alternative Perspektiven anzuregen und gemeinsam zu explorieren. Die Patientin war durch die traumatischen Beziehungserfahrungen in ihrer Fähigkeit zu mentalisieren beeinträchtigt; der teleologische sowie der Äquivalenzmodus (wie in der beschriebenen Sequenz) prägten ihre Wahrnehmung, weshalb die Therapeutin ihre prämentalen Erlebens- und Sichtweisen ansprechen und »Wange an Wange«, d.h., indem die Therapeutin die Perspektive der Patientin einnahm (Diez Grieser & Müller 2018, Tab. 4, S. 121), untersuchen musste.

Der Referenzpunkt für die Interventionen war dabei u.a. die Grundtechnik der Förderung des expliziten Mentalisierens (nach Allen et al. 2011, modifiziert durch Diez Grieser & Müller 2018, S. 155). Diese umfasst folgende sechs Schritte:

- DETECT: das Nicht-Mentalisieren im Hier und Jetzt erkennen;
- STOP: das Nicht-Mentalisieren stoppen;
- REWIND: zurückspulen – »worauf haben Sie eben reagiert?« (Auslöser);
- EXPLORE: gemeinsames Suchen – »was ist in Ihnen da gerade vorgegangen?«
- PLAY: gemeinsam mit anderen Perspektiven spielen – »hätten Sie/hätte man es auch anders sehen/angehen können?«
- HIGHLIGHT: wirksames Mentalisieren hervorheben, spiegeln – »ich bin beeindruckt, wie Sie eben Ihre Gefühle auf den Punkt gebracht haben.«

In dieser Phase der Behandlung, in der die Affektwahrnehmung, -benennung und -regulation die Hauptziele der Interventionen und Interaktionen sind, spielt die Sprache eine wichtige Rolle. Von besonderer Bedeutung ist die Frage nach dem Effekt der Affektverbalisierung. Dieser wird häufig von den Fachpersonen als zu hoch eingeschätzt, da sie meinen, dass ein Benennen immer mit Gefühlen der Erleichterung einhergehen müsse. Dies kann zwar punktuell der Fall sein, insbesondere dann, wenn es gelingt, einem affektiven Geschehen oder Zustand einen Namen zu geben und dies den Ausgangspunkt dafür darstellt, dieses Geschehen zu bewältigen (Marx et al. 2021). Häufig zeigt sich jedoch in der Arbeit mit traumatisierten Menschen das Gegenteil, nämlich dass »Affektverbalisierungen« bei diesen »mit höherem Stresserleben einhergehen können« und »die Unterdrückung des Ausdrucks von Emotionen adaptiv sein kann (Greenberg 2012)« (Marx et al. 2021, S. 102).

Menschen, die in misshandelnden Milieus aufwachsen, lernen, Affekte nicht zu zeigen, da diese sie verletzbar machen und zu unerwünschten Aktionen vonseiten anderer Menschen führen können.

So berichtete eine erwachsene Patientin mittleren Alters, dass sie nie zeigen durfte, wenn ihr etwas Freude bereitet hatte, weil ihre Mutter ihr daraufhin das entsprechende Spielzeug weggenommen oder die Aktivität sofort unterbunden habe. Wenn sie sich hingegen gleichgültig gezeigt habe, sei sie eher zu kleinen freudigen Momenten gekommen. Die Patientin, die über mehrere Jahre in Behandlung war, blieb bis zum Ende in ihrem mimischen und verbalen Ausdruck sehr verhalten und war sowohl für ihren Partner und ihre Freundinnen als auch für die Therapeutin dadurch schwer einzuschätzen. Außerdem bestand bei ihr eine große Angst vor körperlicher Nähe und vor Berührungen durch andere Menschen. Die ritualisierte Form der Begrüßung und Verabschiedung am Anfang und Ende der Behandlungsstunde war für sie deshalb unangenehm, das Wissen darum nicht genügend hilfreich, weshalb auf diese Rituale verzichtet wurde (siehe dazu auch die Ergebnisse der Untersuchung von Maier et al. 2020).

Trotzdem bleibt die Suche nach Symbolen, wie sie erst die Sprache zu vermitteln vermag, ein wichtiges Ziel therapeutischer Interventionen, insbesondere aber auch der mentalisierungsorientierten Arbeit. Wie weiter unten ausgeführt, ist die Verknüpfung von Erfahrungen und Symbolen ein wesentlicher Aspekt von mentalisierungsfördernden Interventionen, wobei sorgsam darauf geachtet werden muss – unter Berücksichtigung der Gegenübertragung –, ob die Patient(inn)en bereits auf dieser Ebene symbolisieren können (s. Barwinski 2020). Dabei spielen in der konkreten Arbeit Metaphern sowie Narrative eine entscheidende Rolle. Marx et al. (2021, S. 113) schlagen vor, »heilsame Effekte verbaler Aktivität in der Psychotherapie als Teilaspekt eines komplexen Gefüges multipler miteinander interagierender Faktoren zu betrachten«.

Zusammenfassend, beinhaltet die Arbeit an der Affektregulation auf der ersten Ebene der Hausbaumetapher folgende Aspekte/Schritte (Diez Grieser & Müller 2018):

- aktuellen Affekt wahrnehmen und anerkennen (empathisches Validieren), markierend reagieren;

- Affekte identifizieren, benennen, unterscheiden und gemeinsam explorieren;
- Validieren des subjektiven Erlebens;
- nachfragen und klären;
- Schritt für Schritt Vorboten/Vorgeschichte eines Affekts rekonstruieren; Folgen intensiver Gefühle für sich und andere diskutieren;
- Vereinbarungen treffen bezüglich spezifischer Regeln (beispielsweise Stoppsignale) und mentalisierend den Rahmen spannen. Orientierungspunkt dafür ist die Gegenübertragung.

Die zweite Ebene (der »1. Stock«): Mentalisieren im engeren Sinn

Auf dieser Ebene stehen die Zusammenhänge, Wechselwirkungen und Kausalbeziehungen zwischen den verschiedenen Dimensionen des Mentalisierens im Vordergrund.

Die Fähigkeit einer Person, die subjektiven Bedeutungen ihrer Affektzustände zu entdecken, stellt die Basis für die mentalisierte Affektivität dar. Dabei geht es zum einen darum zu verstehen, dass und welche Gedanken und Gefühle in einem selbst und im anderen wichtig sind, zum anderen darum, die Art und Weise zu erfassen, wie in einem selbst und im anderen diese mentalen Prozesse ablaufen. Mit den Vorläufern des Mentalisierens, die gerade für das Fundament und die ersten Ebene beschrieben wurden, als Bausteinen können auf dieser Ebene – in einem nächsten Schritt – erlebte, explizit identifizierte und vom Patienten selbst benannte Affekte durch das gemeinsame Mentalisieren im Hier und Jetzt der Therapie zu inneren Repräsentationen entwickelt werden.

Affekte erhalten Bedeutung im Hinblick auf innere Bilder des Selbst, der Objekte und der Welt. Erst auf dieser Ebene der Therapie wird eine mentale Integration unterschiedlicher Selbstanteile und traumatischer Lebenserfahrungen möglich und sinnvoll. Eine therapeutische Bearbeitung im Sinne der Exposition und die damit einhergehende Konfrontation mit den abgespaltenen Affekten und Selbstanteilen sind, solange die Mentalisierungsfähigkeit nicht zuverlässig verfügbar ist, potentiell schädigend.

»Mentalisierte Affektivität« bedeutet, dass über die eigenen Affekte und jene von anderen Menschen nachgedacht werden kann, während man affektiv involviert ist und nicht aus einer distanzierten Sicht über sich und andere denkt oder spricht (Diez Grieser & Müller 2018, S. 129 ff). Deshalb sind auf dieser Ebene vorrangig Interventionen angebracht, die die Neugier und das Interesse an den inneren Welten und das Nachdenken über mentale Zustände und Prozesse fördern und stärken. Ziel ist es dabei, innere Erfahrungen derart zu repräsentieren, dass sie mitgeteilt und interpretiert werden können. Dabei spielen im therapeutischen Prozess Metaphern als Brücke zwischen innerer und äußerer Realität, zwischen abstrakter und konkreter Ebene eine wichtige, sinnstiftende Rolle (Lakoff & Johnson 2011) – wobei nicht die Originalität der Metapher, sondern vielmehr die individuelle Passung für die Patient(inn)en wichtig ist.

Fallbeispiel Herr E.

Herr E. – ein 28-jähriger Mann – suchte psychotherapeutische Hilfe, weil er immer wieder in »komische Zustände« kam, in denen er sich »nicht spüren kann und dann wieder zu sich kommt, ohne zu wissen, was los war«. Durch seine Freunde wisse er, dass diese Zustände von außen nicht zu erkennen seien, für ihn sei es aber »die Hölle« und er habe Angst, verrückt zu werden. Nicht zuletzt auch, weil eine Schwester seines Vaters an Schizophrenie leide.

Weiter berichtete der beruflich sehr erfolgreiche, kreative junge Mann über eine schwierige Kindheit; sein Vater habe ihn körperlich misshandelt und verbal abgewertet und beschämt. Mit ca. zehn Jahren habe er einen sexuellen Übergriff durch einen Freund des Vaters erlebt. Herr E. wollte, dass durch die Therapie diese Zustände verschwänden. In der Sitzung überlegte er laut, wie das vor sich gehen könnte, und kreiste in seinen Überlegungen in akribischer Form um eigene Gedanken und Gefühle. Die reale Welt, das Außen schien für ihn nicht zu existieren. Auch die Therapeutin, die nur mit Mühe dem komplizierten Gedankengang folgen konnte, fühlte sich ausgeschlossen.

Nach einer kurzen psychoedukativen Sequenz zum Mentalisieren entstand im gemeinsamen Nachdenken das Bild des »Astronauten, der im All außerhalb der Erde schwebt«. Herr E. konnte formulieren, dass er diesen Zustand teilweise bewusst aufsuche und brauche, weil er sich durch andere Menschen immer wieder überwältigt fühle. Gleichzeitig merke er, dass er andere brauche, um leben zu können. In der Leere und Beziehungslosigkeit, in der er sich immer wieder finde, sei sonst nur noch der Tod die mögliche Konsequenz.

In den folgenden Therapiesitzungen wurde die Metapher des Astronauten genutzt, um gemeinsam über die Form, wie man sich und andere sehen und erleben kann, nachzudenken. Es zeigte sich alsbald, dass die Metapher nicht wirklich das Empfinden des Patienten abbildete, sondern vielmehr eine kompensatorische Fantasie darstellte. Herr E. schilderte verschiedene soziale Situationen, in denen er »implodiere«, sich in seine Innenwelt zurückziehe, dort »alles analysiere und durchdenke« und so den Kontakt zum Außen, zu den anderen, immer wieder verliere. Er konnte formulieren, dass er sich jeweils mit seinen eigenen Gefühlen und Gedanken beschäftigen müsse.

Die Therapeutin erzählte ihm daraufhin von einer ehemaligen Patientin, einem siebenjährigen Mädchen, das viele kleine innere Monster hatte, die es bedrängten und ihm sämtliche Energie nahmen, so dass es seine Entwicklungsaufgaben (Schule, Freundschaften) nicht angehen konnte. Die Patientin habe schließlich mit der Therapeutin eine Monsterschachtel gebastelt und alle Monster dort eingesperrt und im Therapieraum gelassen. Dies habe vorübergehend zu einer Entlastung geführt. Es habe sich aber gezeigt, dass es wichtig war, mit diesen Monstern in Kontakt zu bleiben. Das Mädchen setzte dies in Form eines Rituals um: Die Monster wurden besucht, es fragte nach ihrem Befinden und fütterte sie regelmäßig mit Cornflakes, die es in die Therapiestunde mitbrachte.

Herr E. war von der Geschichte berührt und fand, dass es wahrscheinlich bei ihm in der Therapie darum gehen müsse, dass er mit seinen Monstern in Kontakt komme, sie kennenlerne, und weniger darum, dass die Therapeutin ihm zeige, wie er die Gefühle »wegdrücken« könne.

In diesem Beispiel war das kommunikative Potential der gemeinsam entwickelten ersten Metapher[9] des Astronauten förderlich, um die Art des Mentalisieren des Patienten (implizit, innenorientiert, kognitiv, selbstfokussiert) zu verstehen. Die Metapher konnte ein mehrschichtiges affektives Geschehen kompakt versprachlichen. Darauf aufbauend war es möglich – nicht zuletzt aufgrund der Gegenübertragung der Therapeutin, welche die Beziehungslosigkeit in den Fokus nahm –, gemeinsam eine weitere Metapher zu entwickeln, die Verstehens- und Problemlösungsprozesse ermöglichte und die die therapeutische Arbeit über längere Zeit begleitete. Über die zweite Metapher bezüglich der eigenen Monster konnte die Beziehung vertieft werden, wobei eine mit dem Patienten abgestimmte Form für notwendige »Stop-und-rewind«-Interventionen entwickelt wurde, um die häufigen Situationen, in denen sich der Patient im Als-ob-Modus befand (Entkoppelung zwischen Kognition und Affekt), zu bearbeiten.

Herr E. zeigte in solchen Sequenzen ein »Pseudo-Mentalisieren«, in dem er eine differenzierte, psychologisierende Sprache nutzte, ohne dass dabei innere Prozesse wirklich berührt wurden (Schultz-Venrath 2013). Die Therapeutin musste auch immer wieder »Hypermentalisierungsschlaufen« des Patienten, in denen der Patient sich und den anderen mit zu vielen Attributen ausstattete und zu viele Affekte und Gedanken »hineininterpretierte«, erkennen und bremsen, wobei die Metapher des Astronauten hier hilfreich war. Herr E. konnte zunehmend besser verstehen, dass er sein Hypermentalisieren als eine Möglichkeit nutzte, um der augenblicklichen Realität auszuweichen (Bateman & Fonagy 2016). Nach und nach konnte ein Narrativ aufgebaut werden, welches das Selbstverstehen von Herrn E. förderte und die erlebten Traumatisierungen als »Boden« für eine in der Situation adaptive Reaktion erklärbar machten, die Herr E. aber nun

9 Das Metaphernspiel von Allen et al. (2011) kann für Patienten und Patientinnen verschiedenen Alters ein Einstieg sein. Dabei geht es darum, dass diese ein Sinnbild für ihren momentanen mentalen Zustand finden und danach exploriert wird, was diesen auslösen kann, womit er verbunden ist etc.

– als Verlust der »Bodenhaftung« – als quälend erlebte und die nicht mehr adaptiv war. Solche Überlegungen führten zunehmend zu einer klareren Differenzierung zwischen Vergangenheit und Gegenwart. Psychoedukative Elemente sowie der Einsatz von Bottom-up-Strategien (Bewegung, Gummi ums Handgelenk) und Top-down-Strategien (Visualisieren eines Baumhauses aus der Kindheit als sicheren Ort) führten zu einer erhöhten Selbstwirksamkeit und verringerten die intensiven Ängste vor Kontrollverlust und Verrücktheit.

In der konkreten therapeutischen Sequenz kann der Therapeutin bzw. dem Therapeuten das in Abbildung 12-4 gezeigte Schema als Orientierungspunkt dienen. Aus einer mentalisierungsorientierten Perspektive stellen das sorgfältige gemeinsame Besprechen von Situationen und die Verknüpfung mit Affekten aus der erlebten Situation, aber auch das Fokussieren auf die Affekte und Gedanken im Hier und Jetzt zentrale Elemente der psychotherapeutischen Arbeit mit traumatisierten Menschen dar.

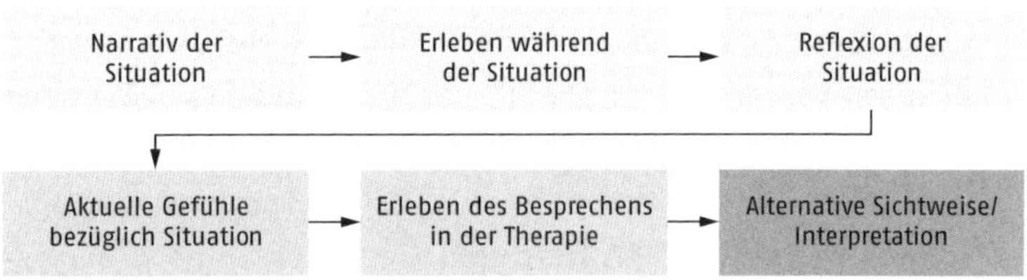

Abb. 12-4: Vorgehen beim Besprechen von konkreten Situationen im therapeutischen Setting (in Anlehnung an Taubner 2019)

Die folgende Therapiesequenz mit einem neunjährigen Jungen soll veranschaulichen, wie es aussehen kann, wenn in der mentalisierungsorientierten Therapie eine schwierige Situation aus dem Alltag besprochen wird.[10]

10 Dieser Fallbericht wurde bereits in Diez Grieser (2021c) dargestellt.

Fallbeispiel Aurelio

Aurelio war das Kind geschiedener Eltern, und seine Mutter hatte aufgrund eigener frühkindlicher Traumatisierungserfahrungen erhebliche psychische Probleme, welche die Entwicklung und psychische Gesundheit von Aurelio beeinträchtigten. Aurelio war häufig im Äquivalenzmodus und hatte große Schwierigkeiten, zwischen innen und außen, zwischen sich und anderen zu differenzieren. Die therapeutische Arbeit kreiste deshalb immer wieder um ein gemeinsames Verstehen von Situationen und das Differenzieren zwischen sich und anderen. Mit zunehmender Therapiedauer waren Verknüpfungen, aber auch Abgrenzungen zwischen Aurelios eigenem und fremdem Erleben wichtige Themen. In der folgenden Sequenz aus der 25. Therapiestunde stehen die Verknüpfungsmomente bei gleichzeitiger Unterscheidung der verschiedenen Perspektiven im Zentrum.
Aurelio kam in den Raum, setzte sich mit Schwung auf den Sessel, zappelte und verursachte Geräusche mit den Metalllehnen. Er schaute zwischen der Therapeutin und seinen Füßen hin und her. Der Blick war neugierig-interessiert.

Therapeutin: Hallo, Aurelio – die Geräusche, die du da machst, sind interessant – könnte es sein, dass du testen willst, ob und wie ich darauf reagiere?

Aurelio: Nein – habe ich einfach so gemacht.

Th.: Manchmal macht man etwas, ohne genau zu wissen, weshalb …

Aurelio verstärkt das Geräusch …

Th.: Magst du mir erzählen, wie es dir diese Woche gegangen ist?

Aurelio: Normal *(lächelt)*.

Th. *(lacht kurz auf)*: Die Antwort kenne ich gut, die gibst du mir häufig …

Aurelio schaut erwartungsvoll auf die Therapeutin, hört mit dem Geräusch auf.

Th: Und ich denke, dass du es gerne magst, wenn ich trotzdem weiterfrage – stimmt das?

Aurelio nickt.

Th.: Wir hatten ja letzte Woche über die Pausen in der Schule gesprochen – dass du in letzter Zeit niemanden zum Spielen findest und allein bleibst. Wir hatten ja überlegt, dass du andere Kinder direkt fragen kannst, ob du mitspielen kannst, oder selber einen Vorschlag machen kannst … Weißt du noch?

Aurelio: Ja – klar: Das habe ich gemacht *(ruft es laut, leicht empört).*

Th.: Jetzt bin ich neugierig zu hören, wie es gelaufen ist.

Aurelio steht auf, läuft im Raum herum, mit storchähnlichen Bewegungen.

Aurelio: Das war blöd *(gemurmelt).*

Th.: Ja …

Aurelio: Ja! *(ruft laut)*

Th.: Erzähl doch, was genau passiert ist …

Aurelio: Stefan ist mir immer nachgelaufen, und das hat mich genervt und ich bin wieder in den Klassenraum zurückgegangen *(läuft weiter im Raum herum).*

Th.: Mmhh, das kann schon nervig sein, wenn jemand etwas macht, und man hat keine Idee, warum.

Aurelio: Ja, ich verstehe dann nichts mehr.

Th.: Sollen wir zusammen versuchen zu überlegen, weshalb Stefan das gemacht haben könnte?

Aurelio: Mmhh …

Th.: Also: Erzähl mal ganz genau, was passiert ist, dann können wir zusammen versuchen zu verstehen, weshalb Stefan das gemacht hat.

Aurelio: Ja, wie im Fernsehen anschauen, hast du doch bei den blöden Gedanken beim Einschlafen auch gesagt.

Th.: Ja, genau. Wie war das denn mit Stefan?

Aurelio: Ich habe ihn gefragt, ob er mit mir Fußball spielt.

Th.: Hat es einen bestimmten Grund, weshalb du Stefan und nicht deinen Freund Oliver gefragt hast?

Aurelio: Einfach so.

Th: Mmhh.

Aurelio: Ich wollte mit ihm Fußball spielen; ich frage ihn nie wieder, der ist blöd!

Th.: Du hast ihn also gefragt?

Aurelio: Ich habe gesagt, dass er kommen soll, dass wir Fußball spielen.

Th.: Was hat Stefan denn geantwortet?

Aurelio: Nichts – ist mir einfach doof nachgelaufen.

Th.: Wie genau?

Aurelio: Ich mache es dir vor … *(bewegt sich wie am Anfang der Stunde).*

Th.: Sieht ja lustig aus, wie ein Storch … *(lacht).*

Aurelio: Ja, wie ein Storch!! *(Lacht.)*

Th.: Könnte es sein, dass er dich damit zum Lachen bringen wollte, dass er lustig sein wollte … wir haben eben auch lachen müssen …

Aurelio *(bleibt stehen, stemmt die Hände auf die Hüften)*: Ja, kann sein, weil, ich mache das auch manchmal, damit die Mama lacht.

Th.: Hmmh, dass das ja auch ein Grund sein könnte, lustig zu sein und gemeinsam zu lachen, und nicht, dich zu nerven.

Aurelio: Mmmh, ja. Stefan ist lustig und macht manchmal in den Schulstunden dummes Zeug und der Lehrer schimpft.

Th.: Dann kennst du diese Seite von Stefan schon, diese Blödel-Seite.

Aurelio: Ja, aber ich habe es nicht gern, wenn man mich nachmacht … *(schaut betrübt).*

Th.: Wie war das noch mal: Wie bist du gelaufen? Auch so lustig?

Aurelio: Ich laufe doch nicht so doof!! *(Laut, empört, setzt sich.)*

Th.: Mmh, könnte es sein, dass Stefan sich über deine Frage gefreut hat und deshalb in Blödelstimmung kam und dich auch zum Lachen bringen, dir gefallen wollte?

Aurelio:	Mmhh …
Th.:	Kennst du das Gefühl, dass du vor Freude anfängst, herumzublödeln?
Aurelio:	Wenn ich aufgeregt bin, blödel ich herum, sagt meine Mama.
Th.:	Da scheinst du vielleicht ähnlich zu sein wie der Stefan – kann das sein?
Aurelio:	Wir können beide gut rechnen! (*Steht auf.*)
Th.:	Noch etwas, was ihr gemeinsam habt?
Aurelio:	Ich frage ihn, ob er mit mir spielt *(strahlt)*.

Die psychotherapeutische Arbeit mit Aurelio dauerte mehrere Jahre. Der therapeutische Raum wurde zu einem sicheren Ort, an dem er Affekte wahrzunehmen und zu benennen lernte. Nach und nach wurde es ihm so möglich, zwischen der traumatischen inneren Welt der Mutter und den eigenen mentalen Zuständen zu unterscheiden.

Die Therapeutin nutzte verschiedene Spiele und Materialien, um mit Aurelio über Affekte, Affektausdrücke und dahinterliegende mögliche Gefühle und Motive zu diskutieren.[11] Besonders liebte er es, wenn er mit der Therapeutin Bilder anschauen und Geschichten erfinden konnte. Dabei wurde intensiv diskutiert, was wohl an den Geschichten wahr sein könnte und was erfunden. Überhaupt beschäftigte ihn die Frage, was wahr an dem war, was die Mutter ihm sagte. Sie pflegte ihm immer wieder zu suggerieren, dass er doch traurig sei, wenn er wütend oder gelangweilt war, und ließ sich durch seine Argumente nicht beeindrucken, was Aurelio in der Therapie immer wieder besprechen und einordnen musste.

Aurelio mochte das »Lügendetektor-Spiel« (Asen & Scholz 2009), bei dem jemand drei Persönlichkeitseigenschaften von sich aufschreiben muss, von denen eine nicht zutrifft; die andere Person muss herausfinden, welche dies ist, und erklären, weshalb

11 Das Reden-Fühlen-Handeln-Spiel von Richard A. Gardner. Ein Spiel für kreative Psychotherapie mit Kindern und Jugendlichen. Manfred Vogt Spieleverlag. 13., überarb. Aufl.

sie dies denkt. Die Therapeutin und Aurelio wendeten das Spiel auch auf die Persönlichkeitseigenschaften von Aurelios Eltern an, was die Unterscheidung zwischen den Innenwelten der beiden Elternteile und seiner eigenen deutlich förderte.

In der Arbeit mit traumatisierten Menschen sind deren spezifische Übertragungen sowie die Gegenübertragungsgefühle der Therapeutin bzw. des Therapeuten zentrale technische Elemente. Wenn die therapeutische Beziehung genügend Sicherheit bietet, ist es sinnvoll, das Mentalisieren der Übertragung aktiv anzuregen. Dabei ist als erster Schritt wichtig, das aktuelle Befinden und den mentalen Zustand der Patientin bzw. des Patienten in der therapeutischen Situation zu explorieren. Dies geschieht bei Kindern meist auf der Spielebene, bei Jugendlichen und Erwachsenen meist auf der Gesprächsebene. Um klare Differenzierungen zwischen Therapeut(in) und Patient(in) zu unterstützen, sollte die Therapeutin (der Therapeut) das eigene Erleben klar aus der eigenen Perspektive formulieren (»self disclosure«) und dies im Rahmen von Spiel- oder Gesprächssequenzen einbringen (»Ich merke, dass ich Angst bekomme, wenn ich höre, was du im Geheimen alles machst. Wie geht es dir jetzt, wo du es mir erzählst?«). Die Reaktionen auf Spielhandlungen und Äußerungen der Patient(inn)en sollten stets sorgfältig beachtet werden und unpassende Aktionen seitens der Therapeut(inn)en sollten offen angesprochen, korrigiert und gemeinsam untersucht werden.

Aufgrund der Mentalisierungsschwierigkeiten dieser Patienten und Patientinnen sind jedoch Übertragungs- und Gegenübertragungs*deutungen* nicht angebracht. Allerdings führt oft eine genaue Beobachtung und differenzierte Reflexion der Übertragungen dieser Patient(inn)en dazu, dass ihre Affekte und ihr Verhalten verständlich werden und bearbeitet werden können. Die sorgfältige Gegenübertragungsanalyse aufseiten der Therapeut(inn)en ermöglicht gerade bei traumatisierten Patient(inn)en ein affektives Nachvollziehen ihrer Erfahrungen und unterstützt die konkrete mentalisierungsorientierte Arbeit, indem sie das Auftauchen und Vorliegen von prämentalistischen Modi signalisiert und so deren Bearbeitung ermöglicht (s. Tab. 12-4, S. 178).

Wöller (2006) führt folgende traumarelevanten Gegenübertragungserfahrungen an, die in der Arbeit mit traumatisierten Menschen besonderer Beachtung bedürfen:

- Mitgefühl, intensive Wut,
- Rettungsimpulse,
- Gefühl von Ohnmacht und Hilflosigkeit,
- Gefühle des Ungenügens oder der Inkompetenz,
- sexuelle Fantasien und Handlungsimpulse,
- Gefühl der Abneigung und des Abgestoßenseins,
- keinen Glauben schenken und Schuld zuweisen,
- Gefühle, manipuliert, kontrolliert, ausgebeutet, abgewertet zu werden,
- Impuls, die Patientin meiden zu wollen,
- Schuld- und Schamgefühle.

Die Liste umfasst in erster Linie eine Vielfalt von negativen Gefühlen, die mit der Identität und Rolle von Therapeut(inn)en schlecht vereinbar sind. Weil sie alle die Reflexionsfähigkeit und persönliche Integrität der Therapeut(inn)en auf eine harte Probe stellen, wird die Arbeit mit traumatisierten Patient(inn)en als eine Herausforderung erlebt. Anstatt auf der Grundlage unreflektierter eigener Übertragungen oder Gegenübertragungserfahrungen zu handeln und so mit den Patient(inn)en in eine reinszenierende Beziehungsgestaltung zu geraten, geht es darum, sich als Resonanzkörper und Container für unverarbeitete, rohe Erfahrungen, die transformiert und in eine mentalisierte Form gebracht werden müssen, zur Verfügung zu stellen (Levine 2021).

Insbesondere Jugendliche »berichten« über ihre Traumatisierungen, indem sie die Therapeutin bzw. den Therapeuten in einen Handlungsdialog verwickeln. Auf diese Weise können die dem traumatischen Geschehen zugehörigen, aber von den Patient(inn)en abgespaltenen Affekte auf der Seite der Therapeut(inn)en wahrnehmbar werden. Es kommt also zu projektiven Inszenierungen von Gefühlen, wie z. B. Ohnmacht, Verwirrung, Wut, Schuld und Angst, im Sinne einer »traumatischen Übertragung« (Holderegger 2012), in der auch Therapeut(inn)en in einen entsprechenden Gefühlszustand geraten. Täteranteile werden nicht selten auf die Therapeut(inn)en projiziert, weshalb diese in der Arbeit mit traumatisierten Menschen stets besonderen Belastungen ausgesetzt sind.

Die existentielle Bedrohung mobilisiert eigene Ängste und die Begegnung mit Grausamkeiten und Gewalt berührt eigene archaische Kerne. Zusätzlich können bei den Therapeut(inn)en eigene traumatische Erfahrungen aktiviert werden, was zu einer Überidentifizierung mit den Patient(inn)en zu führen vermag. Dies wiederum kann das Mentalisieren der Therapeutinnen blockieren und Gefühle von Hilflosigkeit und Angst auslösen, was ihre therapeutischen Funktionen unterminiert. Es kann dann beispielsweise zur Distanzierung gegenüber den Patient(inn)en oder sogar zur Abwendung von ihnen kommen. Dies kann auch darin zum Ausdruck kommen, dass die Realität der traumatischen Erfahrung der Patient(inn)en infrage gestellt wird. Es ist aber auch möglich, dass sich die Therapeut(inn)en mit den Täterinnen bzw. Tätern identifizieren, was dazu führen kann, dass sadistische Impulse subtil agiert werden.

Berichte über traumatische Erfahrungen können Therapeuten und Therapeutinnen aber auch faszinieren und überwältigen (siehe Fallbeispiel »›Maria‹ und der kontaminierte Raum«, S. 141–143). Wenn die Therapeuten überfordert und überwältigt sind, so kann dies dazu führen, dass Patient(inn)en durch Verschweigen der traumatischen Erfahrungen oder durch das Persistieren des Als-ob-Modus die therapeutische Beziehung und die Therapeutinnen bzw. Therapeuten zu schützen und zu schonen versuchen. So berichtete eine 18-jährige Patientin erst drei Jahre nach Beginn der Psychotherapie von den sexuellen Übergriffen, die sie erlebt hatte, weil sie »die Beziehung zur Therapeutin ›sauber halten‹ und die Therapeutin«, die, wie sie wusste, mehrere Töchter hatte, »nicht beunruhigen wollte«.

Gegenübertragungsgefühle geben wichtige Hinweise auf die Gefühlslage, die inneren Landschaften sowie auf den Zustand und die Befindlichkeit der Patient(inn)en. Sie sind – insbesondere bei Patient(inn)en, die die Sprache nicht nutzen können, um über sich zu erzählen, oder die aufgrund von Traumatisierungen »verstummt«

sind und nicht kommunizieren können oder wollen – wichtige Orientierungshilfen. Die nonverbale Kommunikation, die atmosphärisch vermittelte Gefühlslage, die szenischen Elemente und Handlungsdialoge stellen das Material dar, welches die Therapeutin aufnehmen und mentalisieren muss. Die Mentalisierungsprobleme solcher Patient(inn)en sowie die situativen Regressionen auf prämentalistische Modi äußern sich in spezifischen Gegenübertragungsgefühlen, welche die Ausgangslage für passende Interventionen sein können. In Tabelle 12-4 sind typische Gegenübertragungsreaktionen den entsprechenden prämentalistischen Modi gegenübergestellt. Zusätzlich sind in der letzten Spalte Interventionen beschrieben, die der eingeschränkten Mentalisierungsfähigkeit angepasst sind und der Förderung des expliziten Mentalisierens dienen.

Tab. 12-4: Gegenübertragungen der Therapeut(inn)en bei den verschiedenen prämentalistischen Modi und mögliche mentalisierungsorientierte Interventionen

Modi	Gegenübertragungen	Umgang[12]
Körpermodus	Körperempfindungen, sich unverbunden, ratlos fühlen	Empathisches Validieren der Körperwahrnehmungen, Gefühle dahinter suchen, Benennen eigener Gefühle
Teleologischer Modus	Unsicherheit, Ängstlichkeit, Handlungsdruck, Gefühl, manipuliert zu werden	Empathisches Validieren, Gefühl klären, dahinterstehende Bedürfnisse klären, auf Affekt fokussieren
Äquivalenzmodus	Verwirrung, Denkstörungen, intensives Mitschwingen mit der Patientin/dem Patienten, Schuldgefühle	Zunächst validieren, dann gemeinsames Explorieren, Beschreiben und Verbalisieren, Perspektivenwechsel
Als-ob-Modus	Leere, Langeweile, Desinteresse, Abwertung, Intellektualisierung	Nicht-mentalisierenden Prozess bei sich und bei der Patientin/dem Patienten erkennen, versuchen, eine Verbindung zur Realität herzustellen

12 Siehe auch Diez Grieser & Müller 2018, S. 120.

In der therapeutischen Arbeit mit Kindern ist die Ebene des eigentlichen Mentalisierens selten das zentrale therapeutische Ziel (Verheugt-Pleiter et al. 2008, S. 153). Wenn Kinder jedoch in den Psychotherapien diese Ebene erreichen, verfügen sie über eine wichtige Voraussetzung, um sich weiterem sozialen Lernen in ihrer Alltagsrealität zu öffnen, was als wichtiger Resilienzfaktor betrachtet werden kann.

In Jugendlichen- und Erwachsenenpsychotherapien ist hingegen die Fähigkeit des Mentalisierens für die weitere Entwicklung von Selbst- und Zukunftsentwürfen sehr wichtig. Bei traumatisierten Jugendlichen und Erwachsenen stellen insbesondere das Mentalisieren des Traumas und die Entwicklung von Traumanarrativen bedeutsame Elemente dar, die der Fähigkeit des Mentalisierens dienen.

Traumatisierungen mentalisieren und Traumanarrative entwickeln

Die Ausgangslage, um traumatische Erfahrungen mentalisieren zu können, ist die Entwicklung der Fähigkeit der Patient(inn)en, darüber zu sprechen, die damit verbundenen Affekte zu spüren und gemeinsam mit der Therapeutin darüber nachzudenken. Dabei muss auf eine Balance zwischen Aktivierung/Erregung und der Fähigkeit zu mentalisieren geachtet werden. Zunächst stehen nicht die Traumanarrative im Vordergrund, sondern es geht primär darum, dass die Patient(inn)en lernen, die zu den traumatischen Erfahrungen gehörenden Körpergefühle, Affekte und Bilder zu tolerieren, zu regulieren und in einen Zusammenhang mit dem Erlebten zu stellen.

Wie bereits dargelegt, sollten deshalb im Vorfeld sowohl psychoedukative Informationen als auch einzelne Techniken und Vorgehensweisen erarbeitet worden sein. Die Patient(inn)en sollten sich stabilisieren können bzw. in der Lage sein, sich von den auftauchenden Affekten und Bildern zu distanzieren. »Die zentrale therapeutische Arbeit besteht nicht darin, mit dem spezifischen Inhalt des traumatischen Geschehens zu arbeiten, sondern eine mentalisierende Haltung bezüglich der Bedeutung und der Auswirkungen des Traumas zu fördern. Das heißt, der Fokus richtet sich in erster Linie auf die Psyche der Patientin […] und nicht auf das traumatische Ereignis.

Anders formuliert: Die mentalisierende Haltung betont den Prozess gegenüber dem Inhalt« (Allen et al. 2015, S. 497).

Dies bedeutet selbstverständlich nicht, dass die realen Erfahrungen der Patientin bzw. des Patienten nicht anerkannt und bearbeitet würden. Die Geschichten, die die Patient(inn)en erzählen, sind teilweise emotional überwältigend, was dazu führt, dass sie es vermeiden wollen, darüber nachzudenken oder sie zu erzählen. Die »eigene Psyche wird zu einer Art Gefahrenzone« (Allen et al. 2015, S. 497), die es zu vermeiden gilt. Gleichzeitig führt das Dominieren des Modus der psychischen Äquivalenz bei vielen traumatisierten Menschen zu einer »Endlosschleife« wiederkehrender traumatisch bedingter Empfindungen, Affekte und Bilder. Es beeinträchtigt die Verknüpfung von verschiedenen Selbstanteilen und wirkt sich so auf die gesamte Persönlichkeitsstruktur aus. Ein wichtiger Aspekt der therapeutischen Intervention ist deshalb die Bearbeitung der bewussten und unbewussten Bedeutung, welche das traumatische Ereignis für die betroffene Person hat. Insofern geht es darum, »ein affektiv fundiertes Narrativ über die Folgen und die Bedeutung des traumatischen Ereignisses zu entwickeln, um über unterschiedliche Perspektiven auf diese Erfahrung nachdenken zu können« (Allen et al. 2015, S. 498). Die Therapeut(inn)en unterstützen durch fokussiertes Fragen und Feststellungen bezüglich Bedeutung und Affekt die Entwicklung eines kohärenten Narrativs. Das Traumanarrativ sollte dabei vor allem den Bruch zwischen dem prä- und dem posttraumatischen Selbst überbrücken helfen (Foa et al. 2006).

Die Erarbeitung eines solchen Narrativs ist in allen Psychotherapien wichtig, bei traumatisierten Patient(inn)en hat es jedoch höchste Relevanz (Allen et al. 2015), da es ihnen Orientierung gibt und der Verarbeitung von intensiven Affekten dient. Dies heißt andererseits nicht, dass es das primäre Ziel einer Psychotherapie wäre, die Vergangenheit »auszugraben«. Mit traumatisierten Menschen arbeiten bedeutet jedoch, dass vergangene Ereignisse immer wieder im Fokus sind – entweder weil sie im Hier und Jetzt der therapeutischen Beziehung re-inszeniert werden oder aber weil sie die Innenwelt der Patient(inn)en »kolonisieren« und in Form von Fragmenten in der Therapie auftauchen.

Aus einer mentalisierungsorientierten Perspektive heraus geht es primär darum, dass die traumatisierten Patient(inn)en durch die Erforschung und Bearbeitung ihres gegenwärtigen Erlebens eine neue Sicht auf ihre Vergangenheit und sich selbst entwickeln können (Bateman & Fonagy 2004), womit sie die Fixierung auf traumatische Erinnerungen relativieren. Da davon auszugehen ist, dass traumatisierte Menschen maladaptive narrative Selbstkonstruktionen entwickelt haben, besteht eines der wichtigen Ziele der psychotherapeutischen Behandlung darin, solche Narrative zu verändern. Dafür muss das Narrativ gemeinsam gesichtet, bedacht und in eine erzählbare Form gebracht werden, womit ältere Narrative »überschrieben« werden. Es ist bekannt, dass das Erzählen ein differenzierteres Verstehen der eigenen Geschichte ermöglichen und die Entwicklung der Identität fördern kann.

Exkurs: Geschichten als Bausteine der Identität

Erzählungen über sich selbst, welche Vergangenes mit Gegenwärtigem verbinden und Zukünftiges antizipieren können – sogenannte Narrative –, sind das Rohmaterial für ein zusammenhängendes Selbsterleben. Wenn die Fähigkeit zur Verfügung steht, zwischen Realität und inneren Bildern (Repräsentationen) der Realität zu unterscheiden, wird es für das Kind mit der Entwicklung des Mentalisierens etwa ab dem 5. Lebensjahr zunehmend möglich, Erfahrungen in Form von Erzählungen kohärent zu organisieren und zu berichten. Das autobiografische Selbst, das sich ab einem Alter von ungefähr drei Jahren entwickelt, führt außerdem dazu, dass frühere Erfahrungen zeitlich-kausal dem jetzigen Selbst zugeordnet werden können. Ab dem Alter von ungefähr sieben Jahren können die meisten Kinder über sich und andere als individuelle Personen nachdenken, die bestimmte Eigenschaften haben (Ensink & Mayes 2010). Damit nimmt die Auseinandersetzung mit der eigenen Identität eine bewusste Form an.

Mit dem Eintritt in die Adoleszenz nehmen Fragen, die die eigene Herkunft und Zugehörigkeit betreffen und die als Bausteine für die Identitätskonstruktion benötigt werden, an Wichtigkeit zu. Zentral sind dabei nach Erikson die Wahrnehmung der eigenen Gleichheit und Kontinuität in der Zeit sowie die Wahrnehmung, dass auch andere diese Gleichheit und Kontinuität erkennen und validieren. Erikson (1973) sieht die Identitätsentwicklung in der Adoleszenz als ein Oszillieren zwischen einem deutlichen Selbstgefühl (»Ich bin ich«) und der Identitätsdiffusion (»Ich verliere mein Ich«). Der Prozess der Identitätsbildung fördert und verankert die Selbstregulation. Wichtige Bausteine für die Entwicklung der Identität sind episodische Erinnerungen, welche Interaktionen aus der frühen Kindheit umfassen, die mit zunehmender Erfahrung generalisiert werden können (Stern 1993). Gesellschaftliche Anforderungen und Entwicklungsaufgaben sowie die in einer Kultur vorhandenen Rituale und Bewältigungsformen stellen weiteres Material für die Auseinandersetzung mit der eigenen Identität zur Verfügung.

Ab der Spätadoleszenz schließlich kommt es im Zuge der beruflichen Entwicklung und der zunehmenden Fähigkeit, Intimität in Beziehungen zuzulassen, zu stabileren Identitätskonstruktionen. Diese müssen jedoch aufgrund gesellschaftlicher Wandlungsprozesse, die traditionelle Schablonen und gesellschaftlich vorgegebene Identitäts-Bausteine in den Hintergrund treten lassen, immer wieder überarbeitet werden. Grundsätzlich ist auch im Erwachsenenalter ein permanenter Prozess notwendig, der die Passung zwischen innerer und äußerer Welt gewährleistet und überprüft (Höfer & Keupp 1997). Eine gelingende Identitätsentwicklung geht mit der inneren Bejahung der eigenen Geschichte einher, bleibt aber als lebenslanger Prozess stets im Spannungsfeld zwischen Identifikation und Abgrenzung, zwischen Bindung und Autonomie.

Alle Menschen brauchen Geschichten, und die Inhalte dieser Geschichten wirken sich auf ihr Leben aus. Um sich »einen Reim auf sich machen zu können«, sind Narrative erforderlich, die die eigene Identität unterlegen. Menschen organisieren ihre Erfahrungen und sich selbst, indem sie erzählen. Belastende Ereignisse können dadurch ein Stück weit bereits verarbeitet oder zumindest schon mit einer gewissen Distanz betrachtet werden. Außerdem kann das Erlebte durch Erzählen mit anderen geteilt werden, was angstlösend und beruhigend zu wirken vermag. Schließlich wird durch das Erzählen auch die Möglichkeit eröffnet, einen Sinnzusammenhang herzustellen, was einen positiven Einfluss auf das Befinden hat. Die Erfahrung, dass es einem gelingt, sich anderen durch das Erzählte verständlich zu machen, gilt als resilienzfördernd. Die Wirkung der Geschichten ergibt sich besonders aus der Bedeutung, die den Erinnerungen gegeben wird (Diez Grieser 2010).

Viele komplex traumatisierte Menschen verfügen nur über wenige sprachliche Ressourcen, um den Therapeut(inn)en ihre Geschichten zu erzählen. Sie brauchen deshalb Therapeut(inn)en, die ihnen ihr Denken und ihre Sprache leihen, um eigene kohärente Narrative zu entwickeln. Manchmal können Hilfsmittel, wie beispielsweise die Lifeline (Schauer et al. 2014), den Prozess unterstützen und sowohl für Patient(inn)en als auch für Therapeut(inn)en einen Orientierungsrahmen liefern. Die Erarbeitung einer Lifeline fördert das Mentalisieren der traumatischen Erfahrungen und führt als Prozess zu einer Lebenslinie-Perspektive, in der die Traumatisierungen in einen weiteren Kontext gestellt werden können. Außerdem ermöglicht diese Technik, dass die Patient(inn)en sich während der Durchführung im Raum bewegen können, was im Vergleich zur »Face-to-face«-Sitz-Situation die affektive Regulation während des Erzählens unterstützen kann. Die gemeinsame Fokussierung auf die Lifeline-Konstruktion kann die Schamgefühle der Patient(inn)en während des Erzählens verringern.

In der folgenden Fallvignette wurde es nur durch die »Lifeline« für die Patientin möglich, über die Traumatisierungen zu sprechen. Dabei war es aber auch wichtig, dass die Patientin ebenso über die guten Erfahrungen in ihrem belasteten Leben detailliert berichten konnte und diese in Form von Blumen einen Platz auf der Lebenslinie bekamen. Das Erstellen ihrer Lifeline zog sich über mehrere Wochen hin. Da die Konfrontation mit den erinnerten Erfahrungen für die Patientin sehr belastend war, wurden diese Sitzungen sorgsam geplant und nachbearbeitet.

Fallbeispiel Frau B.

Anna B. war eine 20-jährige junge Frau, die aufgrund schwerer dissoziativer Zustände nach einem stationären psychiatrischen Aufenthalt zur weiteren ambulanten Behandlung angemeldet wurde. Sie schwieg in den ersten Stunden, sah die Therapeutin mit schreckgeweiteten Augen an und musste sich im Raum bewegen, um in Kontakt mit der Realität bleiben zu können. Fragen beantwortete sie nicht, hörte aber dem lauten Nachdenken der Therapeutin stets aufmerksam zu. Diese versuchte mit Frau B. darüber zu sprechen, wie es ihr wohl in der Situation ging und was die Gründe für ihr Schweigen sein könnten. Nach einigen Sitzungen änderte sich die Stimmung und Frau B. wirkte entspannter und weniger ängstlich; sie schwieg aber weiterhin. Die Therapeutin fühlte sich zunehmend hilflos, spürte aber auch Ärger, weil die Patientin nicht auf der verbalen Ebene kommunizierte. Den Vorschlag der Therapeutin, für schöne und für belastende Momente in ihrem Leben Blumen und Steine entlang einer Schnur zu legen, um gelegentlich miteinander darüber sprechen zu können, fand sie hilfreich.

Sie begann ihre Lebenslinie mit einer Blume und meinte, neues Leben sei immer gut und sicherlich habe sich jemand über ihre Geburt gefreut. Als die Therapeutin nachhakte, sprach die Patientin von ihrer Nanny und berichtete kurz, dass sie zu dieser ein sehr inniges Verhältnis gehabt habe. Leider sei diese weggegangen, als sie, Anna, zwei Jahre alt gewesen sei. Für dieses Ereignis stellte Frau B. einen großen Stein auf die Lifeline; sie mochte nichts mehr dazu sagen und fuhr mit einer Blume, gefolgt von vier Steinen fort. Dann wiederum eine Blume, ein Stein und wieder eine Blume. Frau B. lächelte und meinte, ohne weiter darauf einzugehen, dass es auch ein paar schöne Dinge gegeben habe. Die Therapeutin fotografierte die Linie, die laut Frau B. ihre ersten 15 Jahren abbildete. Sie mochte aber nichts mehr dazu erzählen.

In der nächsten Sitzung berichtete sie über ihre große Freude, als sie endlich den Kindergarten besuchen konnte, und darüber, wie diese durch sexuelle Misshandlungen durch ältere Schüler bald erlosch. Über diese Ereignisse berichtete sie in konkreter Form erst Monate später, nachdem die Therapeutin auf ihren Wunsch hin die Lifeline anhand des Fotos rekonstruiert hatte (s. Abb. 12-5).

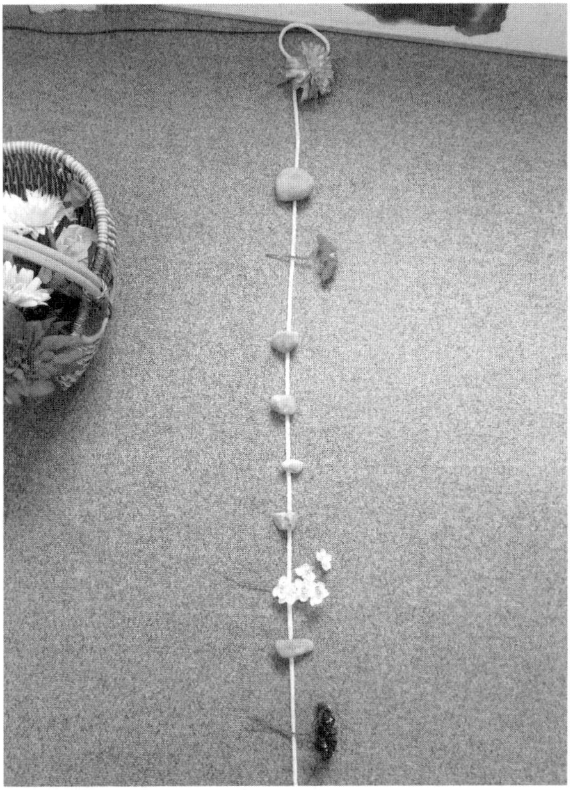

Abb. 12-5: Lifeline von Frau B.

Exkurs: Das Schweigen traumatisierter Menschen in der Therapie

In der psychotherapeutischen Arbeit mit traumatisierten Menschen kommt es phasenweise oder auch punktuell dazu, dass sie schweigen. Dies stellt die Therapeut(inn)en vor große Herausforderungen, welche eine psychodynamisch orientierte Psychotherapie zu ausschließlich als eine »talking cure« verstehen, die vorwiegend über verbalen Austausch stattzufinden hat. Salman Akhtar (2013) betont, dass es mindestens genauso wichtig ist, zuzuhören und auf Inszenierungen zu achten. Er empfiehlt den Therapeut(inn)en, sich mit den verschiedenen Formen des Schweigens auseinanderzusetzen, um die vielfältigen Gründe, die dahinterstehen, besser zu verstehen und die Patient(inn)en passend unterstützen zu können. Akhtar beschreibt verschiedene Formen der Stille in psychotherapeutischen

Behandlungen und beschäftigt sich mit möglichen Bedeutungen und Interventionen (Akhtar 2013, S. 25 f.).

Im Zusammenhang mit traumatisierten Patient(inn)en sind zwei Formen des Schweigens bzw. der Stille von besonderem Interesse: die »nicht-mentalisierte Stille« (»unmentalised silence«, S. 27) und das »absolute Schweigen/die Todesstille« (»blank silence«, S. 35). Bei der *nicht-mentalisierten Stille* haben die Patient(inn)en aufgrund ihrer Mentalisierungsstörung wenig über sich oder andere zu sagen. Sie sind in den Abgründen der Wortlosigkeit gefangen (S. 28) und brauchen eine aktive Unterstützung durch die Therapeut(inn)en, die durchaus auch psychoedukative Elemente umfassen soll, um sie zu ermuntern, weiter nachzudenken und nicht vorschnell zu meinen, dass sie nichts zu sagen hätten. Dabei spielt auch die offene und neugierige Haltung der Psychotherapeut(inn)en als Modell eine wichtige Rolle.

Beim *absoluten Schweigen* unterscheidet Akhtar zwischen einer benignen und einer malignen Form. Bei der malignen Form weist er darauf hin, dass eine völlige Abwesenheit von Geistesaktivität vorzuliegen scheint: »no verbally encoded thoughts, no visual images, no affective currents« (S. 35). Diese Form begegnet uns immer wieder bei schwer traumatisierten Menschen, die angesichts der Empfindungen, Affekte und Bilder des Horrors, den sie erlebt haben, verstummen.

In Claude Lanzmanns Dokumentarfilm *Shoah* (1985) wird dies für den Zuschauer besonders gut nachvollziehbar. So sieht man, wie einer der Interviewten, ein Friseur, der während des Interviews mit Lanzmann einem Kunden die Haare schneidet und von seinen Lagererfahrungen berichten soll, plötzlich verstummt: Sein Mund bewegt sich, ohne dass Worte kommen, und der Blick, den die Kamera minutenlang wiedergibt, spiegelt die ganze Ohnmacht und Verzweiflung der traumatisierenden Erfahrungen.

Eine 15-jährige Jugendliche, die nach einem schweren Suizidversuch in die psychotherapeutische Behandlung kam, verfiel kurz nach Beginn der Psychotherapie in vollständiges Schweigen. Sie erschien aber jede Woche pünktlich zu den Sitzungen und wollte auch nichts an diesem Ritual ändern. Während der Stunden dachte die Therapeutin laut über diese Situation nach, beschrieb teilweise, was sie sah, oder sie begann ab und zu – nachdem die Jugendliche gestisch positiv auf den Vorschlag reagiert hatte – laut etwas vorzulesen. Die Therapeutin verstand – dank einer intensiven supervisorischen Unterstützung –, dass das Zulassen dieser »Todesstille«, insbesondere ohne ihre eigene Lebendigkeit und ihre Mentalisierungsfähigkeit zu verlieren, die notwendige Basis für die Arbeit mit der Jugendlichen darstellte. Die in der Übertragung zum Ausdruck kommenden Todesgefühle, die Folge der erlittenen Traumatisierungen der Jugendlichen waren, konnten so nach und nach besprochen werden. Dabei wurde deutlich, dass, wie auch bei anderen traumatisierten Patient(inn)en zu beobachten ist, der erlebte »psychische Tod« nicht eine Metapher ist, sondern eine reale Erfahrung, die nach und nach symbolisiert und mentalisiert werden muss.

Der Dachboden: Selbst- und Beziehungsreflexion

In der letzten Phase der Psychotherapie stehen Fragen nach tieferen Bedeutungen und biografischen Zusammenhängen im Vordergrund. Die Fähigkeit zu mentalisieren, die sich im Laufe der Behandlung entwickelt oder gefestigt hat, ermöglicht nun die gemeinsame Reflexion und das Erarbeiten eines biografischen Narrativs, das auch das Überleben positiv konnotieren sollte. Die zuvor abgespaltenen oder unterdrückten traumatischen Erfahrungen können gemeinsam reflektiert und in die Lebensgeschichte integriert werden. Der therapeutische Raum als sicherer Ort und die Beziehung zur Therapeutin bzw. zum Therapeuten als sicherheitsvermittelndes Medium wird zunehmend von der Fähigkeit der Patient(inn)en abgelöst, ihre innere Welt als sicheren Ort zu erleben. Zudem werden die Beziehungen zu anderen Menschen aus einem von traumatischen Verstrickungen geprägten Feld in ein soziales Geschehen überführt, welches durch Gegenseitigkeit und Respekt charakterisiert ist. Dies wird aufgrund des epistemischen Vertrauens möglich, das die Patient(inn)en durch die wiederholte Erfahrung des Mentalisiertwerdens erwerben. Entwickelt sich mehr und mehr epistemisches Vertrauen, erlaubt dies weiter die soziale Referenzierung mentaler Zustände im außer-therapeutischen, weiteren sozialen Kontext der Patient(inn)en.

Die Fähigkeit zu einem flexibleren mentalen Umgang mit dem Selbst, mit den anderen und mit der Welt öffnet die therapeutische Arbeit für einen emotional erlebten und von Emotionen getragenen Schritt von der Vergangenheit in die Gegenwart ebenso wie zu neuen Entwürfen für die Zukunft (Diez Grieser & Müller 2018). Das Ziel besteht darin, dass die traumatisierten Patient(inn)en am Ende der Psychotherapie mit ihren eigenen Gedanken, Gefühlen und Motiven in Kontakt sind und diese relativieren und mit Abstand betrachten können. Insbesondere sollen sie nicht mehr von traumabezogenen intensiven Körperempfindungen, Affekten und Bildern überwältigt werden. Sie sollen gelernt haben, diese zu regulieren und einzuordnen. Es soll für sie zudem klar sein, dass auch bei anderen Menschen Gedanken, Gefühle und Motive bestehen, die sie erahnen oder erschließen und an denen sie sich orientieren können.

Es kommt in dieser Phase also schließlich zur Integration der verschiedenen Ebenen des »Hausbaus«, was die Entwicklung eines Lebens-Narrativs jenseits der erlittenen Traumatisierungen ermöglicht. Bei erwachsenen Patient(inn)en können hierzu auch das Thematisieren der Sinnhaftigkeit der traumatisierenden Erfahrungen sowie das Mentalisieren gesellschaftlicher Zusammenhänge und Werte wichtige Beiträge leisten.

So war es für einen jungen Mann, dessen Vater im Herkunftsland schwer gefoltert worden war, am Ende der psychotherapeutischen Behandlung wichtig, über ein Narrativ zu verfügen, das eine Verknüpfung zwischen den Erfahrungen des Vaters und seinen eigenen Traumatisierungserfahrungen herstellte. Er verstand sein aktives Aufsuchen gefährdender Situationen im Jugendalter, was schließlich zu fortdauernden sexuellen Übergriffen ihm gegenüber geführt hatte, als einen Versuch, seinem Vater nahe zu sein und diesen dadurch besser zu verstehen, dass er sich einer ähnlichen »Folter« aussetzte.

Es geht in der Psychotherapie mit traumatisierten Menschen darum, ihnen ihre »Geschichte zurückzugeben, oder besser: sie überhaupt erst zu gewinnen« (Burchartz 2019, S. 153). Die mit den Traumatisierungen assoziierten Körperempfindungen, die fragmentierten sensorischen und visuellen Eindrücke (van der Kolk 2014), die mangelnde Selbstkohärenz und die prämentalistischen Wahrnehmungs- und Verarbeitungsmodi sollten in einer sicherheitsspendenden Beziehung mentalisiert und bearbeitet werden und schließlich als zur Vergangenheit gehörend abgelegt und in einen Narrativ eingebunden werden.

Die mentalisierungsorientierte Arbeit ermöglicht die detaillierte Untersuchung aktueller und interaktioneller Situationen in der Gegenwart. Dabei wird ein besonderes Augenmerk auf die Alltagserfahrungen der Patient(inn)en gelegt und diese werden in der Therapie Schritt für Schritt besprochen. Die Affekte, die dabei sowohl im Alltag als auch in der Therapie auftauchen, werden differenziert einbezogen. Mentalisierungsorientierte Techniken wie »Stop-rewind« sowie die offene und neugierige Haltung unterstützen die Entwicklung des Mentalisierens. Die Bearbeitung der traumatischen Erfahrungen in der Übertragung führt dazu, dass zwischen Subjekt und Objekt, zwischen innen und außen besser differenziert werden kann, was auch die Unterscheidung zwischen Vergangenheit und Gegenwart verbessert. Die Erarbeitung eines Traumanarrativs schließlich führt zu einem Gefühl der Selbstwirksamkeit.

Beispielhaft soll abschließend eine mit einem Kind am Ende der Psychotherapie erarbeitete Traumageschichte wiedergegeben werden. Ähnliche Traumanarrative, die oft durch ein Therapienarrativ ergänzt werden, können auch mit Jugendlichen und Erwachsenen entwickelt werden.

Fallbeispiel: Die Traumageschichte von Laura

»Als ich auf die Welt kam, waren meine Eltern glücklich darüber und meine Mama malte wunderschöne Vorhänge für mein Kinderzimmer. Meine Eltern hatten aber nicht viel Geld und sie wussten auch nicht so richtig, wie sie damit umgehen sollten. Papa trank gerne Bier und noch andere Sachen und wurde dann

laut. Er merkte nicht, dass mir das große Angst machte. Als er die Mama auch noch schlug, war es, als wenn ich geschlagen würde. Ich spürte alles im Bauch und hatte große Angst. Papa weinte danach häufig und schenkte Mama und mir schöne Sachen.
In der Schule musste ich immer an daheim denken und ich wollte immer sofort heim, um Mama zu helfen. Wenn es in der Pause Streit gab oder sich die Jungen prügelten, bekam ich große Angst und erstarrte oder lief davon. Die anderen Kinder fanden mich doof, und irgendwann begann eine kleine Gruppe damit, mir Dinge wegzunehmen oder mir Schläge anzudrohen, falls ich ihnen keine Süßigkeiten gebe. Ich hatte große Angst und nahm deshalb Geld von der Mama. Als Papa das erfuhr, schlug er mich mit seinem Gürtel. Das tat zuerst weh, dann aber bin ich raus aus meinem Körper und habe mir vorgestellt, wie ich in einem weichen Bett in einer Tulpe liege und die Sterne anschaue. Das habe ich dann immer wieder gemacht, das war der schönste Ort.
Die Lehrerin hat gemeint, dass ich nichts lerne und »faul« sei, und hat mich zur Abklärung geschickt. Meine Eltern fanden das nicht gut, und sie haben mir gesagt, dass ich nichts über daheim erzählen soll, weil ich sonst nicht mehr bei ihnen leben dürfe. Das hat mir Angst gemacht und ich habe der Psychologin nichts gesagt über die Schreie und Schläge. Danach bin ich in die Therapie gekommen. Da hatte ich wieder Angst, habe dann aber gemerkt, dass es dort schön war. Ich konnte alles sagen und machen und die Therapeutin hat immer geholfen mit ihren Worten. Ich habe mir immer eine Hütte gebaut und wenn ich schlimme Gefühle hatte, bin ich da hineingekrochen. Mit der Zeit habe ich gelernt, was ich mit den schlimmen Gefühlen machen kann, und ich hatte mein Büchlein, um nachzulesen, wenn mein Kopf plötzlich leer war. Mein Kraftstein hat auch geholfen, um im Kopf die Hütte zu bauen.
Ich habe der Therapeutin dann von daheim erzählt und wir haben zusammen verstanden, dass ich nicht an Papas Wut schuld bin, auch wenn er das manchmal gesagt hat. Ich habe gelernt, dass meine schlimmen Gefühle seine eigenen schlimmen Gefühle sind, weil sein Papa ihn immer so geschlagen und eingesperrt hat.

Ich mache deshalb jetzt immer eine Schutzhülle um mich herum, wenn ich merke, dass andere mir ihre Gefühle geben wollen. Papa und Mama haben viel mit der Therapeutin gesprochen, ich war manchmal auch dabei. Papa hat gelernt, was er machen kann, damit er nicht schlagen muss. Aber es war trotzdem nicht schön daheim. Mama und ich sind dann in eine andere Wohnung und seither geht es ihr besser. Sie hat auch eine Therapie für sich. Ich habe Freundinnen, mit denen ich vieles mache, und manchmal, wenn ich traurig bin, trösten sie mich. Das ist schön, nicht mehr so allein zu sein und anderen zu vertrauen.«

12.4 Der Garten: Traumasensible und mentalisierungsorientierte Umwelten fördern

Belastete Menschen, insbesondere aber diejenigen unter ihnen, die aufgrund ihrer Erfahrungen traumatisiert sind, brauchen traumasensible und mentalisierungsorientierte Bezugspersonen und Umwelten. Beziehungen, die eine solche Qualität aufweisen, ermöglichen, zusammen mit entwicklungsförderlichen Rahmenbedingungen, dass die Betroffenen »heilsame Beziehungserfahrungen« machen können. Positive, epistemisches Vertrauen generierende Beziehungserfahrungen führen dazu, dass die förderlichen Angebote genutzt und Ressourcen aufgebaut werden können. Diese Erfahrungen bilden schließlich die Basis für ein gelingendes Leben, das nicht primär durch negative Erfahrungen und Wiederholungen der erlebten Muster geprägt ist.

Traumatisierungen der Eltern und Folgen für ihre Kinder

Für Kinder und Jugendliche spielen dabei das familiäre Umfeld und insbesondere die Eltern, vor allem in der frühen Kindheit, eine herausragende Rolle. Im klinischen Kontext bedeutet dies, dass Kinder stets mit ihrem Bezugssystem zu behandeln sind, da von einer mehrgenerationalen Weitergabe von Traumatisierungen ausgegangen werden muss (Korittko 2016). Komplex traumatisierte Kinder stammen meist aus Familien, bei denen oft über Generationen hinweg Belastungen, dysfunktionale Muster und traumatisierende Bindungs- und Beziehungserfahrungen weitergegeben werden. Die traumaassoziierten Störungen und die traumakompensatorischen Muster der Eltern können in solchen Familien zur Traumatisierung der Kinder führen.

Die »Traumatisierung des Familiensystems« (Korittko 2016, S. 183) entsteht somit durch die von den Eltern in ihrer Kindheit erlebten traumatisierenden Belastungen. In diesem Zusammenhang kann die elterliche Hilflosigkeit als Merkmal traumatischer Erfahrung verstanden werden, sie stellt sich in der Elternrolle als Folge eines »nachhaltig erlebten Scheiterns bei dem Versuch, erwünschte Erziehungsziele bzw. (Verhaltens-)Änderungen beim Kind zu bewirken«, immer wieder ein (Pleyer 2004, S. 141). Karl-Heinz Pleyer unterscheidet vier zentrale Merkmale dieser Hilflosigkeit der Eltern:

- verengte oder verzerrte Wahrnehmung der Kinder durch die Eltern;
- Konfliktvermeidung im Umgang mit dem schwierigen Verhalten der Kinder und Vermeidung von Präsenz;
- Tendenz, die Erziehungsverantwortung zu umgehen oder sie an andere zu delegieren;
- Tendenz, sich in der Erziehung zu isolieren und Unterstützung zu vermeiden.

Die Kinder reagieren auf die Hilflosigkeit der Eltern mit Übererregung und erhöhter Wachsamkeit sowie mit verschiedenen Verhaltensweisen, die dazu führen sollen, die Eltern »herauszufordern und sie für sich präsent und verfügbar zu machen« (Pleyer 2004, S. 141).

Die eigenen traumatischen Erfahrungen der Eltern führen zu spezifischen Problemen auf mindestens drei Ebenen. Auf einer *ersten Ebene* fehlt es ihnen an positiven Rollenvorbildern bzw. an förderlichen Erfahrungen mit den eigenen primären Bezugspersonen in ihrer Kindheit, auf die sie zurückgreifen könnten. Stattdessen versuchen sie oft mit aller Kraft alles anders zu machen als ihre Eltern. Dies führt manchmal dazu, dass sie nun ihren Kindern kaum Grenzen setzen und selten Forderungen stellen, um nicht in konflikthafte Situationen zu geraten. Um die negativen Gefühle wie Ärger oder Wut zu vermeiden, die in solchen Situationen auftauchen, wenden sie sich emotional von den Kindern ab und lassen sie mit ihren Beziehungsbedürfnissen allein; dies führt wiederum dazu, dass diese durch auffälliges Verhalten weiter versuchen müssen, die emotionale Präsenz der Bezugspersonen zu erzwingen. Es kommt an dieser Stelle zu Eskalationen, die damit enden können, dass die Eltern genau das Verhalten zeigen, welches sie unter allen Umständen vermeiden wollten.

Fallbeispiel Herr M.

Herr M., ein ehemaliges Heimkind, das in den ersten Lebensjahren traumatische Erfahrungen in seiner Herkunftsfamilie gemacht hatte, meldete sich mit seiner Frau zu einer Beratung, da sie Probleme mit ihrem fünfjährigen Sohn hätten. Es stellte sich heraus, dass der Junge daheim vieles bestimmte: Er schlief bei den Eltern im Bett und schlief nur ein, wenn sie sich hinlegten, er wählte das Essen aus und gab vor, was man zusammen spielen sollte. Herr M. berichtete, er habe schon früh mit seinem Sohn wie mit einem Erwachsenen gesprochen und versucht, ihn als Individuum mit eigenen Bedürfnissen zu respektieren. Die Eltern berichteten weiter, dass sie dem Jungen, den sie als sehr differenziert und sprachgewandt beschrieben, vieles zeigten und erklärten.

Nun sei aber die Situation zu Hause mehrmals eskaliert, weil der Junge nicht wolle, dass der Vater sich um ihn kümmere, mit ihm spiele oder im gleichen Bett schlafe. Zusätzlich habe er im Kindergarten erzählt, dass der Papa ein böser Mann sei und ihn schlage. Diese Aussage habe den Vater derart getroffen, dass er den Jungen tatsächlich geschlagen habe. Dies sei für ihn ein schrecklicher Moment gewesen, da er sich genauso wie einst sein Vater ihm gegenüber verhalten habe.

Die mentalisierungsorientierte Elternarbeit führte bei diesen in ihrem Denken und ihrer Wahrnehmung differenzierten Eltern bereits nach wenigen Gesprächen zu einem besseren Verständnis der Bedürfnisse ihres Kindes sowie dem Aufbau einer klareren Generationengrenze, was dem fünfjährigen Jungen wichtige Begrenzungserfahrungen ermöglichte. Dabei wurde gemeinsam mit den Eltern die Metapher des »Entwicklungslaufstalls« als flexibler und beweglicher Rahmen genutzt. Den Eltern wurden außerdem Informationen zur aktuellen Entwicklungsphase ihres Sohnes vermittelt, die ihnen als Orientierung dienen konnten. Dabei lag der Fokus auf dem Aspekt der Auseinandersetzung mit Geschlechter- und Generationengrenzen. Den Eltern wurde deshalb u.a. erklärt, dass Kinder diese wichtigen Entwicklungsschritte benötigen und darauf angewiesen sind, dass die erwachsenen Bezugspersonen es ihnen ermöglichen, diese Grenzen zu erleben.

Die Anerkennung der Generationengrenzen kann dabei – so wurde es auch Frau und Herrn M. vermittelt – nur dann gelingen, wenn für die Kinder deutlich ist, dass ihnen nicht alles möglich und zugänglich ist, was Erwachsenen zusteht. So ist der Ausschluss des Kindes aus der Eltern-Beziehung eine wichtige Erfahrung, die das Kind in seiner Selbstentwicklung stärkt.

Diese Phase endet mit der Fähigkeit des Kindes, sich im Dreieck Mutter-Vater-Kind zu bewegen und wahlweise mit Mutter oder Vater eine Beziehung zu haben, aber auch wahrzunehmen und zu akzeptieren, dass die Eltern miteinander eine Beziehung haben, von der es ausgeschlossen ist.

Die Bewältigung dieser Phase führt somit zur Anerkennung von grundsätzlichen Grenzen und legt einen wichtigen Grundstein für die Persönlichkeitsentwicklung des Kindes. Es lernt, Neid und Gefühle des Ausgeschlossenseins zu überwinden und Generationengrenzen zu akzeptieren. Es erwirbt auch ein positives Verhältnis zu sich als Junge oder Mädchen und damit eine Grundlage dafür, dass es in die eigene Geschlechtsrolle hineinzuwachsen sowie eine unbekümmerte Einstellung zur Sexualität zu entwickeln vermag.

Auf einer *zweiten Ebene* sind Fehlinterpretationen von kindlichen Verhaltensweisen bei beeinträchtigten Mentalisierungsfähigkeiten eine spezifische Schwierigkeit von traumatisierten Eltern. Dahinter stehen belastete Beziehungsrepräsentanzen, die den Rahmen für die Erwartungen und Projektionen der Eltern bilden.

Fallbeispiel Frau Z.

Die 33-jährige Frau Z. wuchs in einer dysfunktionalen Familie auf, die man eher dem Rand der Gesellschaft zuordnen würde. Frau Z.s Vater und Mutter waren beide alkoholkrank gewesen, und Vernachlässigung und Gewalt hatten ihre Kindheit geprägt. Als ihr Sohn Franz ab ca. dem dritten Lebensjahr begann, sich aggressiv zu gebärden, wenn die Mutter ihm Grenzen setzte, brach für sie eine Welt zusammen. Das glückliche, zufriedene Kind wurde aus ihrer Sicht zu einem »bösartigen Monster«, das ständig neue Wege fand, um ihr die Stimmung zu verderben. Dieser Gedanke machte sie wütend und traurig, weshalb sie sich zunehmend zurückzog und sich beispielsweise im Bad einschloss, wenn Franz einen Wutanfall hatte. Sie erhöhte auch die Anzahl der Tage, an denen der kleine Junge fremdbetreut war.

Diese Vermeidungsstrategien führten zu weiteren Verhaltensauffälligkeiten, weshalb sie schließlich psychologische Hilfe suchte. Ihre ausgeprägten Schwierigkeiten zu mentalisieren waren lange Zeit der Hauptfokus in der Elternarbeit. Sie war überzeugt, dass sie genau wusste, was ihr Kind dachte, fühlte und wollte. Das Validieren und Wertschätzen ihres Bemühens, ihr Kind dadurch schützen zu wollen und gut für es zu sorgen, ermöglichte in der gemeinsamen Arbeit die Suche nach potentiellen anderen Gründen für sein Verhalten.

Auf einer *dritten Ebene* führen Traumatisierungen der Eltern zu Problemen in ihrer Selbstregulation, die sich zum einen in Form von impulsiven Handlungen oder emotionalen Ausbrüchen zeigen, zum Zweiten aber auch den Hintergrund für emotional missbräuchliche und instrumentalisierende Beziehungsangebote liefern. Die Kinder übernehmen in solchen Situationen die Regulation der Eltern, beruhigen sie und kümmern sich auch um vielfältige Alltagsaufgaben. Dieses unter Begriffen wie »Parentifizierung« oder »Rollenumkehr«

bekannte Phänomen stellt für viele der Kinder eine große Belastung dar und raubt ihnen Ressourcen, die sie für die Bewältigung eigener Entwicklungsaufgaben verfügbar haben müssten.

Die Traumatisierungen der Eltern wirken sich immer auf ihre elterlichen Kompetenzen aus und können je nach Alter des Kindes einen starken Einfluss auf dessen Entwicklung und psychische Gesundheit haben. Dies trägt zu den Transmissionsprozessen zwischen den Generationen bei. In Abbildung 12-6 sind verschiedene Folgen zusammengetragen, die traumatische Erfahrungen in Bezug auf die elterlichen Kompetenzen haben können.

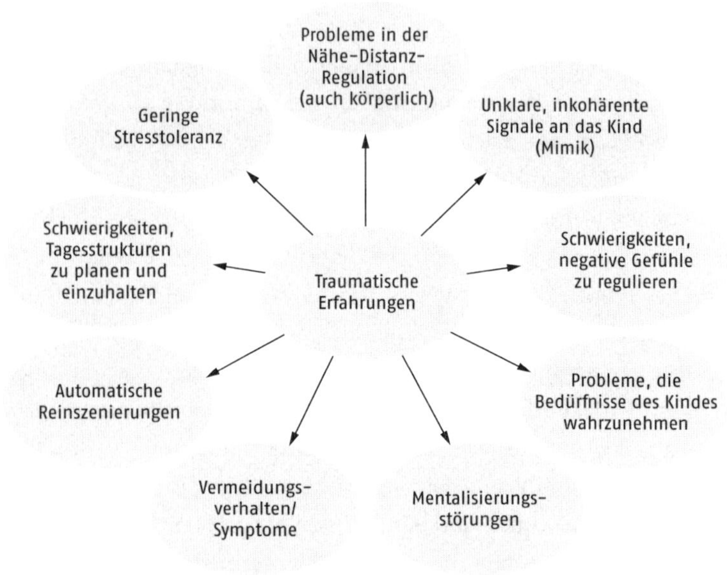
Probleme in der Nähe-Distanz-Regulation (auch körperlich)
Geringe Stresstoleranz
Unklare, inkohärente Signale an das Kind (Mimik)
Schwierigkeiten, Tagesstrukturen zu planen und einzuhalten
Traumatische Erfahrungen
Schwierigkeiten, negative Gefühle zu regulieren
Automatische Reinszenierungen
Probleme, die Bedürfnisse des Kindes wahrzunehmen
Vermeidungs-verhalten/ Symptome
Mentalisierungs-störungen

Abb. 12-6: Folgen von traumatischen Erfahrungen in Bezug auf elterliche Kompetenzen (in Anlehnung an Schmid 2019).

Mentalisieren bei traumatisierten Eltern fördern

Die Förderung der elterlichen Fähigkeit zu mentalisieren ist ein zentraler Punkt; sie ermöglicht, dass viele der in der Darstellung aufgeführten Probleme bearbeitet und überwunden werden können. Auf diese Weise kann vermieden werden, dass die durch die Traumatisierungen der Eltern geprägten Eltern-Kind-Beziehungen bei den Kindern vielfältige Entwicklungsstörungen und psychopathologische Entwicklungen zur Folge haben und die transgenerationale Transmission aktiviert wird.

Eltern sind für ihre Kinder natürliche Lehrpersonen, was das Wahrnehmen und Verstehen innerer Vorgänge bei sich und anderen und damit die Vorbereitung auf das soziale Leben außerhalb der Familie betrifft. Wenn es traumatisierten Eltern gelingt, ihre Kinder zu mentalisieren, d. h. sich an die Stelle des Kindes zu setzen, wird es möglich, Wiederholungen destruktiver familiärer Zyklen zu unterbrechen. Im Zentrum aller Interventionen und Interaktionen stehen deshalb die eine Therapie der Kinder und Jugendlichen begleitende Eltern- bzw. Familienarbeit und die Förderung und Stabilisierung des Mentalisierens zwischen den Generationen und in familiären Beziehungen sowie die Verringerung maligner Interaktionsmuster und Eskalationen, die mit einem Nicht-Mentalisieren verbunden sind. Der reflexiv-mentalisierende Umgang wird dabei durch gemeinsames Nachdenken über Gefühle und Gedanken bei sich und anderen sowie durch die Unterstützung des empathischen Verständnisses der Eltern für ihre Kinder geprägt, um epistemisches Vertrauen aufzubauen. Außerdem werden basale Fertigkeiten der Aufmerksamkeitsregulation (beispielsweise aktives Zuhören) und Affektregulation (beispielsweise zwischen verschiedenen Gefühlen differenzieren) entwickelt (Diez Grieser & Müller 2018).

Zusammenfassend können folgende Hauptziele einer Förderung des elterlichen Mentalisierens definiert werden:

- Unterstützung der elterlichen Fähigkeit, Gefühle, Gedanken und Motive hinter dem Verhalten der Kinder wahrzunehmen,
- eine größere Bewusstheit bezüglich eigener Affekte und Verhaltensweisen, insbesondere in Konfliktsituationen, entwickeln,
- Unterstützung gelingender Eltern-Kind-Interaktionen, in welchen das Kind sich sicher und verstanden fühlen kann.

In der mentalisierungsorientierten Elternarbeit ist es – wie auch in der bereits ausführlich beschriebenen individuellen psychotherapeutischen Arbeit – das Fundament und bei traumatisierten Eltern oft ein wichtiges erstes therapeutisches Ziel, dass ein sicherer Ort gestaltet wird, an welchem die Eltern ein Sicherheitsgefühl haben und Denk- und Gesprächsräume entstehen können, die es ihnen erlauben, mit verschiedenen Perspektiven zu spielen. Die notwendige empathische und validierende Haltung der Therapeut(inn)en führt zu Beginn dazu, dass paradoxerweise der Fokus auf das dysfunktionale Verhalten gelegt werden muss, damit sich die Eltern mit ihren Sorgen verstanden und ernst genommen fühlen. Dabei muss die Therapeutin bzw. der Therapeut die Balance zwischen dem Validieren und dem schrittweisen Konfrontieren mit alternativen Sichtweisen halten, wobei Letzteres häufig erst möglich wird, nachdem die Eltern Vertrauen haben aufbauen können.

Traumatisierte Eltern zu betreuen, bedeutet auch, flexibel zu sein und auf ihre Krisen und Bedürfnisse einzugehen. Eltern mit belasteten Bindungsgeschichten und Traumatisierungen brauchen Psychotherapeut(inn)en, die mitfühlend sind und die sowohl die »Geister im Kinderzimmer« (Fraiberg et al. 1975) als auch die »Engel«, die da sind, um ihnen zu helfen (Lieberman & van Horn 2008), ansprechen. Es ist oftmals auch nötig, dass Eltern darüber nachdenken, wie sich das eigene Kind von dem unterscheidet, wie sie selbst als Kind waren, besonders wenn eine starke Überidentifikation mit den Erfahrungen des Kindes besteht. Bei solchen Gesprächen liegt der Fokus jedoch stets darauf, die elterliche Reflexionsfähigkeit im Hier und Jetzt zu unterstützen.

Misslingendes elterliches Mentalisieren weist oft spezifische Merkmale auf, die durch die Fachpersonen erkannt und für die weitere Intervention sorgfältig bedacht werden müssen. Folgende Verhaltensweisen und Muster sind bei vielen traumatisierten Eltern zu beobachten:

- defensiv, nicht offen und nicht verbunden oder verfügbar;
- bestimmte Gefühle und Gedanken werden vermieden oder führen im Gespräch zu Konflikten und Auseinandersetzungen;
- reaktiv statt pro-aktiv oder responsiv;
- Fokus auf Kontrolle und Verhalten statt auf (Ver-)Bindung;
- übermäßiges Sicherheitsbedürfnis im Hinblick auf Gefühle, Gedanken und Absichten von anderen;

- keine Schattierungen (Schwarz-Weiß-Denkmuster);
- wenig Verknüpfungen zwischen innen/außen, Vergangenheit/Gegenwart;
- negative Erzählungen über die Kinder/diese werden negativ beschrieben;
- Empfindlichkeit gegenüber Ablehnung;
- Rollenumkehr;
- Mühe, sich an die Entwicklungsmöglichkeiten des Kindes anzupassen;
- Wiederholung dysfunktionaler Verhaltensweisen.

Es ist in der Arbeit mit Eltern entscheidend, dass es gelingt, ihre Neugierde und ihr Interesse für Gedanken, Gefühle, Motivationen hinter dem Verhalten ihrer Kinder zu wecken, um schließlich in kleinen Schritten deren Gedanken, Gefühle mit eigenen Gedanken, Gefühlen etc. zu verknüpfen.

> Eine Mutter formulierte diese Erfahrung folgendermaßen: »Ich dachte immer, dass die Tatsache, dass mein Sohn, wenn er heimkommt, so gespannt und aggressiv ist, nur mit der Schule und seinen Frustrationen zu tun hat, aber nicht mit mir. Durch die Gespräche mit der Therapeutin habe ich nun verstanden, dass dies nur der eine Teil ist. Viel wichtiger ist für mich nun auch zu schauen, wie es mir geht und was ich machen kann, damit ich ihn offen empfangen kann. Und ihm auch klarer mitzuteilen, wenn ich nicht dazu in der Lage bin.«
> Der Hintergrund für diese Überlegungen war, dass die Mutter aufgrund der Gewalterfahrungen in ihrer Kindheit dann, wenn ihr Sohn nach Hause kam, selbst immer wieder in den Zustand des ausgelieferten, ohnmächtigen Kindes verfiel, das, um Konflikte zu vermeiden, ängstlich herauszufinden versuchte, was der Heimkommende fühle und wie es ihm gehe. Dieses »Gespenst im Kinderzimmer«, welches sich zwischen ihr und ihren Sohn schob, führte dazu, dass die Mutter zum einen den Ausdruck und das Befinden des Sohnes fehlinterpretierte. Zum Zweiten baute sich in solchen Situationen bei ihr schnell das Gefühl auf, er suche

bewusst Streit und wolle ihr schaden, was sie ihm jeweils entgegenschrie. Der Junge reagierte darauf teilweise mit motorischer Hyperaktivität und der Entwicklung verschiedener Tics, manchmal aber auch mit Erstarrung.

In den Gesprächen mit der Mutter wurden, auf verschiedene Situationen bezogen, folgende Fragen diskutiert (siehe auch Asen & Fonagy 2010):

- Was halten Sie von der Situation?
- Was haben Sie gedacht oder gefühlt?
- Hatten Sie diese Reaktion des Kindes erwartet? Weshalb?
- Was mag das Kind wohl gedacht haben, als es so wütend (abweisend/ängstlich) wurde?
- Was, glauben Sie, hätte Ihr Kind von Ihnen in diesem Moment gebraucht?
- Was könnte Ihr Kind gedacht haben, was in Ihrem Kopf vorging?
- Was für Gefühle haben Sie, wenn Sie an Ihr Kind in der Situation denken?
- Was denken Sie – was für Gefühle hatte Ihr Kind in der Situation Ihnen gegenüber?

Solche Fragen, die ein effektives Mentalisieren fördern, können dazu beitragen, dass die Kinder traumatisierter Eltern von diesen als Subjekte mit ihren eigenen Bedürfnissen wahrgenommen, validiert und unterstützt werden.

In systematisierter Form kann die Förderung der elterlichen Mentalisierungsfähigkeit als ein mehrstufiger Prozess dargestellt werden. Die Basis sind dabei die Psychoedukation bezüglich des Mentalisierens sowie das sorgfältige Beachten des Mentalisierungsniveaus bei der Bearbeitung einzelner Situationen. Die »Mentalisierungstreppe« (Abb. 12-7) kann als Referenzrahmen für die Entwicklung und/oder Wiederherstellung von elterlichem Mentalisieren sowie die möglichen Interventionen genutzt werden.

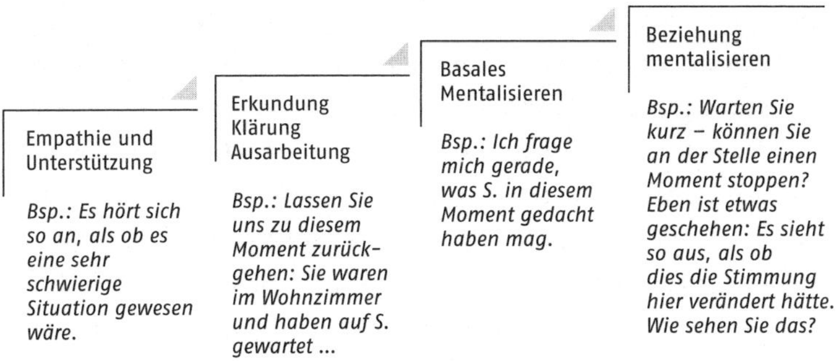

Abb. 12-7: Mentalisierungstreppe (nach Jacobsen et al. 2015; Malberg 2020)

Der Einsatz von Videofeedback kann die mentalisierungsorientierte Elternarbeit effektiver machen. Teilweise kann es bereits in der Abklärungsphase als »Türöffner« verwendet werden oder auch im Verlauf, wenn der Prozess stagniert, zum Einsatz kommen. Das gemeinsame Betrachten der Aufnahmen bietet eine optimale Grundlage, um Fragen nach Gedanken, Gefühlen und Motiven und deren Wirkung auf die verschiedenen Personen zu diskutieren.

Traumapädagogische Haltungen und Interventionsmöglichkeiten bei traumatisierten Kindern und Jugendlichen

Ein Teil der komplex traumatisierten Kinder und Jugendlichen lebt vorübergehend oder manchmal auch bis zum Erwachsenenalter bei Pflegeeltern oder in Institutionen. Viele von ihnen werden psychotherapeutisch begleitet. Die Erfahrung zeigt, dass für die Entwicklung hilfreicher und effektiver Prozesse die Qualität des sozialen Umfeldes, welches traumasensibel sein sollte, häufig ausschlaggebend ist. Fonagy & Allison (2014) betonen in diesem Zusammenhang entsprechend, die Wirksamkeit psychotherapeutischer Behandlungen hänge davon ab, dass das soziale Umfeld der Patienten bzw. Patientinnen wohlwollend sei, zudem von der Qualität der Arbeit im Behandlungsraum. In nicht wenigen Fällen – insbesondere bei jüngeren Kindern – kann sogar postuliert werden, dass die haltende, traumasensible, mentalisierende Umwelt im Alltag eine größere Wirksamkeit als die therapeutische Intervention hat.

Die Entwicklung und Implementierung traumapädagogischer

Haltungen und Interventionsmöglichkeiten im deutschen Sprachraum hat in den letzten 20 Jahren die Möglichkeiten der Begleitung und Behandlung traumatisierter Kinder und Jugendlicher entscheidend befördert. Die Traumapädagogik hat ihre Wurzeln in der psychoanalytischen Pädagogik der ersten Hälfte des 20. Jahrhunderts. August Aichhorn, Siegfried Bernfeld, Ernst Federn und Fritz Redl – um einige der wichtigen Pioniere zu nennen – übertrugen Haltungen, Konzepte und Vorgehensweisen aus der Psychoanalyse auf die Pädagogik und auf die Sozialarbeit und entwickelten diese Arbeitsfelder entscheidend weiter. August Aichhorn formulierte bereits in den 1920er Jahren die Notwendigkeit eines Ansatzes in der Arbeit mit dissozialen Jugendlichen, der den nötigen Übertragungsphänomenen Rechnung trage und mit diesen umzugehen wisse. Er wies außerdem darauf hin, dass die Jugendlichen in der Beziehung zu den sie Betreuenden die Möglichkeit haben müssten, ihr »dissoziales« Benehmen zu wiederholen, damit eine starke Beziehung zwischen Jugendlichen und Betreuern als Basis für die pädagogische Arbeit entstehen könne (Aichhorn 1925). Federn folgerte seinerseits, indem er sich auf August Aichhorn und Siegfried Bernfeld bezog, traumatisierte Menschen brauchten Milieus, die es ihnen erlaubten nachzureifen; dies bedeute, dass man einem Menschen, und vor allem auch einem Kind und einem Jugendlichen, das, was er in seiner Kindheit nicht gehabt habe, später zur Verfügung stellen müsse. Dabei spiele das Milieu die wichtigste Rolle, da es die Störungen der frühen Kindheit wiedergutmachen könne (Kaufhold 2001). Fritz Redl (1987) entwickelte die »Milieutherapie« und vertrat die Meinung, die pädagogisch-therapeutische Arbeit in einem Heim habe gegenüber der traditionellen Individualtherapie Vorteile, weil sie in alltäglichen Situationen stattfinden könne, was die beste Voraussetzung für neue Beziehungserfahrungen sei.

Die Entwicklung der Traumapädagogik wurde einerseits nötig, weil die Geschichte der Heimerziehung im 20. Jahrhundert häufig von Gewalt und erneuten Retraumatisierungen der Kinder und Jugendlichen geprägt war. Untersuchungen haben zudem festgestellt, dass ein beträchtlicher Teil der Kinder und Jugendlichen, die in Pflegeverhältnissen leben, Traumafolgestörungen aufweist (Schmid

2007). Des Weiteren haben die Entwicklungen in anderen Disziplinen, insbesondere der Psychotraumatologie und der Neurobiologie, zu einem neuen Verständnis bizarrer Verhaltensweisen von traumatisierten Menschen geführt, und die Integration dieser Befunde in der Pädagogik hat sich als logische Konsequenz erwiesen. Zusätzlich haben die Erfahrungen der verschiedenen Systeme (Gesundheitssystem, Bildungssystem, soziales System), die sich um traumatisierte Menschen kümmern, gezeigt, dass interdisziplinärer Dialog, Kooperationen und funktionierende Netzwerke unabdingbar sind, um belastete Menschen wirksam unterstützen zu können.

Ziel der Traumapädagogik ist es, traumatisierte Kinder und Jugendliche emotional und sozial zu stabilisieren. Grundlage hierfür ist die Schaffung eines sicheren Ortes mit verlässlichen und vertrauensvollen Beziehungen. Dabei spielen der Aufbau von Vertrauen und die Unterstützung bei der Bewältigung von traumatischen Ereignissen eine wichtige Rolle.

Ein Jugendlicher äußert sich im Rahmen eines Experten-Treffens folgendermaßen: »Traumapädagogik bedeutet, dass sich die Betreuer gemeinsam mit den Kindern viel über das Thema Trauma auseinandersetzen. Auf der einen Seite ist es gut für die Kinder, damit sie verstehen, warum sie in der Gruppe sind, auf der anderen Seite ist es schwere Arbeit für die Kinder, da es ein Thema ist, über das man viel nachdenken muss.« (Noah, im Mai 2018; vgl. Weiß 2018)

Traumapädagogik kann somit als eine konsequente Anwendung des aktuellen Wissensstandes über die Folgen und Symptome von Traumatisierungen verstanden werden, und zwar auf die Gestaltung des sozialpädagogischen Alltags, auf die Sicherstellung eines stabilisierenden »sicheren« Milieus in den Institutionen sowie auf die individuelle Förderung der Entwicklung der betroffenen Kinder und Jugendlichen. Konkret bedeutet dies: Das Ziel von traumapädagogischen Konzepten ist vorrangig die Förderung der Kompetenzen der Fachpersonen im Umgang mit traumabedingten Symptomen sowie die Erarbeitung von alternativen Verhaltensweisen mit den betroffenen Kindern und Jugendlichen im Alltag. Die notwendigen Grundkompetenzen der Fachpersonen sind nach Wilma Weiß (2013) Sach-, Selbstreflexions- und Selbstfürsorgekompetenz. Im Alltag setzt die

Traumapädagogik die aus der Psychotraumatologie bekannten Erkenntnisse bezüglich des Umgangs mit traumatisierten Kindern und Jugendlichen um. Dabei ist die Verringerung von Stress die Basis für jeglichen kommunikativen Austausch sowie einer gelingenden Beziehungsgestaltung. Niedere Spannungszustände sind die Voraussetzung für die Verinnerlichung von Beziehungserfahrungen (Dornes 2000), weil bereits geringe Spannungssteigerungen zu Übererregung und Dissoziation führen können. Eine Beziehung, die dem Kind Sicherheit und Halt vermittelt, bietet die Grundlage für traumapädagogische Interventionen, die die selbst- und beziehungsregulatorischen Fähigkeiten der traumatisierten Kinder und Jugendlichen fördern sollen (Diez Grieser 2016b).

Unter »sicherem Ort« werden an dieser Stelle, jenseits der realen Sicherheit (denn die Kinder und Jugendlichen sind nicht mehr sie vernachlässigenden oder misshandelnden Bezugspersonen ausgeliefert), vor allem die positiven Beziehungserfahrungen zu den Fachpersonen verstanden. Martin Baierl (Baierl & Frey 2014) spricht von der Notwendigkeit des Aufbaus eines »personalen sicheren Ortes«, damit die traumatisierten Kinder und Jugendlichen sich sicher fühlen können.

Damit dies möglich wird, müssen folgende Elemente zum Kernstück der pädagogischen Arbeit werden:

- Die Beziehungen sind sicher, verlässlich, wertschätzend und wohlwollend.
- Die Beziehungsangebote sind durch eine professionelle, reflektierte Nähe-Distanz-Regulation charakterisiert, transparent und unterstützend.
- Die Beziehungsangebote orientieren sich an den Bedürfnissen und Möglichkeiten der Kinder und Jugendlichen und berücksichtigen diejenigen der Fachpersonen. Dabei ist zu beachten, dass die Bedürftigkeit der Kinder und Jugendlichen wahrgenommen und darauf adäquat eingegangen werden muss. Dabei soll das Kind entsprechend seinem Entwicklungsalter behandelt und auffälliges Verhalten als Traumafolge (»Konzept des guten Grundes«) verstanden werden.

- Den Fachpersonen wird während der Ausbildung Wissen zum Umgang mit Übertragung und Gegenübertragung vermittelt.

Die Traumapädagogik bezieht mit ihrer Fokussierung auf die Qualität der Beziehungsangebote vonseiten der Fachpersonen somit die wichtigen Forschungsergebnisse aus der Resilienz- und Psychotherapieforschung ein. Zudem schließt sie sich der langen humanistischen Tradition in verschiedenen Disziplinen an, welche die Beziehungserfahrungen bzw. die Resonanz (Rosa 2016) in menschlichen Beziehungen als Kern menschlichen Daseins verstehen.

Traumapädagogische Ansätze bzw. die traumaspezifischen Reaktions- und Verhaltensweisen traumatisierter Menschen stellen hohe Anforderungen an die Fachpersonen, weshalb die Traumapädagogik deren Befähigung und Versorgung als Grundlage für eine gelingende Arbeit mit traumatisierten Menschen versteht. Traumapädagogisches Arbeiten bedarf passender organisatorischer und struktureller Rahmenbedingungen und kann nie von einer einzelnen Fachperson ausgehend implementiert werden. Selbstreflexion braucht Zeit und passende Strukturen, damit sie auf einer professionellen Ebene stattfinden und die Qualität der Betreuung der traumatisierten Kinder und Jugendlichen gewährleistet werden kann.

Selbstfürsorge wird im Kontext der Traumapädagogik nicht nur als eine individuelle Fähigkeit der Fachpersonen verstanden, die sie in ihrer Freizeit dazu nutzen sollen, um die tägliche Arbeit mit den Kindern und Jugendlichen zu bewältigen. Das Bereitstellen von Pausen- und Ruheräumen, Teamentwicklung und Kurse, um beispielsweise Haltetechniken zu lernen – nur um einige wichtige Punkte zu nennen –, soll dazu führen, dass die Fachpersonen sich emotional gut versorgt fühlen und der Arbeitsort auch für sie zu einem »sicheren Ort« werden kann.

Die Traumapädagogik führt mit dem »guten Grund« ein Konzept ein, das Fachpersonen beim Mentalisieren der Kinder unter Einbeziehung von deren Lebensgeschichten unterstützt; zudem fordert es sie auf, auffällige und störende Verhaltensweisen traumatisierter Kinder mit dem Wort »weil« zu ergänzen und die darauf aufbauenden Erkenntnisse den Kindern weiterzugeben, um ihr Selbstverstehen zu verbessern. Dieses soll die Selbstkohärenz stärken und es ermöglichen, passende Hilfestellungen mit den Kindern und Jugendlichen zu entwickeln, die ihre Selbstwirksamkeit erhöhen.

Wie vorne (S. 149) skizziert, hat schon Antonovsky (1997) im Rahmen seines salutogenetischen Ansatzes die Wichtigkeit der Selbstkohärenz als eine Art Steuerungsprinzip betont, nach dem die benötigten Ressourcen ausgewählt und eingesetzt werden. Dabei hat er, wie gesagt, auf drei Grundkomponenten hingewiesen. Zum Ersten ist die Verstehbarkeit, d. h., dass Ereignisse der inneren und äußeren Welt geordnet, vorhersehbar und erklärbar sind, zu nennen. Zum Zweiten, dass die Ereignisse bewältigt werden können, d. h., dass eine Überzeugung vorhanden ist, dass Schwierigkeiten lösbar und geeignete Ressourcen verfügbar sind. Dabei geht es nicht nur um eigene Ressourcen, sondern auch um die Ressourcen von Vertrauenspersonen (Komponente der Bewältigbarkeit). Die dritte Komponente ist diejenige der Sinnhaftigkeit: Sinnhaftigkeit ist das Ausmaß des Gefühls, einen Sinn im Leben zu sehen und zu fühlen, sodass es sich lohnt, Energie in die Lösung der gestellten Anforderungen und Probleme zu investieren und die Orientierung zu finden. Diese Komponente wird durch die Erfahrung gefördert, auf die Gestaltung von Situationen Einfluss zu haben, d. h. selbstwirksam zu sein.

Traumapädagogisches Verstehen und Handeln möchte den traumatisierten Kindern und Jugendlichen möglichst viele Erfahrungen gelingender Selbstregulation ermöglichen, damit sie Ressourcen aufbauen, die zu Resilienz bzw. salutogenetischen Prozessen führen. An der Stärkung des Selbst, als Kernstück der Traumapädagogik, wird mittels traumapädagogischer Methoden und Instrumente gearbeitet, die die Selbstwahrnehmung, das Selbstverstehen, die Selbstregulation und die Selbstwirksamkeit stärken: Selbstregulationshilfen wie z. B. Notfallkoffer, Förderung der Körper- und Affektwahrnehmung mit Übungen und Materialien etc. (siehe auch Scherwath & Friedrich 2012). Die konkrete Arbeit mit den traumatisierten Menschen braucht klar definierte Zeiträume im Alltag, damit die Förderung von deren Resilienz und deren Stärkung gelingen können.

Die Mentalisierungstheorie erweitert und vertieft traumapädagogische Haltungen und Interventionen. Sie ergänzt und differenziert zum einen wichtige Fragen, bei denen es um das Verständnis des Verhaltens traumatisierter Kinder und Jugendlicher geht. Zum anderen legt sie den Fokus auf die Mentalisierungsfähigkeit der Fachpersonen und auf die Notwendigkeit gemeinsamer Reflexionsprozesse. Insbesondere verfügt sie über ein feinkalibriertes Repertoire an Interventionen, die die Beziehungsgestaltung und Gesprächsführung mit traumatisierten Menschen unterstützen und zum Aufbau von epistemischem Vertrauen beitragen. Besonders relevant ist die Mentalisierungstheorie dort, wo das Mentalisieren der Fachpersonen und der Teamprozesse im Fokus ist, insbesondere wenn dieses aufgrund von Übertragungs-Gegenübertragungsverstrickungen einbricht und es zu malignem Agieren einer Fachperson, des Teams oder der Institution kommt.

Mentalisieren bei Pflegeeltern fördern

Obwohl die mentalisierungsorientierte Arbeit mit Pflegeeltern der mit anderen Eltern gleicht, gibt es doch eine Reihe spezifischer Themen. Traumapädagogische Haltungen und Ansätze sind in diesem Kontext eine unabdingbare Voraussetzung. Viele der Kinder, die von Pflegeeltern betreut werden, haben ihre frühesten Jahre mit primären Bezugspersonen verbracht, die sie nicht genügend wahrgenommen haben und nicht darüber nachdenken konnten, was in ihren Köpfen vor sich ging. Stattdessen haben diese Kinder eher die Erfahrung gemacht, dass sie falsch verstanden, negative Zuschreibungen vorgenommen oder ihre Beziehungsbedürfnisse nicht adäquat beantwortet wurden.

Viele dieser Kinder können – als Folge dieser Erfahrungen – in Form von traumakompensatorischen Mustern in hohem Maße kontrollierend sein, was bei den Erwachsenen zu negativen und ablehnenden Gefühlen und Reaktionen führen kann. Oder aber die Kinder neigen traumaassoziiert zu Übererregungszuständen und verhalten sich in einer Art, die so interpretiert wird, als ob dieses Verhalten Ausdruck eines übermäßigen Wunsches nach Aufmerksamkeit wäre. Dieses Verständnis führt – wie zahlreiche Fallgeschichten in der supervisorischen Praxis zeigen – meist zu einer negativen Beurteilung der Kinder und zum Wunsch, durch Ignorieren oder Abwendung ein solches unerwünschtes Verhalten zu verändern. Dies hat negative Beziehungskreisläufe zur Folge, weil die Kinder sich in solchen Situationen berechtigterweise abgelehnt fühlen. Komplex traumatisierte Kinder haben häufig ein negatives Bild von sich selbst und glauben oft, dass sie nicht liebenswert wären; entsprechend macht es für sie Sinn, dass sie abgelehnt werden.

In der konkreten Fallarbeit mit Pflegeeltern zeigt sich, dass die teilweise sehr ausgeprägten eigenen Bedürfnisse, »wirksam und hilfreich zu sein«, dazu führen können, dass Pflegeeltern (und möglicherweise auch Mitarbeiter(inn)en von Jugendämtern) für schwierige Verstrickungen und traumatisierende Übertragungsmomente besonders anfällig sein können. Die häufige Erwartung, dass die Pflegekinder ihre Bemühungen wertschätzen und »dankbar« sein sollten, erschwert die entwicklungsförderlichen, alternativen Beziehungserfahrungen, die diese Kinder und Jugendlichen für eine gelingende Entwicklung brauchten. Entgegen ihrer Erwartung müssen sich Pflegeeltern im Alltag immer wieder mit ablehnendem Verhalten der Kinder und Jugendlichen auseinandersetzen. Manchen Pflegeeltern fällt es schwer, Grenzen zu setzen, weil sie den Mangel an Liebe und Fürsorge ausgleichen wollen, den die Kinder in ihren Herkunftsfamilien erfahren haben, oder weil sie Angst vor der Aggression und Wut der Kinder haben.

Solche komplexen Dynamiken können sich auch in den weiteren Systemen im Umfeld des Kindes inszenieren, z. B. durch Probleme und Auseinandersetzungen zwischen dem Kind, den Pflegeeltern und den zuweisenden Stellen. In diesen Situationen müssen Pflegeeltern oft einen Mangel an Stabilität und unerfüllbare Anforderungen des Systems ertragen. Obwohl dieses darauf ausgelegt ist, sie zu unterstützen, greifen zuweisende Stellen oft zu Maßnahmen, die zu einer Verschärfung der nicht-mentalisierenden Reaktionen sowohl der Pflegeeltern als auch der Kinder und Jugendlichen führen können. So werden u. a. von den zuständigen Stellen oftmals Kontakte mit den leiblichen Eltern verfügt, die bezüglich der Frequenz, der Dauer und des Settings für alle Beteiligten überfordernd und destabilisierend sind.

Beispielsweise verlangte eine zuweisende Instanz, dass zwischen der akut psychotischen Mutter, die sich in einer psychiatrischen Klinik befand, und ihrem Säugling wöchentliche Kontakte stattzufinden hatten. Dabei zeigte sich, dass die physische Sicherheit des Säuglings und der Pflegeeltern in der Situation nicht gegeben war. Zusätzlich zeigte der Säugling nach den Besuchen deutliche posttraumatische Symptome.

Infolge von eindimensionalen nicht-mentalisierenden Interaktionen können Pflegeeltern am Ende frustriert, wütend, verwirrt oder zutiefst verzweifelt sein. Vor diesem Hintergrund beschreiben Saxe et al. (2007), dass auf der einen Seite ein traumatisiertes Kind steht, dass noch nicht in der Lage ist, seine emotionalen Zustände angemessen zu regulieren, wenn es mit Stress konfrontiert wird; auf der anderen Seite sind die Bezugspersonen/ist das soziale Bezugssystem noch nicht in der Lage, dem Kind zu helfen, mit diesen Zuständen umzugehen. Eine interessante Fallstudie mit Adoptiveltern von Jaffrani et al. (2020) zeigt, dass es in der Behandlung von solchen Familien – und Pflegefamilien weisen eine ähnliche Dynamik auf – sehr wichtig ist, dass sie sich in der Beratung/Therapie sicher fühlen können, damit sie die häufig negativen Erfahrungen, die sie in den Systemen mit verschiedenen Fachleuten gemacht haben, verarbeiten und ihr epistemisches Misstrauen abbauen können.

Wenn man bedenkt, wie schwer es für Pflegeeltern sein kann, wenn ein Kind sie als gefühllos oder böse ansieht oder ihnen mit Misstrauen und Feindseligkeit begegnet, muss besonders intensiv daran gearbeitet werden, dass sie die Dinge aus der Perspektive des Kindes sehen können. Pflegeeltern haben verständlicherweise durch die Konfrontation mit der häufig vorhandenen extremen Emotionsdysregulation dieser Kinder und Jugendlichen Schwierigkeiten zu mentalisieren. Oft besteht bei ihnen eine große Unsicherheit darüber, ob ein rein verhaltensorientierter Ansatz (beispielsweise Belohnungen, Auszeiten, Bestrafungen) gewählt werden soll oder ob einfach nur Einfühlungsvermögen gefragt ist. Letzteres kann jedoch dazu führen, dass Pflegepersonen das Gefühl haben, dem Kind einen Freibrief dafür zu geben, dass es sich so verhalten kann, wie es möchte. Ein bifokaler Ansatz ermöglicht sowohl das Mentalisieren als auch Interventionen auf der Verhaltensebene: Dabei geht es darum, das Verhalten einerseits zu steuern und andererseits zu versuchen, es zu verstehen. Das folgende kurze Fallbeispiel aus einer Beratungssequenz mit Pflegeeltern soll die Thematik illustrieren.

Fallbeispiel: Pflegeeltern M. und Ivan

Die Pflegeeltern M. waren Mitte 40 und hatten drei Pflegekinder, die sie auf einem kleinen Hof betreuten. Sie beschrieben, dass sie aktuell mit dem neunjährigen Ivan, der seit einem Jahr bei ihnen war, große Schwierigkeiten hatten.

Sie berichteten, Ivan zeige immer wieder »hoch aggressives Verhalten«. Bei Zurechtweisungen oder Verboten fange er immer an, lautstark zu schreien. Manchmal bewerfe er sie auch mit Gegenständen. Sie hätten auf seine Wutausbrüche zu Beginn mit viel Verständnis reagiert, hätten auch den Zusammenhang zwischen seinem Verhalten und seinen traumatisierenden Vorerfahrungen in seiner Herkunftsfamilie sehen können. Da sei das »Konzept des guten Grundes« der Traumapädagogik sehr hilfreich gewesen. So hätten sie eine gewisse Distanz zu seinem Verhalten gewinnen können und es weniger auf sich selbst beziehen müssen. Sie hätten dann auch zunehmend, um Ivan zu stärken und sein Selbstverstehen zu fördern, mit dem Jungen im Nachgang von solchen Szenen über diese guten Gründe gesprochen.

Auf Nachfrage berichteten die Pflegeeltern, dass sich Ivan mit den anderen Pflegekindern recht gut verstehe und dass er auch in der Schule seinen Platz gefunden habe. Im Erstgespräch mit den Pflegeeltern fiel auf, dass sie eine affektarme, sehr kognitive Art hatten, über sich und Ivan zu sprechen. Sie wandten das »Konzept des guten Grundes« an und sahen die Quelle der Affektstürme von Ivan ausschließlich in seiner Vergangenheit. Es fiel ihnen hingegen sehr schwer, das Kind in seiner aktuellen Situation und in der Beziehung zu ihnen zu mentalisieren.

Nachfragen nach einem möglichen Zusammenhang zwischen seinen Reaktionen und dem Hier und Jetzt der jeweiligen Situation konnten sie zunächst nicht beantworten. Schließlich wurde

in einem ersten Schritt der Fokus auf Ivans Verhalten gelegt und es wurden gemeinsam mit den Pflegeeltern Möglichkeiten erarbeitet, wie der Junge in seiner Selbstregulation und seinem Verhalten unterstützt werden konnte. Beispielsweise wurde Ivan, wenn er sehr erregt war, ein Eiswürfel in Form eines Drachen in die Hand gedrückt, nachdem dies mit ihm so besprochen wurde. Die momentane Beruhigung wurde dann genutzt, um ihm zu erklären, weshalb eine bestimmte Forderung an ihn gestellt wurde und was die natürlichen Konsequenzen waren, wenn er sich nicht daran hielt (beispielsweise durfte er nicht mit dem Fahrrad zum Fußballtraining fahren, wenn er nicht den Helm benutzte).
Da Ivan stark auf visuelle Reize reagierte, wurden gemeinsam mit ihm für verschiedene Situationen Piktogramme gebastelt. Auf diese Art war es nach und nach möglich, dass er sein Verhalten änderte und befähigt wurde, mit seinem Ärger und seiner Wut anders umzugehen. Bald wurde jedoch auch klar, dass diese verhaltensorientierten Hilfestellungen das Mentalisieren der Pflegeeltern noch zu wenig angeregt hatten und es ihnen weiterhin schwerfiel, Ivans Reaktionen auch im Zusammenhang mit ihrem Beziehungsangebot zu verstehen. Sie vermieden es, in Kontakt mit Ivans Gefühlen ihnen gegenüber zu kommen, da sie – insbesondere der Pflegevater – befürchteten, dass sie die Motivation, sich um den Jungen zu kümmern, verlieren könnten, wenn sie spüren würden, dass Ivan sie teilweise als nicht-responsiv oder sogar destruktiv erlebte, weil sie ihn in seinen »Zuständen« emotional allein ließen. Nach einer längeren Beratungssequenz gelang es, diese Dynamik mit der Persönlichkeit und der Biografie der Pflegeeltern zu verknüpfen – die bei beiden durch eine Rollenumkehr aufgrund von psychischen Störungen der eigenen Eltern geprägt war –, was zu einer deutlichen Verbesserung ihrer Beziehung zu Ivan führte.

In vielen Fällen können »Teufelskreise« (Papoušek 2004) zwischen Pflegeeltern und traumatisierten Kindern und Jugendlichen durch Psychoedukation im Hinblick auf Bindung und Traumatisierungen und auf deren Auswirkungen aufgebrochen und mentalisierende Beziehungsangebote unterstützt werden. Häufig sind jedoch längere Beratungsprozesse und/oder eine therapeutische Unterstützung der Pflegeeltern im Einzel-, Paar- oder Familiensetting nötig, damit die Pflegeverhältnisse bestehen bleiben können und die betroffenen Kinder einen sicheren Ort in ihrem Alltag und im Leben aufbauen können.

Mentalisieren in Bildungsinstitutionen fördern

Das 2018 von Stephan Gingelmaier, Svenja Taubner und Axel Ramberg herausgegebene *Handbuch mentalisierungsbasierte Pädagogik* umfasst einige Ansätze, die nachfolgend referiert und im Hinblick auf die Gruppe der traumatisierten Kinder und Jugendlichen und deren spezifische Bedürfnisse ergänzt werden sollen.

Der veränderte Bildungsbegriff führt dazu, dass nicht mehr ausschließlich Wissen, Können und Leistung im Zentrum stehen, sondern dass das Thema der angemessenen Beziehungsgestaltung zwischen Lehrenden und Lernenden in den Vordergrund rückt. Wenn Schule nicht nur als Lern-, sondern auch als Lebensraum verstanden wird, ergibt sich daraus ein Bildungsauftrag, der über die reine Wissensvermittlung hinausgeht (Ramberg 2018, S. 107 ff.).

In pädagogischen Kontexten wird zunehmend gefordert, dass »sich Erziehende um das Etablieren einer mentalisierenden Haltung bemühen sollten, in der es um eine Ethik des Einfühlens und des Mitfühlens geht« (Kreuzer 2018, S. 75). Dabei besteht die Notwendigkeit, das eigene Menschenbild und die eigene Einstellung gegenüber anderen zu reflektieren, um sich bewusst für ein Menschenbild zu entscheiden. Hierbei sollte das Individuum im Zentrum stehen, keinesfalls die Interessen bestimmter Gruppen oder die Anforderungen des Lehrplans. Die Implementierung einer solchen Pädagogik für alle Kinder und Jugendlichen wäre die ideale Basis für Traumatisierte und sie würde »ein nicht zu unterschätzendes Übungsfeld für die Mentalisierungsfähigkeit« (Kreuzer 2018, S. 76) eröffnen.

Auch in diesem Feld geht es darum, dass die erwachsene Fachperson eine Form findet, in einer konstruktiven Auseinandersetzung mit sich selbst und ihrer Biografie sowie ihrer konkreten Aufgabe in emotional aufgewühlten Momenten ihre Mentalisierungsfähigkeit nicht zu verlieren oder diese zumindest nach einem Einbruch möglichst rasch wiederzuerlangen. »[…] der Pädagoge [kann] von dem zurücktreten, was ihn momentan aufwühlt; das heißt, er befähigt sich, in belastenden Situationen seinen subjektiv empfundenen Stress und die dazugehörigen Emotionen – meist negative – von einer Metaebene aus zu betrachten […]« (Kreuzer 2018, S. 83) und so in einen Mentalisierungsprozess zu gelangen.

Wie bereits in Kapitel 7 angeführt, ist davon auszugehen, dass mindestens 10 % der Kinder und Jugendlichen (Witt et al. 2019) in ihrem familiären Umfeld Belastungen ausgesetzt sind, die bei ihnen zu Traumaprozessen führen und sie in ihrer Selbstentwicklung maßgeblich beeinflussen können. Das heißt auch, dass die betroffenen Kinder diese Beziehungserfahrungen in die Beziehungen zu den Lehrpersonen und Gleichaltrigen einbringen. Dies führt bei den Lehrpersonen und bei den Kindern nicht selten zu intensiven Gefühlen der Ohnmacht, die häufig in Wutreaktionen münden (Gerspach 2009). Mentalisierungsbasierte, traumasensible pädagogische Ansätze könnten einen Beitrag dazu leisten, dass solche Eskalationen einen anderen Verlauf nehmen und die Situationen für die Kinder und Jugendlichen nicht bloße Wiederholungen sind, sondern neue, förderliche Beziehungserfahrungen mit den Lehrkräften möglich werden.

Angesichts der Tatsache, dass Kinder und Jugendliche oftmals mehr Zeit im schulischen als im familiären Kontext verbringen, ist dies von herausragender Bedeutung für die psychische Gesundheit in unserer Gesellschaft. Lehrkräfte sollten deshalb vermehrt ihre Schüler(innen) in ihrer Affektregulation unterstützen und in Konfliktsituationen offen, neugierig und mentalisierend nach Lösungen suchen. Der schulische Kontext ist außerdem aufgrund des Gruppensettings ein ideales Übungsfeld fürs Mentalisieren; es besteht in Gruppensituationen die große Chance, dass die Spiegelung des mentalen Zustands durch mehrere Gruppenmitglieder erfolgt und durch verschiedene Sichtweisen eine Erweiterung der Perspektive erreicht wird. Zahlreiche Spiele und Materialien, die aus der Praxis der mentalisierungsbasierten Arbeit mit Familien stammen (siehe Asen & Scholz 2009), haben im Rahmen der Multifamilienarbeit auch in den schulischen Kontext Eingang gefunden und sich als effektiv erwiesen.

Zusammenfassend kann festgehalten werden, dass mentalisierungsorientierte Interventionen im schulischen Kontext »ausgerichtet am Erleben der Kinder und fokussiert auf deren Befindlichkeiten« sein sollten (Ramberg 2018, S. 115). Außerdem sollte die Lehrperson darum bemüht sein, die Schüler(innen) aktiv einzubinden und ihnen gegenüber authentisch, klar und transparent und vor allem selbstreflexiv und wertschätzend zu sein (ebd.). Diese hohen Anforderungen können sich jedoch nur in einem professionellen Rahmen entwickeln, in welchem die Lehrkräfte selbst Halt und Sicherheit erleben und ihnen in Form von mentalisierungsbasierter Supervision oder anderen Formen des Austausches in einer Gruppe (z. B. kollegiale Fallberatung) die Möglichkeit der (Selbst-)Reflexion gegeben wird. Es sollte gemeinsam gedacht und mentalisiert werden können, um förderliche Prozesse zu gestalten (Bevington & Fuggle 2012).

Fallbeispiel Victoria

Victoria war eine knapp 15-jährige Jugendliche, die mit ihrer alleinerziehenden, psychisch kranken Mutter und ihrem neun Jahre jüngeren Bruder zusammenwohnte. Es bestand wenig Kontakt zum psychisch belasteten, gewalttätigen Vater, der die Familie verlassen musste, als Victoria elf Jahre alt war. Victoria wurde wegen depressiver Stimmungszustände vom Hausarzt für die Psychotherapie angemeldet.

Victoria war eine sehr sensible und intelligente Jugendliche, die gerne lernte und sich dadurch auch von den sozial wenig erfolgreichen Eltern abgrenzen wollte. Sie übernahm im Laufe der Therapie den hier benutzten Ausdruck, dass die Schule für sie eine »Gegenwelt«, eine »traumafreie Zone« sei. Gleichzeitig »verschluckte« die enge und toxische Beziehung zu ihrer Mutter sie immer wieder und raubte ihr jegliche Energie. An solchen Tagen konnte sie nicht das Bett verlassen, und sie schaffte es auch nicht, in die Schule zu gehen.

Ihre Lehrerin lud sie nach einer solchen Phase aufgrund ihrer Fehlzeiten (bei guter Leistung) zu einem Gespräch ein, um mit ihr über die Situation zu reden. Im Gespräch fragte die Lehrperson nicht nach Hintergründen für ihr häufiges Fehlen, sondern erarbeitete mit Victoria einen Plan, damit sie wieder täglich in die Schule käme. Da die Lehrperson der Jugendlichen bei der Zielerreichung unbedingt helfen wollte, schlug sie ihr vor, sich jeden Morgen vor Schulbeginn in der Schule zu treffen. Zusätzlich bot sie ihr an, sie via SMS innerhalb der Woche zu kontaktieren – nachdem sie, die Lehrerin, aufgestanden war –, um sie beim Aufstehen zu unterstützen.

In der ersten Woche funktionierte das Arrangement sehr gut und die Lehrperson teilte der Jugendlichen mit, dass sie sehr zufrieden sei. Nach einem schwierigen Wochenende in der Familie saß Victoria jedoch im Unterricht der entsprechenden Lehrperson und hörte und sah nicht, was um sie herum geschah. Als ihr ein Sitznachbar nach der Pause einen Papierball ins Gesicht warf, erschrak sie, stand auf und verließ wortlos das Klassenzimmer. Die Lehrperson sprach sie an, doch sie reagierte nicht.

In den nächsten Tagen ging Victoria nicht zur Schule und beantwortete auch keine E-Mails, SMS und Telefonate der Lehrerin. Diese war enttäuscht, was sie in den Mails zunehmend formulierte. Schließlich zog sie sich zurück und vertrat in einem Gespräch mit der Schulleitung, das einige Wochen später stattfand, die Meinung, Victoria sollte (trotz genügender Leistungen) nicht in die nächste Klasse versetzt werden. Die Psychotherapeutin versuchte, den Ärger anzusprechen, der sich bei der Lehrperson entwickelt hatte; dass ihr großes Engagement letztlich so erfolglos gewesen war, hatte für sie eine massive Kränkung bedeutet. Als die Therapeutin den Erwartungen der Lehrerin die dieser nicht bekannte familiäre Situation und die psychischen Belastungen von Victoria gegenüberstellte, quittierte die Lehrperson dies mit dem Satz: »Wir sind eine Schule und keine psychiatrische Institution. Jugendliche müssen bei uns funktionieren, sonst sind sie am falschen Ort.«

Victoria wechselte in eine Schule mit Lehrpersonen, die ihren

Bildungsauftrag weiter definierten und ihren Ansatz auch umsetzen konnten; dies ermöglichte es ihr, ihre Schulzeit erfolgreich zu beenden und mit dem Auszug aus dem Elternhaus auch zunehmend psychisch stabiler zu werden.

Mentalisierungsprozesse in Schulkontexten sind außerdem im Zusammenhang mit dysfunktionalen Prozessen wie Gewalt und Mobbing von großer Relevanz. Die CAPSLE-Intervention (Creating a Peaceful School Learning Enviroment) von Fonagy et al. (2005) verfügt beispielsweise über verschiedene Komponenten, die zur Reduktion von Gewalt und Aggression in Klassen beitragen und die Qualität der Beziehungen in den Schulen verbessern (Fonagy et al. 2009). Die vier Komponenten, welche die Dynamik zwischen Täter(inne)n, Opfern und Zuschauenden verändern sollen, sind (Asen et al. 2019, S. 237):

- eine Kampagne für ein »positives Klima« mit Diskussionsgruppen, die gemeinsam mit einer beratenden Person über aktuelle Vorfälle reflektieren. Ziel ist dabei, Veränderungen im Denken und in der Sprache der Schülerinnen und Schüler anzustoßen;
- eine Vorbereitung, welche die Fähigkeiten der Lehrpersonen vergrößert, aggressives Verhalten durch Verstehen und rasches Intervenieren anzugehen und zu steuern, sobald es vorkommt;
- Trainingsprogramme, bestehend aus einer Kombination aus Rollenspielen, Entspannungstechniken und Selbstverteidigungstechniken, welche den Schüler(inne)n die Möglichkeit geben sollen, besser mit Viktimisierung und passivem, beobachtendem Verhalten umzugehen;
- Förderprogramme mit Peer- und Erwachsenen-Mentoring, um den Schüler(inne)n zusätzliches Containment und Unterstützung beim Umgang mit den erlernten Fähigkeiten zu ermöglichen.

Solche Programme und Ansätze ermöglichen den Aufbau und die Weiterentwicklung von sozialen Interaktionen außerhalb des familiären Kontextes, was belasteten traumatisierten Menschen die Möglichkeit geben kann, Ressourcen und Resilienz aufzubauen.

Mentalisieren in professionellen Netzwerken fördern

Mentalisierende professionelle soziale Systeme können einen wichtigen Beitrag nicht nur direkt für eine bessere Gesundheit der Individuen und der Familien leisten, mit denen sie es zu tun haben, sondern über Umfeldfaktoren die Befindlichkeit aller Beteiligten verbessern und die Wirkung der Interventionen optimieren (Asen et al. 2019). Psychotherapeut(inn)en, die mit Kindern und Jugendlichen arbeiten, müssen oft auch mit Mitgliedern sozialer Systeme wie Lehrkräften, Sozialarbeiter(inne)n und anderen, verwandten Berufsgruppen zusammenarbeiten. Und auch, wenn es um die psychotherapeutische Unterstützung von komplex traumatisierten Erwachsenen geht, ist zudem systemisches Denken und Handeln in Form von Umfeldarbeit mit relevanten Bezugspersonen aus dem familiären Umkreis oder aus anderen Fachbereichen erforderlich.

Das Ziel dieser Arbeit ist es, »das System zu mentalisieren«, indem eine neue Version des Verhaltens des/der Betroffenen angeboten wird, eine, die eine entwicklungs- und traumainformierte Perspektive einführt. Wenn Mitglieder des professionellen Netzwerks, das Patient(inn)en betreut, unter Druck stehen, können sie die Fähigkeit verlieren, zu reflektieren. Wenn das Netzwerk diesem Druck nicht standhalten kann, kommt es oft zu unüberlegten Interventionen und Entscheidungen, die nicht darauf basieren, dass sie die Perspektive des betroffenen Menschen berücksichtigen. Systeme und Fachpersonen kommen häufig in einen nicht-mentalisierenden, teleologischen Modus, der mit dem Gefühl einhergeht, »etwas zu tun«. Obwohl Handlungen notwendig sein können, muss die Psychotherapeutin bzw. der Therapeut möglicherweise mentalisierende Techniken anwenden, wie beispielsweise das Entschleunigen (die erste Aktion ist somit die Reflexion – s. a. Gingelmaier & Ramberg 2018) und Beruhigen der Mitglieder des Netzwerks, um wieder mehr mentalisierende Interaktionen zu ermöglichen und, damit einhergehend, zu erreichen, dass diese im Sinne der Patient(inn)en handeln.

Es geht also darum, die reflexiven Kompetenzen bei Fachpersonen und Vertreter(inne)n von Institutionen zu fördern, um für traumatisierte Menschen möglichst gute entwicklungsförderliche Bedingungen zu schaffen. Dabei ist in der Weiterführung des bereits eingeführten traumapädagogischen Konzeptes des »sicheren Ortes« ein sicherer Ort auf institutioneller Ebene eine notwendige Voraussetzung. Damit sind zum einen Settings, Strukturen, Abläufe für die Fachpersonen gemeint, zum Zweiten aber auch die Sicherheit in der Beziehung zu den Kolleg(inn)en, für die Vertrauen, Wertschätzung, emotionale Validierung und gegenseitiges Mentalisieren kennzeichnend ist.

Des Weiteren sind auch sichere Denk- und Gesprächsräume auf interinstitutioneller Ebene erforderlich, die durch ein gemeinsames Verstehen der Fälle, durch klare Zuständigkeiten und Aufträge, insbesondere aber auch durch eine mentalisierende Haltung charakterisiert sind. Aus einer mentalisierenden Perspektive ist in letzter Konsequenz ein transdisziplinärer Ansatz, der den Fokus auf den Bedarf der Betroffenen und weniger auf die jeweiligen Disziplinen und Bereiche legt, zu fordern. Es ist ein wichtiger Erfahrungswert, dass die Fachpersonen mit ihren unterschiedlichen professionellen Blickwinkeln Gefahr laufen, sich in verschiedenen Abgrenzungs- und Machtkämpfen zu verausgaben, anstatt die spezifischen Kompetenzen der jeweiligen Disziplin und Fachperson zu bündeln, um gemeinsam belastete Menschen und Familiensysteme wirksam und nachhaltig zu unterstützen.

Die Notwendigkeit, funktionierende mentalisierungsorientierte, transdisziplinäre Ansätze und Vorgehensweisen zu entwickeln, ergibt sich nicht zuletzt auch als Folge des Misslingens von Kindesschutzmaßnahmen, das in den letzten Jahrzehnten sowohl in Deutschland (Fegert 2007) als auch in der Schweiz zur Forderung nach besserer Zusammenarbeit geführt hat. Verschiedene Fallanalysen in beiden Ländern zeigen: Es gehört mittlerweile zum üblichen Procedere, dass sich verschiedene Beteiligte, wenn es in Familien und Institutionen zu Fällen von Gewalt, Vernachlässigung und sexueller Misshandlung kommt, durchaus vernetzen. Fallanalysen bei besonders verheerenden Beispielen für versagenden Kindesschutz zeigen aber auch, dass eine mentalisierende, von gegenseitigem Respekt und Dialog getragene Kooperationsbeziehung eine unabdingbare Voraussetzung für die Lösung komplexer sozialer Probleme ist.

Ein Beispiel ist das Programm AMBIT (Adaptive Mentalization-

Based Integrative Treatment, zuvor: Adolescent Mentalization-Based ...) des Anna Freud Centers in London, um schwer zu erreichende Jugendliche zu unterstützen. Dieses bietet ein hilfreiches Gerüst und wichtige Konzepte, um mentalisierungsorientiert in Netzwerken zu arbeiten (Bevington et al. 2015). Mittlerweile wurde der Ansatz erweitert, sodass seine Zielgruppe aktuell ein breiteres Alters- und Problemspektrum aufweist. Wichtige Aspekte dieses Konzeptes betreffen die Verbreitung der Hilfestellungen und Module, die den Fachpersonen helfen sollen, ihre Arbeit und Kooperation zu optimieren. Das sogenannte AMBIT-Rad (Bevington & Fuggle 2019, S. 216) ist ein Instrument, das den Fachpersonen und Teams Orientierung geben und die Bereitstellung von Tools ermöglichen soll, um komplexe Problemstellungen der Zielgruppen besser und effektiver bearbeiten zu können. Teams, die mit dem AMBIT-Ansatz arbeiteten, wiesen bessere Mentalisierungsfähigkeiten auf, und die therapeutischen Beziehungen der Teammitglieder waren besser als bei anderen Teams (Gelston 2015).

Solche mentalisierungsbasierten Ansätze machen schlussendlich deutlich, dass zwei Prinzipien bei einer mentalisierenden, effektiven Arbeit mit komplexen sozialen Systemen im Vordergrund stehen müssen. Erstens sollte diese Arbeit von Fachpersonen und Institutionen geleistet werden, die die Entwicklung einer Kultur der Teamarbeit als wesentliche Voraussetzung für gute Facharbeit akzeptieren. Es geht also um eine positive Grundhaltung bezüglich Kooperationen, die bei den Fachpersonen und innerhalb von Institutionen reflektiert und implementiert werden sollte. Man sollte nicht davon ausgehen, dass primär neue Fähigkeiten erforderlich sind, sondern dass zunehmend Synergien zwischen Fachpersonen und -bereichen genutzt werden sollten. Dafür braucht es in den Institutionen aber Strukturen, die das ermöglichen bzw. fördern. Zweitens sollten die Institutionen und Organisationen Angebote so gestalten, dass das Wissen der Klient(inn)en über ihr eigenes Leben im Mittelpunkt steht, insbesondere ihr Wissen darüber, was ihnen in der Vergangenheit geholfen hat und was ihnen jetzt hilft (Bevington & Fuggle 2019, S. 227).

KAPITEL 13

Mentalisieren bei Traumatisierungen: Chancen und Grenzen

Die Mentalisierungstheorie stellt sowohl in konzeptioneller als auch in behandlungstechnischer Hinsicht eine integrative transtheoretische und transdiagnostische Betrachtungsweise zur Verfügung, die bei allen Menschen mit psychischen Störungen, insbesondere aber bei traumatisierten Menschen, wichtige Ansatzpunkte für die Behandlung liefern kann.

Verschiedene psychische Störungen sind durch vorübergehende oder chronische Beeinträchtigungen des Mentalisierens charakterisiert (Luyten et al. 2020). Es ist klinisch evident, dass unterschiedliche psychische Störungen viele Gemeinsamkeiten haben, außerdem kann bei Menschen mit psychischen Störungen eine hohe Komorbidität festgestellt werden. Solche Beobachtungen und Befunde werden zunehmend durch neuere Forschungsansätze und -ergebnisse untermauert.

Borsboom & Cramer (2013) haben mit einem generellen Psychopathologie-Faktor, dem Faktor »p«, das Modell eines Netzwerks von Symptomen, die miteinander interagieren, zur Diskussion gestellt. Bereits Masten & Cicchetti (2010) hatten beschrieben, dass sich psychopathologische Symptome im Laufe der Zeit wandeln können, beispielsweise können externalisierende Symptome aufgrund von belastenden sozialen Erfahrungen zu internalisierenden Symptomen werden. Insbesondere bei komplex traumatisierten Menschen können über die Lebensspanne, aber auch zum Zeitpunkt von diagnostischen Untersuchungen vielfältige Symptome bestehen, die mit verschiedenen Diagnosegruppen vereinbar sind und bei der Beantwortung der Frage, welche Maßnahmen indiziert und welche Interventionen sinnvoll sein können, wenig hilfreich sind.

Verschiedene Studien haben mittlerweile belegen können, dass ein großer Teil der Varianz des psychopathologischen Verhaltens und der Symptome bei vielen psychischen Störungen durch den p-Faktor dargestellt werden kann (Caspi et al. 2014). Luyten et al. (2020) nehmen diese neuen Erkenntnisse auf und postulieren, dass der p-Faktor als ein Indikator für Beeinträchtigungen des epistemischen Vertrauens betrachtet werden könne. Aufgrund dieser Prämisse nehmen sie an, ein Mensch mit einem hohen p-Faktor-Wert sei jemand, der sich aufgrund von Entwicklungsschwierigkeiten (biologisch oder sozial) in einem Zustand epistemischer Hypervigilanz und epistemischen Misstrauens befinde. Auf der anderen Seite stellen sie die Hypothese auf, Patient(inn)en mit einem niedrigen p-Faktor hätten eine weniger ausgeprägte Mentalisierungsstörung und könnten mit kurzen psychotherapeutischen Interventionen wirksam behandelt werden.

Komplex traumatisierte Menschen dürften hingegen in den allermeisten Fällen zur Gruppe der Patient(inn)en mit einem hohen p-Faktor-Wert gehören. Sie weisen häufig eine hohe Komorbidität und – wie wir zeigen konnten – auch ein hohes Maß an epistemischem Misstrauen auf, was ihre Behandlung erschwert oder manchmal sogar unmöglich macht. Solche Patient(inn)en benötigen deshalb meistens eine längerfristige Psychotherapie, die ihnen das Gefühl der Sicherheit vermitteln und mittels offener, resonanter Beziehungsangebote den Aufbau und die Entwicklung von epistemischem Vertrauen und Mentalisieren unterstützen kann.

Die psychodynamisch-mentalisierungsorientierte Traumatherapie (PMOTT) stellt wichtige Referenzpunkte zur Verfügung, um die bei komplex traumatisierten Menschen oftmals auftauchenden Reinszenierungen verstehen zu können und hilfreiche Interventionen abzuleiten. Dabei spielt die Frage nach Übertragungs- und Gegenübertragungsprozessen und nach dem Umgang damit eine zentrale Rolle. Die Orientierung an der Theorie und Praxis des Mentalisierens führt dazu, dass der Fokus vor allem auf die Gegenwart und die Beziehung im »Hier und Jetzt« gerichtet wird, was heilsame

Beziehungserfahrungen ermöglichen kann. Zusätzlich ist die neugierige, flexible, aber auch durch Mitgefühl geprägte Haltung der mentalisierungsorientierten Psychotherapeut(inn)en eine basale Voraussetzung für Lern- und Veränderungsprozesse der Patient(inn)en. Konkrete Techniken, um schwierige oder sogar überwältigende affektive Zustände zu regulieren, bilden einen weiteren wichtigen Pfeiler der hier vertretenen Arbeitsweise.

Eine weitere wichtige Option, welche mit einer psychodynamisch-mentalisierungsorientierten traumatherapeutischen Arbeit verbunden sein kann, ist die Verbesserung von interdisziplinären Dialogen und Zusammenarbeit. Die vertiefte Auseinandersetzung in verschiedenen Fachbereichen mit der Fähigkeit zu mentalisieren sowie die zunehmende Implementierung von Settings und Vorgehensweisen, die eine zielführende und fruchtbare Vernetzung und Kooperation bei der Arbeit möglich machen, stoßen auf immer mehr Interesse. Komplex traumatisierte Menschen sind in einem besonderen Ausmaß auf Fachpersonen, Institutionen und Organisationen angewiesen, die traumasensibel und mentalisierend sind, sodass ihre Entwicklungsprozesse in einem hoffentlich zunehmend transdisziplinären Umfeld besser zu einem gelingenden Leben führen können.

Die Evidenz und Nachvollziehbarkeit vieler Konzepte der Mentalisierungstheorie kann auch dazu verführen, die Komplexität dessen, was das Fühlen, Denken und Leben traumatisierter Menschen auszeichnet, modellhaft zu reduzieren und zu vereinfachen. Insbesondere die klaren behandlungstechnischen Anweisungen und die konkreten Instrumente, die auch ohne tiefere Reflexion implementiert werden können, könnten zu einer Praxis des Mentalisierens verleiten, die manualisiert und ausschließlich bewusstseinsnah ist und die Essenz der menschlichen Natur und des menschlichen Leidens nicht genügend zu erfassen vermag.

Das vorliegende Buch wollte deshalb mit Hilfe der zahlreichen Fallbeispiele einen Einblick in die Innenwelten und »Kampfzonen« traumatisierter Menschen ermöglichen, damit die Relevanz des Beziehungsangebotes, des Mitfühlens und des darauf aufbauenden Mentalisierens nicht aus dem Blickfeld gerät. Wichtigstes Ziel der einzelnen Interventionen und der Psychotherapie ist die Entwicklung eines Narrativs, welches den betroffenen Menschen den Weg zur Eroberung von Neuem ebnen kann, ohne ihre Geschichte verleugnen zu müssen.

Fabiano Alborghetti, ein italienischer Autor, der mehrere Jahre mit Flüchtlingen in Mailand zusammengelebt hat, schrieb, an diese Erfahrungen anschließend, das folgende, das Verhältnis zwischen Vergangenem und Aktuellem reflektierende Gedicht:

»Da una riva all'altra separa solo
la paura dell'inizio una mancanza di traccia:
cosa lascio indietro se vado, diceva
che memoria trovo?«

(Alborghetti 2013, S. 34)

»Von einem Ufer zum anderen trennt nur
die Angst vor dem Anfang eine fehlende Spur:
was lasse ich zurück, wenn ich gehe, sagte er,
welche Erinnerung finde ich?«

(Übersetzung Maria Teresa Diez Grieser)

KAPITEL 14

Schlusswort

Als anthropologische Grundeinsicht kann gelten, dass der Mensch ein Gruppenwesen ist und durch die Bildung sozialer Gruppen, die aus Individuen bestehen, die sich gegenseitig unterstützen, einen evolutionären Vorteil hatte (Wilson 2013). Da Menschen soziale Wesen sind, vollzieht sich ihre Entwicklung stets in der Beziehung zu anderen, die gleichsam Resonanzkörper sind (Rosa 2016) und so die Selbst- und Beziehungsregulation ermöglichen.

Mentalisierende Bezugspersonen fördern die Entwicklung des Mentalisierens bei Kindern und Jugendlichen. Über solche Zweierbeziehungen hinaus können Gruppen während der ganzen Lebensspanne für ein Mentalisieren besonders fruchtbar sein (Karterud 2015). Einzelne Gruppenmitglieder können jeweils ihre Perspektive einbringen, wobei allein schon die Perspektivenwechsel, die sich daraus ergeben, ein Mentalisieren induzieren können.

Mentalisierungsorientierte Psychotherapie findet in verschiedenen Settings statt und kombiniert diese, um Veränderungsprozesse bei Patient(inn)en voranzutreiben und zu optimieren. Familiensettings sind u.a. im Hinblick auf die Bearbeitung intergenerationaler Traumatisierungsprozesse wirksam und nachhaltig (Diez Grieser 2021b). Hier verfügt das Mentalisierungsmodell über wichtige theoretische Ansätze und praktische Interventionen. Eia Asen (Asen & Scholz 2009; Asen & Fonagy 2020, 2021) hat sich in verschiedenen wichtigen Publikationen dem Thema der mentalisierungsorientierten Familientherapie mit belasteten Familien gewidmet und zeigt darin, welche Haltungen und Interventionen hilfreich sein können. Die Umsetzung der mentalisierungsorientierten Therapie für Familien (MBT-F) wird außerdem in dem Buch *Mentalisieren mit Kindern und Jugendlichen* (Diez Grieser & Müller 2018) näher beschrieben.

Ein weiteres Setting ist die Arbeit mit Gruppen. Interessanterweise hat die Gruppenanalyse eine ihrer Wurzeln der Entstehung in der Behandlung von traumatisierten Soldaten, die im Zweiten Weltkrieg als »Kriegsneurotiker« im Northfield Military Hospital nahe bei Birmingham in Kleingruppen und in der therapeutischen Gemeinschaft behandelt wurden (Harrison 2000). Ihre Fortsetzung fand die Verbindung von Gruppentherapie und kriegsbedingten Belastungen in der Behandlung von Vietnam-Veteranen in den USA in den 70er und 80er Jahren des 20. Jahrhunderts (Walker & Nash 1981). Mentalisierungsbasierte Gruppensettings haben sich als besonders wirksam erwiesen, um das Mentalisieren der einzelnen Gruppenmitglieder und der Gruppe als Ganzes zu fördern, weshalb diesem Konzept im klinischen Kontext für die Zukunft vermutlich eine herausragende Bedeutung zukommen wird (Schultz-Venrath et al. 2012; Schultz-Venrath & Felsberger 2016). Mentalisierungsbasierte Gruppentherapien für Trauma-Patienten erfordern eine besondere Kompetenz von Gruppenleitern, die in der Lage sein müssen, die häufig aufkommenden, heftigen Affekte gut zu regulieren, ohne selbst allzu große Ängste zu entwickeln. Eine Technik, die sich u.a. in der Behandlung von Borderline-Patienten bewährt hat, besteht im rechtzeitigen »stop and stand«, um die Entwicklung von Affektstürmen in der Gruppe besser zu verstehen und zu moderieren. Von allen Psychotherapien zeigen mentalisierungsbasierte Gruppenpsychotherapien die höchsten Effektstärken, insbesondere bei Persönlichkeitsstörungen (Bateman & Fonagy 2008; Schultz-Venrath 2020; Karterud 2015), aber auch bei spezifischen Belastungen, wie z.B. bei psychisch belasteten Müttern, die in einer Gruppentherapie (»Minding the Baby«) ihre Fähigkeit, ihr Kind zu mentalisieren, entwickeln und ausbauen können (Suchman et al. 2015).

Traumatisierte Menschen können in einer Gruppentherapie wichtige soziale Spiegelerfahrungen machen, die ihnen Sicherheit und Halt vermitteln (Schultz-Venrath & Felsberger 2016). In der Gruppe mit anderen Menschen, die Ähnliches erlebt haben, gibt es verbindende und stärkende Momente, die entlasten und unterstützen können. So zeigte sich in Gruppensitzungen mit Eltern aus einem Asylwohnheim, die die Autorin durchführte, dass es für diese beruhigend war zu wissen, dass die anderen Gruppenmitglieder ähnliche Belastungen erlebt hatten: einer der zwölf Wirkfaktoren, die Yalom (2005) als Universalität des Leidens beschrieb. In einer weiteren Gruppe für traumatisierte Erwachsene gaben diese an, für sie sei es einfacher und weniger beschämend, über die erlittene Gewalt in der Gruppe zu sprechen als in der Einzelpsychotherapie. Gruppensettings ermöglichen in allen Fällen wichtige Gruppenprozesse, die nur in einem solchen Rahmen stattfinden können, da die Gruppe immer mehr ist als die Summe der einzelnen Gruppenmitglieder (Lewin 1939).

Das vorliegende Buch hatte das Ziel, grundsätzliche Mechanismen und Dynamiken in der psychotherapeutischen Arbeit mit Kindern, Jugendlichen und Erwachsenen vorzustellen und anhand kasuistischer Beispiele zu illustrieren. Dabei steht eine beziehungs- und mentalisierungsorientierte Perspektive im Zentrum der theoretischen und praktischen Ausführungen. Der Fokus lag dabei auf einzeltherapeutischen Settings, die bei Kindern und Jugendlichen mit einer therapiebegleitenden Elternarbeit oder bei kleineren Kindern mit Eltern-Kleinkind-Settings kombiniert werden.

Unabhängig vom Setting bleiben in der psychotherapeutischen Arbeit mit traumatisierten Menschen die Beziehungsfokussierung und das Entwickeln eines Sicherheitsgefühls das Fundament jeder weiteren therapeutischen Unterstützung.

Literatur

Aichhorn, A. (1925). *Verwahrloste Jugend: Die Psychoanalyse in der Fürsorgeerziehung. Zehn Vorträge zur ersten Einführung.* Wien: Internationaler Psychoanalytischer Verlag.

Akhtar, S. (2013). *Psychoanalytic Listening: Methods, Limits, and Innovations.* London: Karnac.

Albaugh, M.D., Ottino-Gonzalez, J., Didwell, A., Lepage, C., Juliano, A., Owens, M.M. et al. (2021). Association of cannabis use during adolescence with neurodevelopment. *JAMA Psychiatry Online,* e211258; doi: 10.1001/jamapsychiatry.2021.1258.

Alborghetti, F. (2013). L'opposta riva. (Dieci anni dopo). Poesie. Milano: La Vita Felice.

Allen, J.G. (2001). *Traumatic Relationships and serious mental Disorders.* Chichester: John Wiley & Sons.

Allen, J.G., Fonagy, P. & Bateman, A.W. (2011). *Mentalisieren in der psychotherapeutischen Praxis.* Stuttgart: Klett-Cotta.

Allen, J.G., Lemma, A. & Fonagy, P. (2015). Trauma. In: Bateman, A.W. & Fonagy, P. (Hrsg.), *Handbuch Mentalisieren.* Gießen: Psychosozial-Verlag, S.477–506.

Amati Sas, S. (1990). Die Rückgewinnung des Schamgefühls. *Psyche,* 44 (8), S.724–740.

Anda, R.F., Felitti, V.J., Bremner, J.D., Walker, J.D., Whitfield, C., Perry, B.D., Dube, S.R. & Giles, W.H. (2006). The enduring effects of abuse and related adverse experiences in childhood. A convergence of evidence from neurobiology and epidemiology. *Eur Arch Psychiatry Clin Neurosci,* 256 (3), S.174–186; doi: 10.1007/s00406-005-0624-4.

Antonovsky, A. (1997). *Salutogenese. Zur Entmystifizierung der Gesundheit.* Tübingen: dgvt-Verlag.

Anvari, E. (2020). Traumatische Schamaffekte in der Gegenübertragung. *Forum Psychoanal,* 36 (2), S.235–250.

Anzieu, D. (1991). *Das Haut-Ich.* Frankfurt a.M.: Suhrkamp (7.Aufl. 2019).

Asen, E. & Fonagy, P. (2010). Mentalisierungsbasierte Familientherapie. *PiD,* 11 (3), S.239–242.

Asen, E. & Fonagy, P. (2021). *Mentalization-based Treatment with Families.* London: Guilford Press.

Asen, E. & Morris, E. (2020). *High-conflict Parenting post-separation: The Making and Breaking of Family Ties.* London: Routledge.

Asen, E. & Scholz, M. (2009). *Praxis der Multifamilientherapie.* Heidelberg: Carl Auer.

Asen, E., Campbell, C. & Fonagy, P. (2019). Social systems. In: Bateman, A. W. & Fonagy, P. (Hrsg.), *Handbook of Mentalizing in Mental Health Practice.* 2. Aufl. New York: American Psychiatric Association Publishing, S. 229–246.

Averdijk, M., Mueller-Johnson, K. & Eisner, M. P. (2012). *Sexual victimization among children and youths in Switzerland. Final report for the UBS Optimus Foundation, November 2011* (Optimus study 9). Zürich: UBS Optimus Foundation. Im Internet: https://www.academia.edu/15386469/Sexual_victimization_of_children_and_adolescents_in_Switzerland (Zugriff: 9. 8. 2021).

Baierl, M. & Frey, K. (Hrsg.) (2014), *Praxishandbuch Traumapädagogik. Lebensfreude, Sicherheit und Geborgenheit für Kinder und Jugendliche.* Göttingen: Vandenhoeck & Ruprecht.

Balint, M. (1970). Trauma und Objektbeziehung. *Psyche – Z Psychoanal,* 24, S. 346–358.

Balint, M. (1997). *Therapeutische Aspekte der Regression. Die Theorie der Grundstörung.* Stuttgart: Klett-Cotta.

Banerjee, R. & Henderson, L. (2001). Social-cognitive factors in childhood social anxiety: A preliminary investigation. *Social Development,* 10 (4), S. 558–572; doi: 10.1111/1467-9507.00180.

Bar-On, D. (1993). *Die Last des Schweigens. Gespräche mit Kindern von NS-Tätern.* Frankfurt a. M.: Campus. (Erw. Neuausg. Hamburg, edition Körber-Stiftung, 2. Aufl. 2004.)

Barboza Solis, C., Kelly-Irving, M., Fantin, R., Darnaudéry, M., Torrisani, J., Lang, T. & Delpierre, C. (2015). Adverse childhood experiences and physiological wear-and-tear in midlife: Findings from the 1958 British birth cohort. *Proc Natl Acad Sci U S A,* 112 (7), E738–46; doi: 10.1073/pnas.1417325112.

Bartosch, E. (2000). Wiederholungszwang. In: Stumm, G. & Pritz, A. (Hrsg.), *Wörterbuch der Psychotherapie.* Wien u. a.: Springer.

Barwinski Fäh, R. (1992). Arbeitslosigkeit: Trauma oder Konfliktreaktivierung? *Forum Psychoanal,* 8, S. 311–326.

Barwinski, R. (2020). *Steuerungsprozesse in der psychodynamischen Traumatherapie.* Stuttgart:

Bateman, A. W. & Fonagy, P. (2004). Mentalization-based treatment of BPD. *J Pers Disord,* 18 (1), S. 36–51; doi:10.1521/pedi.18.1.36.32772.

Bateman, A. W. & Fonagy, P. (2008). 8-year follow-up of patients treated for borderline personality disorder: Mentalization-based treatment versus treatment as usual. *Am J Psychiatry,* 165 (5), S. 631–638; doi: 10.1176/appi.ajp.2007.07040636.

Bateman, A. W. & Fonagy, P. (2016). *Mentalization-based Treatment for Personality Disorders: A practical Guide.* Oxford University Press.

Bateman, A. W. & Fonagy, P. (Hrsg.) (2019). *Handbook of Mentalizing in Mental Health Practice.* 2. Aufl. New York: American Psychiatric Association Publishing.

Bauer, A. (2009). *Kriegskindheit im Zweiten Weltkrieg und heutige psychosomatische Belastung durch posttraumatische und komorbide Symptome.* Dissertation, Universität München, München.

Baumeister, R. F., Zell, A. L. & Tice, D. M. (2007). How emotions facilitate and impair self-regulation. In: J. J. Gross (Hrsg.), *Handbook of Emotion Regulation.* New York: Guilford Press, S. 408–426.

Bausum, J., Besser, L., Kühn, M. & Weiß, W. (Hrsg.) (2009). *Traumapädagogik. Grundlagen, Arbeitsfelder und Methoden für die pädagogische Praxis.* Weinheim, München: Juventa.

Beeghly, M. & Cicchetti, D. (1994). Child maltreatment, attachment, and the self system: Emergence of an internal state lexicon in toddlers at high social risk. *Dev Psychopathol,* 6 (1), S. 5–30.

Bennett, D. S., Sullivan, M. W. & Lewis, M. (2010). Neglected children, shame-proneness, and depressive symptoms. *Child Maltreat,* 15 (4). S. 305–314; doi: 10.1177/1077559510379634.

Bensley, L., Van Eenwyk, J.& Wynkoop Simmons, K. (2003). Childhood family violence and women's risk for intimate partner violence and poor health. *Am J Prev Med,* 25 (1), S. 38–44; doi: 10.1016/s0749-3797(03)00094-1.

Berthelot, N., Ensink, K. Bernazzani, O., Normandin, L., Luyten, P. & Fonagy, P. (2015). Intergenerational transmission of attachment in abused and neglected mothers: The role of trauma-specific reflective functioning. *Infant Ment Health J,* 36 (2), S. 200–212; doi: 10.1002/imhj.21499.

Bettighofer, S. (2016). *Übertragung und Gegenübertragung im therapeutischen Prozess.* Stuttgart: Kohlhammer.

Beutel, M., Decker, O. & Brähler, E. (2007). Welche Auswirkungen haben Flucht und Vertreibung auf Lebensqualität und Befindlichkeit? Repräsentative Erhebung mit den vor 1946 Geborenen in Deutschland. *Z Psychosom Med Psychother,* 53 (3), S. 203–215.

Bevington, D. & Fuggle, P. (2012). Supporting and enhancing mentalization in community outreach teams working with socially excluded youth: The AMBIT approach. In: Midgley, N. & Vrouva, I. (Hrsg.), *Minding the Child: Mentalization based Interventions with Children, Young People and their Families.* Hove, London: Routledge, S. 163–186.

Bevington, D. & Fuggle, P. (2019). AMBIT: Engaging the client and communities of minds. In: Bateman, A. & Fonagy, P, (Hrsg.). *Handbook of Mentalizing in Mental Health Practice.* 2. Aufl. New York: American Psychiatric Association Publishing, S. 211–228.

Bevington, D., Fuggle, P. & Fonagy, P. (2015). Applying attachment theory to effective practice with hard-to-reach youth: The AMBIT-Approach. *Attach Hum Dev,* 17 (2), S. 157–174; doi: 10.1080/14616734.2015.1006385.

Bevington, D., Fuggle, P., Cracknell, L. & Fonagy, P. (2017). *Adaptive mentalization-based integrative Treatment. A Guide for Teams to develop Systems of Care.* Oxford: Oxford University Press.

Bion, W.R. (1962/1990). *Lernen durch Erfahrung.* Frankfurt a.M.: Suhrkamp.

Bion, W.R. (1977): Learning from experience. In: Bion, W.R., *Seven Servants.* New York: Jason Aronson, S.1–111.

Bion, W.R. (1992). *Elemente der Psychoanalyse.* Frankfurt a.M.: Suhrkamp.

Bion, W.R. (1997). *Transformationen.* Frankfurt a.M.: Suhrkamp.

Bohleber, W. (2003). Das Trauma und seine Bedeutung für das Verhältnis von innerer und äußerer Realität in der Psychoanayse. In: Leuzinger-Bohleber, M. & Zwiebel, R. (Hrsg.), *Trauma, Beziehung und soziale Realität.* Tübingen: edition diskord, S.11–32.

Bohleber, W. (2009a). Wege und Inhalte transgenerationaler Weitergabe. Psychoanalytische Perspektiven. In: Radebold, H., Bohleber, W. & Zinnecker, J. (Hrsg.), *Transgenerationale Weitergabe kriegsbelasteter Kindheiten: Interdisziplinäre Studien zur Nachhaltigkeit historischer Erfahrungen über vier Generationen.* Weinheim u.a.: Juventa, S.107–119.

Bohleber, Werner (2009b): Vorwort. In: Leuzinger-Bohleber, M. & Zwiebel, R. (Hrsg.), *Trauma, Beziehung und soziale Realität.* Tübingen: edition diskord, S.7–10.

Bolm, T. (2005). Psychoanalytisch orientierte Psychotherapie in der Psychiatrie – Praxis und Perspektiven des Göttinger Modells. *Gruppenpsychother Gruppendynamik,* 41, S.176–192.

Boris, N.W. & Zeanah, C.H. (2005). Practice parameter for the assessment and treatment of children and adolescents with reactive attachment disorder of infancy and early childhood. *J Am Acad Child Adolesc Psychiatry,* 44 (11), S.1206–1219; doi: 10.1097/01.chi.0000177056.41655.ce.

Borsboom D. & Cramer, A.O. (2013). Network analysis: An integrative approach to the structure of psychopathology. *Annu Rev Clin Psychol,* 9, S.91–121; doi: 10.1146/annurev-clinpsy-050212-185608.

Bourdieu, P. (1982). *Die feinen Unterschiede. Kritik der gesellschaftlichen Urteilskraft.* Frankfurt a.M.: Suhrkamp.

Böwing, G., Schmidt, K., Reinhold, U. & Schröder, S.G. (2007). Erfüllen kriegstraumatisierte, gerontopsychiatrische Patienten PTSD-Kriterien? *Psychiatr Prax,* 34 (3), S.122–128; doi: 10.1055/s-2006-951842.

Bowlby, J. (1975). *Bindung. Eine Analyse der Mutter-Kind-Beziehung.* (*Bindung und Verlust,* Bd.1) München: Kindler.

Brazelton, T.B. & Cramer, B.G. (1990). The earliest Relationship: Parents, Infants, and the Drama of early Attachment. Reading, Mass.: Addison-Wesley. Dt.: *Die frühe Bindung. Die erste Beziehung zwischen dem Baby und seinen Eltern.* Stuttgart: Klett-Cotta 1991.

Brisch, K.H. (2004). *Bindungsstörungen.* (14. Aufl. 2017) Stuttgart: Klett-Cotta.

Brisch, K.H. & Hellbrügge, T. (Hrsg.) (2003). *Bindung und Trauma: Risiken und Schutzfaktoren für die Entwicklung von Kindern.* Stuttgart: Klett-Cotta.

Broschmann, D. & Fuchs, T. (2020). Zwischenleiblichkeit in der psychodynamischen Psychotherapie: Ansatz zu einem verkörperten Verständnis von Intersubjektivität. *Forum Psychoanal,* 36, S. 459–475; doi: 10.1007/s00451-019-00350-z.

Brown, D. P. & Elliot, D. S. (2016). *Attachment Disturbances in Adults: Treatment for comprehensive Repair.* New York: W. W. Norton.

Brückl, T. M. & Binder, E. B. (2017). Folgen früher Traumatisierung aus neurobiologischer Sicht. *Forens Psychiatr Psychol Kriminol,* 11, S. 118–132.

Burchartz, A. (2019). *Traumatisierung bei Kindern und Jugendlichen. Psychodynamisch verstehen und behandeln.* Stuttgart: Kohlhammer.

Calkins, S. D. & Williford, A. P. (2009). Taming the terrible twos: Self-regulation and school readiness. In: Barbarin, O. A. & Wasik, B. H. (Hrsg.), *Handbook of Child Development and early Education: Research to Practice.* New York, NY: Guilford Press, S. 172–198.

Campbell, C., Tanzer, M., Saunders, R., Booker, T., Allison, E., Li, E. et al. (2021). Development and Validation of a self-report measure of epistemic trust. e0250262; *PLoS One,* 16 (4); doi: 10.1371/journal.pone.0250262.

Canli, T. & Lesch, K. P. (2007). Long story short: The serotonin transporter in emotion regulation and social cognition. *Nat Neurosci,* 10 (9), S. 1103–1109; doi: 10.1038/nn1964.

Caputi, M. & Schoenborn, H. (2018). Theory of mind and internalizing symptoms during middle childhood and early adolescence: The mediating role of coping strategies. *Cogent Psychology,* 5 (1). Im Internet: https://www.tandfonline.com/doi/full/10.1080/23311908.2018.1487270 (Zugriff: 11. 8. 2021).

Caputi, M., Lecce, S., Pagnin, A. & Banerjee, R. (2012). Longitudinal effects of theory of mind on later peer relations: The role of prosocial behavior. *Dev Psychol,* 48 (1), S. 257–270; doi: 10.1037/a0025402.

Caspi, A., Houts, R. M., Belsky, D. W., Goldman-Mellor, S. J., Harrington, H., Israel, S., Meier, M. H., Ramrakha, S., Shalev, I., Poulton, R. & Moffitt, T. E. (2014). The p factor: One general psychopathology factor in the structure of psychiatric disorders? *Clin Psychol Sci,* 2 (2), S. 119–137; doi: 10.1177/2167702613497473.

Chan, J. C., Nugent, B. M. & Bale, T. L. (2018). Parental advisory: Maternal and paternal stress can impact offspring neurodevelopment. *Biol Psychiatry,* 83 (10), S. 886–894; doi: 10.1016/j.biopsych.2017.10.005.

Chin-Chan, M. & Maldonado-Velázquez , M. G. (2018). Contaminación y epigenética: ¿nuestras experiencias afectan la salud de nuestros hijos? *Revista Digital Universitaria,* 19 (1); doi: 10.22201/codeic.16076079e.2018.v19n1.a2.

Chu, D. A., Bryant. R. A., Gatt, J. M. & Harris, A. W. F. (2016). Failure to differentiate between threat-related and positive emotion cues in healthy adults with childhood interpersonal or adult trauma. *J Psychiatr Res,* 78, S. 31–41; doi: 10.1016/j.jpsychires.2016.03.006.

Coccia, E. (2020). *Sinnenleben. Eine Philosophie.* München: Hanser.

Cole, P.M., Luby, J. & Sullivan, M.W. (2008). Emotions and the development of childhood depression: Bridging the gap. *Child Dev Perspect,* 2 (3), S.141–148; doi: 10.1111/j.1750-8606.2008.00056.x.

Crockenberg, S.C. & Leerkes, E.M. (2005). Infant temperament moderates associations between childcare type and quantity and externalizing and internalizing behaviors at 2 ½ years. *Infant Behav Dev,* 28, S.20–35.

Cropp, C., Alexandrowicz, A.W. & Taubner, S. (2019). Reflective functioning in an adolescent community sample. *Ment Health Prev,* 14 (5): 200156; doi: 10.1016/j.mph.2019.200156.

De Masi, F. (2018): Übertragung und die analytische Beziehung. *Forum Psychoanal,* 34 (1), S.71–80.

Deegener, G. & Körner, W. (Hrsg.) (2005). *Kindesmisshandlung und Vernachlässigung. Ein Handbuch.* Göttingen: Hogrefe.

Diez Grieser, M.T. (2001). Neugeborene Kinder drogenabhängiger Eltern: Beziehungsdiagnostik als Grundlage für Interventionen. In: Pedrina, F. (Hrsg.), *Beziehung und Entwicklung in der frühen Kindheit. Psychoanalytische Interventionen in interdisziplinären Kontexten.* Tübingen: edition diskord, S.139–149.

Diez Grieser, M.T. (2004a). Zur Funktion des Cannabiskonsums in der frühen Adoleszenz: Zwei Fallbeispiele. *Arbeitshefte Kinderpsychoanalyse,* 33, S.35–55.

Diez Grieser, M.T. (2004b): Psychoanalytische Psychotherapie in der Behandlung traumatischer Prozesse bei Kindern und Jugendlichen. *Psychotherapie Forum,* 12 (4), S.207–215; doi: 10.1007/s00729-004-0065-y.

Diez Grieser, M.T. (2010): Geschichten sind Bausteine für die Identitätsentwicklung. *Netz,* 3, S.20 f.

Diez Grieser, M.T. (2011): Traumawissen und Traumasensibilität in der Arbeit mit Kindern. Zürich: Marie Meierhofer Institut für das Kind, *mmi Jahresbericht* 2011, S.5–10. Im Internet: https://www.mmi.ch/de-ch/ueber-uns/verein/jahresberichte (Zugriff: 11.8.2021).

Diez Grieser, M.T. (2016a): Flüchtlingskinder zwischen Trauma und Entwicklung. *undKinder,* 97, S.25–32.

Diez Grieser, M.T. (2016b). Beziehungsgestaltung und Kommunikation mit traumatisierten Kindern und Jugendlichen. *Trauma – Z Psychotraumatol,* 14 (2), S.40–50.

Diez Grieser, M.T. (2018a). Identität entsteht in Beziehungen. *Psychologie & Erziehung,* 2, S.17–21.

Diez Grieser, M.T. (2018b): Geflüchtete Familien zwischen Belastung und Entwicklung. *Asyl,* 1, S.17–22.

Diez Grieser, M.T. (2021a). Die Erfahrung von Sicherheit in therapeutischen Beziehungen durch Mentalisieren fördern. In: Brisch, K.H. (Hrsg.), *Bindung und psychische Störungen. Ursachen, Behandlung und Prävention.* Stuttgart: Klett-Cotta, S.70–88.

Diez Grieser, M. T. (2021b). Transgenerationale Traumatisierungen und Mentalisieren. *Kinder- und Jugendlichen-Psychotherapie, Zeitschrift für Psychoanalyse und Tiefenpsychologie,* 192 (4), S. 447–505.

Diez Grieser, M. T. (2021c). Wege zur Überwindung des Äquivalenzmodus in Kinder- und Jugendpsychotherapien. *Kinderanalyse,* 29 (4), S. 301–320.

Diez Grieser, M. T. & Grieser, J. (2020). *Psychodynamische Psychotherapie mit Jugendlichen.* Stuttgart: Kohlhammer.

Diez Grieser, M. T. & Müller, R. (2018). *Mentalisieren mit Kindern und Jugendlichen.* Stuttgart: Klett-Cotta (3. Aufl. 2021).

Diez Grieser, M. T., Dreifuss, C. & Simoni, H. (2012). *Indizierte Prävention für von Häuslicher Gewalt betroffene Kinder: Bericht der Evaluation der Projekte KidsCare und KidsPunkt im Kanton Zürich.* Zürich: mmi. Im Internet: https://www.okeywinterthur.ch/files/PDF/Evaluationen/Bericht_Evaluation_KidsPunkt_KidsCare.pdf (Zugriff: 11. 8. 2021).

Dobash, R. E. & Dobash, R. P. (2002). Gewalt in heterosexuellen Partnerschaften. In: Heitmeyer, W. & Hagan, J. (Hrsg.), *Internationales Handbuch der Gewaltforschung.* Wiesbaden: Westdeutscher Verlag, S. 921–941.

Döll-Hentschker, S., Günther, C. Lorke, B., Reerink, G. & Schlierf, C. (2020). Die analytische Beziehung und das Setting. Angstregulierung in der Behandlung früh traumatisierter Patienten. *Psyche – Z Psychoanal,* 74 (1), S. 1–26.

Dornes, M. (2000). *Die emotionale Welt des Kindes.* Frankfurt a. M.: Fischer Taschenbuch Verlag.

Downing, G. (2006). Frühkindlicher Affektaustausch und dessen Beziehung zum Körper. In: Marlock, G., Weiss, H., Young, C. & Soth, M. (Hrsg.), *Handbuch der Körperpsychotherapie.* Stuttgart, New York: Schattauer 2006, S. 333–350.

Dube, S. R, Miller, J. W., Brown, D. W., Giles, W. H., Felitti, V. J., Dong, M. & Anda, R. F. (2006). Adverse childhood experiences and the association with ever using alcohol and initiating alcohol use during adolescence. *J Adolesc Health,* 38 (4): 444, e1–10; doi: 10.1016/j.jadohealth.2005.06.006.

Ebner-Eschenbach, M. v. (2020). *Aphorismen.* Stuttgart: Reclam.

Eckhardt-Henn, A. (2017). Dissoziation als spezifische Abwehrfunktion schwerer traumatischer Erlebnisse – eine psychoanalytische Perspektive. In: Eckhardt-Henn, A. & Spitzer, C. (Hrsg.), *Dissoziative Bewusstseinsstörungen. Grundlagen, Klinik, Therapie.* Stuttgart: Schattauer, S. 127–143.

Ekman, P. & Davidson, R. J. (Hrsg.) (1994). *The Nature of Emotion: Fundamental Questions.* London: Oxford University Press.

Ensink, K. & Mayes, L. C. (2010). The development of mentalisation in children from a theory of mind perspective. *Psychoanal Inq,* 30 (4), S. 301–337; doi: 10.1080/07351690903206504.

Ensink, K., Normandin, L., Target, M., Fonagy. P., Sabourin, S. & Berthelot, N. (2015). Mentalization in children and mothers in the context of trauma: An initial study of the validity of the Child Reflective Functioning Scale. *Br J Dev Psychol,* 33 (2), S. 203–217; doi: 10.1111/bjdp.12074.

Erikson, E. H. (1973). *Identität und Lebenszyklus.* Frankfurt a. M.: Suhrkamp.

Euler, S., Wrege, J., Busmann, M., Lindenmeyer, H. J., Sollberger, D., Lang, U. E., Gaab, J. & Walter, M. (2018). Exclusion-proneness in borderline personality disorder inpatients impairs alliance in mentalization-based group therapy. *Front Psychol,* 9: 824; doi: 10.3389/fpsyg.2018.00824.

Evans, S. C., Reed, G. M., Roberts, M. C., Esparza, P., Watts, A. D., Correia, J. M., Ritchie, P., Maj, M. & Saxena, S. (2013). Psychologists' perspectives on the diagnostic classification of mental disorders: Results from the WHO-IUPsyS Global Survey. *Int J Psychol,* 48 (3), S. 177–193; doi: 10.1080/00207594.2013.804189.

Faimberg, H. (1987): Die Ineinanderrückung (Telescoping) der Generationen. Zur Genealogie gewisser Identifizierungen. *Jb Psychoanal,* 20, S. 114–142.

Faimberg, H. (1988). The telescoping of generations. *Contemp Psychoanal,* 24 (1), S. 99–118; doi: 10.1080/00107530.1988.10746222.

Fegert, J. M. (2007). Sexueller Missbrauch an Kindern und Jugendlichen. *Bundesgesundheitsblatt,* 50, S. 78–89.

Felitti, V. J, Anda, R. F., Nordernberg, D., Williamson, D., Spitz, A .M., Edwards, V., Koss, M. P. & Marks, J. S. (1998). Relationship of childhood abuse and household dysfunction to many of the leading causes of death in adults. The Adverse Childhood Experiences (ACE) Study. *Am J Prev Med,* 14 (4), S. 245–258; doi: 10.1016/s0749-3797(98)00017-8.

Ferenczi, S. (1933). Sprachverwirrung zwischen den Erwachsenen und dem Kind – Die Sprache der Zärtlichkeit und der Leidenschaft. In: *Schriften zur Psychoanalyse,* Bd. II. Frankfurt a. M.: Fischer 1982, S. 303–313.

Finkelhor, D., Ormrof, R. K. & Turner, H. A. (2007). Poly-victimization: A neglected component in child victimization. *Child Abuse Negl,* 31, S. 7–26.

Fischer, G. (2008). *Neue Wege aus dem Trauma. Erste Hilfe bei schweren seelischen Belastungen.* Düsseldorf: Patmos.

Fischer, G. & Riedesser, P. (1999). *Lehrbuch der Psychotraumatologie.* 2. Aufl. München u. a.: Ernst Reinhardt.

Fischer, G. & Riedesser, P. (2003). *Lehrbuch der Psychotraumatologie.* 3., erw. Aufl. München: UTB/Ernst Reinhardt.

Foa, E. B., Huppert, J. D. & Cahill, S. P. (2006). Emotional Processing Theory: An update. In: Rothbaum, B. O. (Hrsg.), *Pathological Anxiety: Emotional Processing in Etiology and Treatment.* New York: Guilford Press, S. 3–24.

Fonagy, P. (1995). Playing with reality: The development of psychic reality and its malfunction in borderline personalities. *Int J Psychoanal,* 76, S. 39–44.

Fonagy, P. (2003). Bindung, Holocaust und Ergebnisse der Kinderpsychoanalyse: Die dritte Generation. In: Fonagy, P. & Target, M. (Hrsg.), *Frühe Bindung und psychische Entwicklung.* Gießen: Psychosozial-Verlag, S. 161–193.

Fonagy, P. (2010). Attachment and personality pathology. In: Clarkin, J. F., Fonagy, P. & Gabbard, O. (Hrsg.), *Psychodynamic Psychotherapy for Personality Disorders: A clinical Handbook.* New York: American Psychiatric Publishing, S. 37–87.

Fonagy, P. & Allison, E. (2014). The role of mentalizing and epistemic trust in the therapeutic relationship. *Psychotherapy,* 51 (3), S. 372–380; doi: 10.1037/a0036505.

Fonagy, P. & Bateman, A. (2019). Introduction. In: Bateman, A. & Fonagy, P. (Hrsg.), *Handbook of Mentalizing in Mental Health Practice.* 2. Aufl. Washington: American Psychiatric Association Publishing, S. 3–20.

Fonagy, P. & Luyten, P. (2016). A multilevel perspective on the development of borderline personality disorder. In: Cicchetti, D. (Hrsg.), *Developmental Psychopathology: Maladaptation and Psychopathology.* 3. Aufl. Hoboken, NJ: John Wiley & Sons, S 726–792.

Fonagy, P., Target, M., Gergely, G., Allen, J. G. & Bateman, A. W. (2003). The developmental roots of borderline personality disorder in early attachment relationships: A theory and some evidence. *Psychoanal Inq,* 23 (3), S. 412–459; doi: 10.1080/07351692309349042.

Fonagy, P., Target, M., Gergely, G., Jurist, E. L. (2004): *Affektregulierung, Mentalisierung und die Entwicklung des Selbst.* Stuttgart: Klett-Cotta.

Fonagy, P., Twemlow, S. W., Vernberg, E. M., Sacco, F. C. & Little, T. D. (2005). Creating a peaceful school learning environment: The impact of an antibullying program on educational attainment in elementary schools. *Med Sci Monit,* 11 (7), CR 317–325.

Fonagy, P., Twemlow, S. W., Vernberg, E. M., Nelson, J. M., Dill, E. J. & Little, T. D. (2009). A cluster randomized controlled trial of child-focused psychiatric consultation and a school systems-focused intervention to reduce aggression. *J Child Psychol Psychiatry,* 50 (5), S. 607–616; doi: 10.1111/j.1469-7610.2008.02025.x.

Fonagy, P., Luyten, P., Allison, E. et al. (2017). What we have changed our minds about: Part 2. Borderline personality disorder, epistemic trust and the developmental significance of social communication. *Borderline Personal Disord Emot Dysregul,* 4: 9; doi: 10.1186/s40479-017-0062-8.

Ford, J. (2005). Neurobiological and developmental research. In: Courtois, C. A. & Ford, J. (Hrsg.), *Treating Complex Trauma Stress Disorder – an evidence based Guide.* New York: Guilford Press, S. 261–276.

Fosha, D. (2020). Prólogo. In: Jacobs Hendel, H., *No siempre es depresión.* Barcelona: Eleftheria, S. 1–5.

Fraiberg, S., Adelson, E. & Shapiro, V. (1975). Ghosts in the nursery: A psychoanalytic approach to the problem of impaired infant-mother relationships. *J Am Acad Child Psychiatry,* 14 (3), S. 387–422.

Freud, A. (1936). Die Identifizierung mit dem Angreifer. In: Freud, A., *Das Ich und die Abwehrmechanismen.* Berlin: Internationaler Psychoanalytischer Verlag, S. 125–139.

Freud, A. & Burlingham, D. (1949). *War and children.* New York: Medical War Books.

Freud, S. (1905e). Bruchstück einer Hysterie-Analyse, *GW V,* S. 1–119.

Freud, S. (1914 g). Erinnern, Wiederholen und Durcharbeiten (Weitere Ratschläge zur Technik der Psychoanalyse II). StA, Erg.-Bd., Sonderausgabe, Frankfurt a. M.: Fischer 2000, S. 205–215. Auch: *GW X,* S. 126–136.

Freud, S. (1920 g). *Jenseits des Lustprinzips*. Leipzig: Internationaler Psychoanalytischer Verlag.

Freud, S. (1923b). Das Ich und das Es, *GW XII*, S. 237–289.

Fürniss, T. (2005). Geschichtlicher Abriss zur Kindesmisshandlung und Kinderschutzarbeit von C. H. Kempe bis heute. In: Deegener, G. & Körner, W. (Hrsg.), *Kindesmisshandlung und Vernachlässigung. Ein Handbuch.* Göttingen: Hogrefe, S. 19–33.

Gaddini, E. (1998). Bemerkungen zum Psyche-Soma-Problem. In: Gaddini, E., *»Das Ich ist vor allem ein körperliches«. Beiträge zur Psychoanalyse der ersten Strukturen.* Hrsg. von G. Jappe & B. Strehlow. Tübingen: edition discord, S. 21–51.

Gelston, P. K. R. (2015). ›Hard to reach‹ Young People: The Role of Service Organisation and mentalization-based Treatments. Diss., London: UCL (University College London).

Gerin, M., Puetz, V., Blair, R., White, S., Sethi, A., Hoffmann, F., Palmer, A. L.,Viding, E. & McCrory, E. (2017). A neurocomputational investigation of reinforcement-based decision making as a candidate latent vulnerability mechanism in maltreated children. *Dev Psychopathol,* 29 (5), S. 1689–1705; doi:10.1017/S095457941700133X.

Gerspach, M. (2009). *Psychoanalytische Heilpädagogik. Ein systematischer Überblick.* Stuttgart: Kohlhammer.

Giedd, J. N. (2004). Structural magnetic resonance imaging of the adolescent brain. *Ann NY Acad Sci,* 1021 (1), S. 77–85; doi: 10.1196/annals.1308.009.

Giedd, J. N., Blumenthal, J., Jeffries, N. O., Castellanos, F. X., Liu, H., Zijdenbos, A. et al. (1999). Brain development during childhood and adolescence: A longitudinal MRI study. *Nat Neurosci*, 2 (10), S. 861–863.

Gingelmaier, S. & Ramberg, A. (2018). Reflexion als Reaktion. Die grundlegende Bedeutung des Mentalisierens für die Pädagogik. In: Gingelmaier, S., Taubner, S. & Ramberg, A. (Hrsg.) (2018), *Handbuch mentalisierungsbasierte Pädagogik.* Göttingen: Vandenhoeck & Ruprecht, S. 89–106.

Gingelmaier, S., Taubner, S. & Ramberg, A. (Hrsg.) (2018). *Handbuch mentalisierungsbasierte Pädagogik.* Göttingen: Vandenhoeck & Ruprecht.

Granqvist, P., Sroufe, A., Dozier, M., Hesse, E., Steele, M., van IJzendoorn, M. et al. (2017). Disorganized attachment in infancy: A review of the phenomenon and its implications for clinicians and policy-makers. *Attach Hum Dev*, 19 (6), S. 534–558; doi:10.1080/14616734.2017.1354040.

Greber, F. & Kranich Schneiter, C. (2011). Dynamik häuslicher Gewalt und rechtliche Interventionen. In: Borst, U. & Lanfranchi, A. (Hrsg.), *Liebe und Gewalt in nahen Beziehungen. Therapeutischer Umgang mit einem Dilemma.* Heidelberg: Carl-Auer Verlag, S. 219–233.

Greenberg, L. S. (2012). Emotions, the great captains of our lives: Their role in the process of change in psychotherapy. *Am Psychol,* 67, S. 697–707.

Greenberg, L., Elliot, R., Lietaer, G. & Watson, J. (2013). The humanistic-experiential approach. In: Weiner, I. B. (Hrsg.), *Handbook of Psychology.* 2. Aufl. Bd. 8: *Clinical Psychology,* hrsg. von G. Stricker & T. A. Widiger, New York: Wiley, S. 320–344; doi: 10.1002/9781118133880.hop208013.

Greif Green, J., McLaughlin, K. A., Berglund, P. A., Gruber, M. J., Sampson, N. A., Zaslavsky, A. M. & Kessler, R. C. (2010). Childhood adversities and adult psychiatric disorders in the National Comorbidity Survey Replication I: Associations with first onset of DSM-IV disorders. *Arch Gen Psychiatry*, 67 (2), S. 113–123.

Grieser, J. (2015). *Triangulierung.* (Analyse der Psyche und Psychotherapie, Bd. 13) Gießen: Psychosozial-Verlag. (3. Aufl. 2021.)

Grossmann, K. E. & Grossmann, K. (Hrsg.) (2020). *Bindung und menschliche Entwicklung: John Bowlby, Mary Ainsworth und die Grundlagen der Bindungstheorie.* Stuttgart: Klett-Cotta.

Gumley, A. I. & Liotti, G. (2019). An attachment perspective on schizophrenia. The role of disorganized attachment, dissociation, and mentalization. In: Moskowitz, A., Dorahy, M. & Schaefer, I. (Hrsg.), *Psychosis, Trauma and Dissociation: Evolving Perspectives on severe Psychopathology.* 2. Aufl. New York: Wiley Blackwell, S. 97–116.

Günter, M. (2020). Die Aktualität des Traumas und das Erleben des Schreckens in der therapeutischen Beziehung. *Kinderanalyse,* 28 (3), S. 173–196.

Haliburn, J., Stevenson, J. & Halovic, S. (2018). Integration in the psychodynamic psychotherapy of severe personality disorders: The conversational model. *J Pers Disord,* 32 (1), S. 70–86.

Harms, T. (2016). Bindungsförderung braucht einen Körper. *Hebammenforum,* 17, S. 857–860.

Harrison, T. (2000). *Bion, Rickman, Foulkes and the Northfield Experiments. Advancing on a different Front.* London, Philadelphia: Jessica Kingsley.

Hecker, T. & Maercker, A. (2015). Komplexe posttraumatische Belastungsstörung nach ICD-11. *Psychotherapeut,* 60 (6), S. 547–562; doi: https://doi.org/10.1007/s00278-015-0066-z.

Heeren, M., Wittmann, L., Ehlert, U., Schnyder, U., Maier, T. & Müller, J. (2016). Psychopathologie und Aufenthaltsstatus, *Forum Psychoanal,* 32, S. 135–149.

Held, T. (2019). Die potentiell traumatische Erfahrung – wie entscheidet sich, ob es zur Traumafolgestörung kommt? *Kinderanalyse,* 27 (2), S. 111–132.

Hell, D. (2018). *Lob der Scham. Nur wer sich achtet, kann sich schämen.* Gießen: Psychosozial-Verlag.

Hell, D. (2021). Die Relevanz der Scham aus verschiedenen Perspektiven. *Trauma – Z Psychotraumatol* 19 (1), S. 6–16.

Henningsen, F. (2007). Scham – Hindernisse und Notwendigkeiten seelischer Veränderung. Vortrag, 20. April 2007, im Rahmen der 57. Lindauer Psychotherapiewochen 2007. Im Internet: https://www.lptw.de/archiv/vortrag/2007/Henningsen-Franziska-Scham-Hindernisse-und-Notwendigkeiten-seelischer-Veraenderung-Lindauer-Psychotherapiewochen2007.pdf (Zugriff: 10. 8. 2021).

Hirsch, M. (1997). *Schuld und Schuldgefühl. Zur Psychoanalyse von Trauma und Introjekt.* Göttingen: Vandenhoeck & Ruprecht.

Hirsch, M. (1998). Opfer als Täter – Über die Perpetuierung der Traumatisierung. In: Kernberg, O. F., Buchheim, P., Dulz, B., Eckert, J., Hoffmann, S. O., Sachsse, U., Saß, H. & Zaudig, M. (Hrsg.), *Persönlichkeitsstörungen – Theorie und Therapie: PTT*, 2 (1), S. 32–35.

Hirsch, M. (2004): *Psychoanalytische Traumatologie – Das Trauma in der Familie.* Stuttgart: Schattauer.

Hirsch, M. (2011). *Trauma.* Gießen: Psychosozial-Verlag.

Hirsch, M. (2015). Trauma und Konflikt – Freud und Ferenczi. *Psychoanal Widerspruch*, 53 (1), S. 45–61.

Höfer, R. & Keupp, H. (1997). *Identitätsarbeit heute: Klassische und aktuelle Perspektiven der Identitätsforschung.* Frankfurt a. M.: Suhrkamp.

Hoffmann, F., Petermann, F., Glaeske, G. & Bachmann, C. J. (2012). Prevalence and comorbidities of adolescent depression in Germany. An analysis of Health Insurance Data. *Z Kinder Jugendpsychiatr Psychother*, 40, S. 399–404.

Holderegger, H. (2003). *Der Umgang mit dem Trauma.* 3. Aufl. Stuttgart: Klett-Cotta.

Holderegger, H. (2012). Trauma und Übertragung, *Psyche – Z Psychoanal*, 66 (11), S. 1102–1117.

Horowitz, M. (1976). *Stress response syndromes.* New York: Jason Aronson.

Howe, D. (2005). *Child Abuse and Neglect: Attachment, Development and Intervention.* Basingstoke: Palgrave Macmillan.

Huebner, G., Boothby, N., Aber, J. L., Darmstadt, G. L., Diaz, A. et al. (2016). Beyond survival: The case for investing in young children globally. Diskussionsvorlage, National Academy of Medicine, Juni 2016.

Hughes, K., Bellis, M. A., Hardcastle, K. A., Sethi, D., Butchart, A., Mikton, C., Jones, L. & Dunne, M. P. (2017). The effect of multiple adverse childhood experiences on health: A systematic review and meta-analysis. *Lancet Public Health*, 2 (8), S. e356–e366; doi: 10.1016/S2468-2667(17)30118-4.

Hüther, G. (1998). Stress and the adaptive self-organization of neuronal connectivity during early childhood. *Int J Dev Neurosci*, 16, S. 297–306.

Jacobsen, M. N., Ha, C. & Sharp, C. (2015). A mentalization-based treatment approach to caring for youth in foster care. *J Infant Child Adolesc Psychother*, 14 (4), S. 440–454.

Jaffrani; A. A., Sunley, T. & Midgley, N. (2020). The building of epistemic trust: An adoptive family's experience of mentalization-based therapy, *J Infant Child Adolesc Psychother*, 19 (3), S. 271–282; doi: 10.1080/15289168.2020.1768356.

Jurist, E. L. (2005). Mentalized affectivity. *Psychoanalytic Psychology*, 22 (3), S. 426–444; doi 10.1037/0736-9735.22.3.426.

Karterud, S. (2015). *Mentalization-based Group Therapy (MBT-G).* Oxford: Oxford University Press.

Karterud, S. (2018). A high-quality mentalization-based group therapy session. *Group Analysis*, 51 (1), S. 18–43; doi: 10.1177/0533316417750986.

Kaufhold, R. (2001). *Bettelheim, Ekstein, Federn: Impulse für die psychoanalytisch-pädagogische Bewegung.* Gießen: Psychosozial-Verlag.

Kashdan, T. B., Weeks, J. W. & Savostyanova, A. (2011). Whether, how, and when social anxiety shapes positive experiences and events: A self-regulatory framework and treatment implications. *Clin Psychol Rev,* 31, S. 786–799; doi: 10.1016/j.cpr.2011.03.012.

Kegel, B. (2015): *Epigenetik – Wie unsere Erfahrungen vererbt werden.* Köln: Dumont.

Keilson, H. (1979). *Sequentielle Traumatisierung bei Kindern: Deskriptiv-klinische und quantifizierend-statistische Follow-up-Untersuchung zum Schicksal der jüdischen Kriegswaisen in den Niederlanden.* Stuttgart: Enke. (Unveränderter Neudruck mit dem abgeänderten Untertitel »Untersuchung zum Schicksal jüdischer Kriegswaisen«, Gießen: Psychosozial-Verlag 2005.)

Kempe, H. C. (1962). The battered-child syndrome, *J American Med Assoc,* 181 (1), S. 17-24.

Kernberg, P. F., Weiner, A. & Bardenstein, K. (2018). *Persönlichkeitsstörungen bei Kindern und Jugendlichen.* 6. Aufl. Stuttgart: Klett-Cotta.

Kessler, R. C., McLaughlin, K. A., Green, J. G., Gruber, M. J., Sampson, N. A., Zaslavsky, A. M. et al. (2010). Childhood adversities and adult psychopathology in the WHO World Mental Health Surveys. *Br J Psychiatry,* 197 (5), S. 378–385; doi: 10.1192/bjp.bp.110.080499.

Kestenberg, J. (1995). Die Analyse des Kindes eines Überlebenden. Eine metapsychologische Beurteilung. In: Bergmann, M. S., Jucovy, M. E. & Kestenberg, J. (Hrsg.), *Kinder der Opfer – Kinder der Täter.* Frankfurt a. M.: Fischer, S. 173–206.

Khan, M. (1963). The concept of cumulative trauma. *Psychoanal Study Child,* 18, S. 286–306.

Kindler, H. & Werner, A. (2005). Auswirkungen von Partnerschaftsgewalt auf Kinder. Forschungsstand und Folgerungen für die Praxis. In: Deegener, G. & Körner, W. (Hrsg.), *Kindesmisshandlung und Vernachlässigung. Ein Handbuch.* Göttingen: Hogrefe, S. 104–127.

Klein, A. M. & Glaesmer, H. (2012). Genetik, Gen-Umwelt-Interaktionen und Epigenetik bei der Entstehung depressiver Erkrankungen. *PPmP – Psychother Psychosom Med Psychol,* 62 (3–4), S. 95–101.

Klein, M. (2003). Kinder und Jugendliche in suchtbelasteten Familien. In: Farke, W., Graß, H. & Hurrelmann, K. (Hrsg.), *Drogen bei Kindern und Jugendlichen. Legale und illegale Substanzen in der ärztlichen Praxis.* Stuttgart: Thieme. S. 39–51.

Klüwer, R. (2001). Szene, Handlungsdialog (Enactment) und Verstehen. In: Bohleber, W. & Drews, S. (Hrsg.), *Die Gegenwart der Psychoanalyse – die Psychoanalyse der Gegenwart.* Stuttgart: Klett-Cotta, S. 347–358.

Kogan, I. (1990). Vermitteltes und reales Trauma in der Psychoanalyse von Holocaust-Überlebenden. *Psyche – Z Psychoanal,* 44, S. 533–544.

Kogan, I. (2002). »Enactment« in the lives and treatment of Holocaust survivors' offspring. *Psychoanal Q,* 71, S. 251–272.

Kogan, I. (2003). On being a dead, beloved child. *Psychoanal Q,* 72, S. 727–766.

Kogan, I. (2007). *The Struggle against Mourning*. New York: Jason Aronson.

Kogan, I. (2009). *Flucht vor dem Selbstsein. Über das Niederreißen von Grenzen und das Verlangen nach Einssein*. Stuttgart: Klett-Cotta.

Korittko, A. (2016). *Posttraumatische Belastungsstörungen bei Kindern und Jugendlichen*. (Störungen systemisch behandeln, Bd. 5). Heidelberg: Carl Auer Verlag.

Korittko, A. & Pleyer, K. H. (2012). *Traumatischer Stress in der Familie: Systemtherapeutische Lösungswege*. 4. Aufl. Göttingen: Vandenhoeck & Ruprecht.

Körner, J. (2018). *Die Psychodynamik von Übertragung und Gegenübertragung*. Göttingen: Vandenhoeck & Ruprecht.

Krause, R. (1983). Zur Onto- und Phylogenese des Affektsystems und ihrer Beziehungen zu psychischen Störungen, *Psyche – Z Psychoanal*, 37, S. 1015–1043.

Krause, R. (1998). *Allgemeine Psychoanalytische Krankheitslehre*. Bd. II: *Modelle*. Stuttgart u. a.: Kohlhammer.

Kreuzer, T. F. (2018). »Er will mich provozieren und ich kann ihn nicht mehr ertragen!« Erzieherische Verhältnisse unter fehlender Mentalisierungsfähigkeit. In: Gingelmaier, S., Taubner, S. & Ramberg, A. (Hrsg.), *Handbuch mentalisierungsbasierte Pädagogik*. Göttingen: Vandenhoeck & Ruprecht, S. 74–86.

Krüger, A. (2008). *Akute psychische Traumatisierung bei Kindern und Jugendlichen*. Stuttgart: Klett-Cotta.

Kruse, A. & Schmitt, E. (1995). Wurden die in der Lagerhaft erlittenen Traumatisierungen wirklich verarbeitet? Ergebnisse aus einem Forschungsprojekt zu psychischen Nachwirkungen des Holocaust. In: Heuft, G., Kruse, A., Nehen, H. G. & Radebold, H. (Hrsg.), *Interdisziplinäre Gerontopsychosomatik*. München/Braunschweig, Wiesbaden: MMV, Medizin Verlag/Vieweg, S. 31–42.

Krystal, H. (2001). Trauma und Affekte. Posttraumatische Folgeerscheinungen und ihre Konsequenzen für die psychoanalytische Technik. In: Bohleber, W. & Drews, S. (Hrsg.), *Die Gegenwart der Psychoanalyse – die Psychoanalyse der Gegenwart*. Stuttgart: Klett-Cotta, S. 197–207.

Krystal, H. & Niederland, W. G. (1968). Clinical observations on the survivor syndrome. In: Krystal, H. (Hrsg.), *Massive psychic Trauma*. New York: International Universities Press, S. 327–348.

Küchenhoff, J. (1990). Die Repräsentation früher Traumata in der Übertragung. *Forum Psychoanal*, 6, S. 15–31.

Kuwert, P., Glaesmer, H. & Knaevelsrud, C. (2011). Trauma und Alter. In: Seidler, G. H., Freyberger, H. J. & Maercker, A. (Hrsg.), *Handbuch der Psychotraumatologie*. Stuttgart: Klett-Cotta, S. 469–479.

Lakoff, G. & Johnson, M. (2011). *Leben in Metaphern: Konstruktion und Gebrauch von Sprachbildern*. Heidelberg: Carl Auer.

Leikert, S. (2019). *Das sinnliche Selbst: Körpergedächtnis und psychoanalytische Behandlungstechnik*. Franfurt a. M.: Brandes & Apsel.

Leikert, S. (2021). Encapsulated body engrams and somatic narration – Integrating body memory into psychoanalytic technique. *Int J Psychoanal, 28*, S. 1–18.

Lellau, J. (2005). Zum Problem des Traumabegriffs in der Psychoanalyse. *Forum Psychoanal, 2*, S. 143–155.

Lemma, A. (2018). *Der Körper spricht immer: Körperlichkeit in psychoanalytischen Therapien und jenseits der Couch.* Frankfurt a. M.: Brandes & Apsel.

Leuzinger-Bohleber, M. (2003). Transgenerative Weitergabe von Traumatisierungen. Einige Beobachtungen aus einer repräsentativen Katamnesestudie. In: Leuzinger-Bohleber, M. & Zwiebel, R. (Hrsg.), *Trauma, Beziehung und soziale Realität.* Tübingen: edition diskord, S. 107–135.

Levine, H. B. (1982). Toward a psychoanalytic understanding of children of survivors of the holocaust, *Psychoanal Q*, 51 (1), S. 70–92, doi: 10.1080/21674086.1982.11926985.

Levine, H. B. (2021). Trauma, process and representation. *Int J Psychoanal,* 102 (4), S. 794–807; doi: 10.1080/00207578.2020.1841923.

Levine, P. A. (2011). *Sprache ohne Worte.* München: Kösel.

Lewin, K. (1939). Field theory and experiment in social psychology: Concepts and methods. *AJS*, 44 (6), S. 868–896.

Lieberman, A. F. & van Horn, P. (2008). *Psychotherapy with infants and young children. Repairing the effects of stress and trauma on early attachment.* New York: Guilford Press. Dt.: *Psychotherapie mit Babys und Kleinkindern: Die psychodynamische Behandlung von Auswirkungen von Stress und Trauma auf die frühe Bindung.* Frankfurt a. M.: Brandes & Apsel 2015.

Lingiardi, V. (2019). *Io, Tu, Noi – Vivere con se stessi, l'altro, gli altri.* Mailand: UTE Libri.

Lohaus, A. & Vierhaus, M. (2015). *Entwicklungspsychologie des Kindes- und Jugendalters für Bachelor.* 3. Aufl. Berlin: Springer.

Lousada, J. (2018). An exploration of the defences deployed to mitigate the pain of disregard. Unveröffentlichter Vortrag bei der Tagung der EFPP (European Federation for Psychoanalytic Psychotherapy): »The Challenge of Social Traumata – The inner Worlds of outer Realities«, Belgrad, Serbien,10.–13. Mai 2018.

Luyten, P. (2021). Geleitwort. In: Schultz-Venrath, U., *Mentalisieren des Körpers.* Stuttgart: Klett-Cotta, S. 7–10.

Luyten, P. & Fonagy, P. (2019). Mentalizing and trauma. In: Bateman, A. & Fonagy, P. (Hrsg.), *Handbook of Mentalizing in Mental Health Practice.* 2. Aufl. Washington: American Psychiatric Association Publishing, S. 79–103.

Luyten, P., Fonagy, P., Lowyck, B. & Vermote, R. (2012). Assessment of mentalization. In: Bateman, A. W. & Fonagy, P. (Hrsg.), *Handbook of Mentalizing in Mental Health Practice.* Washington: American Psychiatric Association Publishing, S. 43–65. Dt.: Beurteilung des Mentalisierens. In: Bateman, A. W. & Fonagy, P. (2015) (Hrsg.), *Handbuch Mentalisieren.* Gießen: Psychosozial-Verlag, S. 67–90.

Luyten, P., Campbell, C., Allison, E. & Fonagy, P. (2020). The mentalizing approach to psychopathology: State of the art and future directions. *Ann Rev Clinic Psychol,* 16, S. 297–325.

Lyons-Ruth, K., Yellin, C., Melnick, S. & Atwood, G. (2003). Childhood experiences of trauma and loss have different relations to maternal unresolved and hostile-helpless states of mind on the AAI. *Attach Hum Dev,* 5 (4), S. 330–414; doi: 10.1080/14616730310001633410.

Maercker, A. (2002). Posttraumatische Belastungsstörungen und komplizierte Trauer. Lebensrückblicks- und andere Interventionen. In: Maercker, A. (Hrsg.), *Alterspsychotherapie und klinische Gerontopsychologie.* Berlin: Springer, S. 245–282.

Maercker, A. (Hrsg.) (2009). *Posttraumatische Belastungsstörungen.* 3., vollst. überarb. u. erw. Aufl. Berlin: Springer.

Maercker, A., Forstmeier, S., Wagner, B., Glaesmer, H. & Brähler, E. (2008). Posttraumatische Belastungsstörungen in Deutschland. *Der Nervenarzt,* 79 (5), S. 577–586; doi: 10.1007/s00115-008-2467-5.

Maier, A., Gieling, C., Heinen-Ludwig, L., Stefan, V., Schultz, J., Güntürkün, O., Becker, B., Hurlemann, R. & Scheele, D. (2020). Association of childhood malreatment with interpersonal distance and social touch preferences in adulthood, *Am J Psychiatry,* 177 (1), S. 37–46.

Malberg, N. (2020). Mentalization-based psychotherapy with children (MBT-C). Präsentation »Mentalizing with parents«, 16. 11. 2020, Webseminar Anna Freud Center, London.

Martin, P., Soubrié, P. & Puech, A. J. (1990). Reversal of helpless behavior by serotonin uptake blockers in rats. *Psychopharmacology,* 101, S. 403–407; doi: 10.1007/BF02244061.

Marx, C., Benecke, C. & Gumz, A. (2021). Wie kann Reden heilen? *Forum Psychoanal,* 37, S. 99–115.

Masten, A. S. & Cicchetti D. (2010). Developmental cascades. *Dev Psychopathol,* 22 (3), S. 491–495; doi: 10.1017/S0954579410000222.

McCrory, E. J. & Viding, E. (2015). The theory of latent vulnerability: Reconceptualizing the link between childhood maltreatment and psychiatric disorder. *Dev Psychopathol,* 27 (2), S. 493–505; doi: 10.1017/S0954579415000115. PMID: 25997767.

McFarlane, J., Malecha, A., Watson, K., Gist, J., Batten, E., Hall, I. & Smith, S. (2005). Intimate partner sexual assault against women: Frequency, health consequences, and treatment outcomes. *Obstet Gynecol,* 105 (1), S. 99–108; doi: 10.1097/01.AOG.0000146641.98665.b6. PMID: 15625149.

McGowan, P. O., Sasaki, A., D'Alessio, A. C., Dymov, S., Labonte, B., Szyf, M. et al. (2009). Epigenetic regulation of the glucocorticoid receptor in human brain associates with childhood abuse. *Nat Neurosci,* 12 (3), S. 342–348.

Mertens, W. (2012). *Psychoanalytische Schulen im Gespräch.* Bd. 3: *Psychoanalytische Bindungstheorie und moderne Kleinkindforschung.* Bern: Huber.

Midgley, N., O'Keeffe, S., French, L. & Kennedy, E. (2017). Psychodynamic psychotherapy for children and adolescents: An updated narrative review of the evidence base. *J Child Psychother*, 43 (3), S. 307–329; doi: 10.1080/0075417X.2017.1323945.

Midgley, N., Besser, S. J., Fearon, P., Wyatt, S., Byford, S. & Wellsted, D. (2019). The Herts and Minds study: Feasibility of a randomised controlled trial of Mentalization-Based Treatment versus usual care to support the wellbeing of children in foster care. *BMC Psychiatry*, 19 (1): 215; doi: 10.1186/s12888-019-2196-2.

Midgley, N., Mortimer, R., Girasola, A., Batra, P. & Kennedy, E. (2021). The evidence-base for psychodynamic psychotherapy with children and adolescents: A narrative synthesis. *Front Psycholog*, 12: 662671; doi: 10.3389/fpsyg.2021.66271.

Mills, R. S., Imm, G. P., Walling, B. R. & Weiler, H. A. (2008). Cortisol reactivity and regulation associated with shame responding in early childhood, *Dev Psychol*, 44 (5), S. 1369–1380; doi: 10.1037/a0013150.

Mitchell, S. & Steele, K. (2020). Mentalizing in complex trauma and dissociative disorders. *EJTD*, 100168, S. 1–9; doi: 10.1016/j.ejtd.2020.100168.

Möhler, E., Matheis, V., Poustka, L., Marysko, M., Finke, P., Kaufmann, C., Reck, C., Cierpka, M. & Resch, F. (2009). Mothers with a history of abuse tend to show more impulsiveness. *Child Abuse Negl*, 33 (3),S. 123–126; doi: 10.1016/j.chiabu.2008.06.002.

Moré, A. (2013). Die unbewusste Weitergabe von Traumata und Schuldverstrickungen an nachfolgende Generationen. *Journal für Psychologie*, 21 (2), S. 1–27.

Morken, K. T. E., Binder, P. E., Arefjord, N. M. & Karterud, S. W. (2019). Mentalization-based treatment from the patients' perspective – What ingredients do they emphasize? *Front Psychol*, 10: 1327; doi: 10.3389/fpsyg.2019.01327.

Moser, U. & von Zeppelin, I. (2004). Borderline: Mentale Prozesse in der therapeutischen »Mikrowelt«, *Psyche – Z Psychoanal*, 58 (7), S. 634–648.

Mosquera, D. & Steele, K. (2017). Complex trauma, dissociation and Borderline Personality Disorder: Working with integration failures. *EJTD*, 1 (1), S. 63–71; doi: 10.1016/j.ejtd.2017.01.010.

Muller, N. & Midgley, N. (2020). The clinical challenge of mentalization-based therapy with children who are in »pretend mode«. *J Infant Child Adolesc Psychother*, 19 (1), S. 16–24, doi: 10.1080/15289168.2019.1701865.

Nanni, V., Uher, R. & Danese, A. (2012). Childhood maltreatment predicts unfavorable course of illness and treatment outcome in depression: A meta-analysis. *Am J Psychiatry*, 169 (2), S. 141–151; doi: 10.1176/appi.ajp.2011.11020335.

Navarro, T. (2019). *Kintsugi. Die Kunst, emotionale Verletzungen zu heilen.* München: Kösel.

Nothomb, A. (2002). *Metaphysik der Röhren.* Zürich: Diogenes.

O'Connor, E., Bureau, J. F., McCartney, K. & Lyons-Ruth, K. (2011). Risks and outcomes associated with disorganized/controlling patterns of attachment at age three years in the National Institute of Child Health & Human Development Study of the Early Child Care and Youth Development. *Infant Ment Health J*, 32 (4), S. 450–472.

O'Dougherty Wright, M., Masten A. S. & Narayan, A. J. (2013). Resilience processes in development: Four waves of research on positive adaptation in the context of adversity. In: Goldstein, S. & Brooks, R. B. (Hrsg.), *Handbook of Resilience in Children*. New York: Springer, S. 15–34.

Oestergaard Hagelquist, J. (2017). *The Menzalization Guidebook*. London: Karnac.

Ogden, J. (2019). *Health Psychology*. 6. Aufl. London: McGraw-Hill Education.

Ogden, P., Minton, K. & Pain, C. (2010). *Trauma und Körper: Ein sensumotorisch orientierter psychotherapeutischer Ansatz*. Paderborn: Junfermann.

Panksepp, J. & Biven, L. (2012). *The Archaeology of Mind. Neuroevolutionary Origins of human Emotions*. New York/London: W. W. Norton & Company.

Papoušek, M. (2004). Regulationsstörungen in der frühen Kindheit: klinische Evidenz für ein neues diagnostisches Konzept. In: Papoušek, M., Schieche, M. & Wurmser, H. (Hrsg.), *Regulationsstörungen der frühen Kindheit*. Bern: Huber, S. 157–173.

Papoušek, M. (2011). Verwundbar, aber unbesiegbar – Ressourcen der frühen Kommunikation in Eltern-Säuglings-Beratung und -Psychotherapie. In: Hellbrügge, T. & Schneeweiß, B. (Hrsg.), *Frühe Störungen behandeln – Elternkompetenz stärken*. Stuttgart: Klett-Cotta, S. 69–90.

Pedrina, F. (2020). *Babys und Kleinkinder in Not. Psychopathologie und Behandlung*. Frankfurt a. M.: Brandes & Apsel.

Pedrina, F. & Mögel, M. (2014). Beziehungserleben bei Kindern mit Bindungsstörung; zwei Fallstudien. In: Endres, M. & Salamander, C. (Hrsg.), *Latenz, Entwicklung und Behandlung*. (Jahrbuch der Kinder- und Jugendlichenpsychoanalyse, Bd. 3) Frankfurt a. M.: Brandes & Apsel, S. 213–245.

Peichl, J. (2000). Verstrickungen in der Übertragung und Gegenübertragung bei der Therapie von Traumapatienten. *Psychotherapeut*, 45, S. 366–376.

Perry, B. D. (2017). Trauma- and stress-related disorders. In: Beauchaine, T. & Hinshaw, S. P. (Hrsg), *Textbook of Child and Adolescent Psychopathology*. 3. Aufl. New York: Wiley. S. 683–705.

Plana, I., Lavoie, M.-A., Battaglia, M. & Achim, A. M. (2014). A meta-analysis and scoping review of social cognition performance in social phobia, posttraumatic stress disorder and other anxiety disorders. *J Anxiety Disord*, 28, S. 169–177; doi: 10.1016/j.janxdis.2013.09.005.

Plassmann, R. (2019). *Psychotherapie der Emotionen. Die Bedeutung von Emotionen für die Entstehung und Behandlung von Krankheiten*. Gießen: Psychosozial-Verlag.

Pleyer, K. H. (2004). Co-traumatische Prozesse in der Eltern-Kind-Beziehung. *Systhema*, 18 (2), S. 132–149.

Pollak, S. D., Messner, M., Kistler, D. J. & Cohn, J. F. (2009). Development of perceptual expertise in emotion recognition. *Cognition,* 110 (2), S. 242–247; doi: 10.1016/j.cognition.2008.10.010.

Porges, S. W. (2010). *Die Polyvagal-Theorie. Neurophysiologische Grundlagen der Therapie. Emotionen, Bindung, Kommunikation und ihre Entstehung.* Paderborn: Junfermann.

Purcell, S. D. (2019). Psychic song and dance: Dissociation and duets in the analysis of trauma. *Psychoanal Q,* 88 (2), S. 315–347; doi: 10.1080/00332828.2019.1587975.

Racker, H. (2002): *Übertragung und Gegenübertragung. Studien zur psychoanalytischen Technik.* 6. Aufl. München: Ernst Reinhardt.

Ramberg, A. (2018). Mentalisierungsbasierte Interventionen und professionelle Haltung in der Pädagogik am Beispiel von Schule. In: Gingelmaier, S., Taubner, S. & Ramberg, A. (Hrsg.), *Handbuch mentalisierungsbasierte Pädagogik.* Göttingen: Vandenhoeck & Ruprecht, S. 107–119.

Rauchfleisch, U. (2006). *Testpsychologie: Eine Einführung in die Psychodiagnostik.* 5. Aufl., Göttingen: Vandenhoeck & Ruprecht.

Rauwald, M. (Hrsg.) (2013): *Vererbte Wunden – Transgenerationale Weitergabe traumatischer Erfahrungen.* Weinheim u. a.: Beltz.

Redl, F. (1987). *Erziehung schwieriger Kinder. Beiträge zu einer psychotherapeutisch orientierten Pädagogik.* München: Piper.

Reddemann, L. (2021). *Psychodynamisch Imaginative Traumatherapie – PITT. Ein Mitgefühls- und Ressourcen-orientierter Ansatz in der Psychotraumatologie.* 11., vollst. überarb. u. erg. Aufl., Stuttgart: Klett-Cotta.

Reddemann, L. & Wöller, W. (2017). *Komplexe Posttraumatische Belastungsstörung.* Göttingen: Hogrefe.

Reemtsma, J. P. (1997). *Im Keller.* Hamburg: Hamburger Edition.

Reister, G. & Tress, W. (1993). Frühkindliche Erfahrung und seelische Gesundheit. Ein Beitrag zur Bedeutung protektiver Faktoren. In: Poustka , F. & Lehmkuhl, U. (Hrsg.), *Gefährdung der kindlichen Entwicklung.* München: Quintessenz, S. 220–229.

Richter, F., Steinmair, D. & Löffler-Stastka, H. (2020). Mentalisierung bei Störungen aus dem schizophrenen Formenkreis. *psychopraxis. neuropraxis,* 23, S. 175–179; doi: 10.1007/s00739-020-00654-4.

Rosa, H. (2016). *Resonanz. Eine Soziologie der Weltbeziehung.* Berlin: Suhrkamp.

Rosenthal, G. (1999). Die Shoah im intergenerationellen Dialog: Zu den Spätfolgen der Verfolgung in Drei-Generationen-Familien. In: Friedmann, A., Glück, E. & Vyssoki, D. (Hrsg.), *Überleben der Shoah – und danach. Spätfolgen der Verfolgung aus wissenschaftlicher Sicht.* Wien: Picus, S. 68–88.

Roth, G. & Strüber, N. (2012). Pränatale Entwicklung und neurobiologische Grundlagen der psychischen Entwicklung. In: Cierpka, M. (Hrsg.), *Frühe Kindheit 0–3.* Berlin. u. a.: Springer, S. 3–20.

Roth, G. & Strüber, N. (2014). *Wie das Gehirn die Seele macht.* Stuttgart: Klett-Cotta.

Rottländer, P. (2020). *Mentalisieren mit Paaren.* Stuttgart: Klett-Cotta.
Rutter, M. & Sroufe, L. A. (2000). Developmental psychopathology: Concepts and challenges. *Dev Psychopathol,* 12 (3), S. 265–296.; doi: 10.1017/s0954579400003023.
Sachsse, U. (Hrsg.) (2004). *Traumazentrierte Psychotherapie.* Stuttgart: Schattauer.
Salentin, K. (2013). *Armut, Scham und Stressbewältigung: Die Verarbeitung ökonomischer Belastungen im unteren Einkommensbereich.* Berlin, Heidelberg: Springer.
Sattel, H., Lahmann, C., Gündel, H., Guthrie, E., Kruse, J., Noll-Hussong, M. et al. (2012). Brief psychodynamic interpersonal psychotherapy for patients with multisomatoform disorder: Randomised controlled trial. *Br J Psychiatry,* 200 (1), S. 60–67; doi:10.1192/bjp.bp.111.093526.
Saxe, G., Ellis, H. & Kaplow, J. (2007). *Collaborative Treatment of traumatized Children and Teens. The Trauma Systems Therapy Approach.* New York: Guilford Press.
Scaini, S., Caputi, M., Ogliari, A. & Oppo, A. (2020). The relationship among attributional style, mentalization, and five anxiety phenotypes in school-age children, *J Res Child Educ,* 34 (4), S. 551–565; doi: 10.1080/02568543.2019.1710729.
Schäfer, I. & Lotzin, A. (2019). Die komplexe Posttraumatische Belastungsstörung. In: Seidler, G. H., Freyberger, H. J., Glaesmer, H. & Gahleitner, S. B. (Hrsg.), *Handbuch der Psychotraumatologie.* 3. Aufl. Stuttgart: Klett-Cotta, S. 227–237.
Schäfer, M. & Korn, S. (2005): Gewalt fängt im Kleinen an: Zur Stabilität von Mobbing zwischen Grund- und weiterführender Schule. In: Seiffge-Krenke, I. (Hrsg.), *Aggressionsentwicklung zwischen Normalität und Pathologie.* Göttingen: Vandenhoeck & Ruprecht, S. 88–113.
Schauer, M., Ruf-Leuschner, M. & Landolt, M. (2014). Dem Leben Gestalt geben: Die Lifeline in der Traumatherapie von Kindern und Jugendlichen. In: Priebe, K. & Dyer, A. (Hrsg.), *Metaphern und Symbole in der Traumatherapie.* Göttingen: Hogrefe, S. 177–186.
Scharff, J. M. (2010). *Die leibliche Dimension in der Psychoanalyse.* Frankfurt a. M.: Brandes & Apsel.
Scharff, J. M. (2021). *Psychoanalyse und Zwischenleiblichkeit. Klinisch-propädeutisches Seminar.* Frankfurt a. M.: Brandes & Apsel.
Scheeringa, M. S. & Zeanah, C. H. (2001). A relational perspective on PTSD in early childhood. *J Trauma Stress,* 14 (4), S. 799–815.
Scherwath, C. & Friedrich, S. (2012). *Soziale und pädagogische Arbeit mit Traumatisierten.* München: Ernst Reinhardt.
Schloffer, E. (2016). Traumatische Prozesse bei Flüchtlingskindern – eine Sensibilisierung. *Trauma – Z Psychotraumatol,* 114 (1), S. 14–22.
Schmid, M. (2007). *Psychische Gesundheit von Heimkindern: Eine Studie zur Prävalenz psychischer Störungen in der stationären Jugendhilfe.* Weinheim u. a.: Beltz-Juventa.

Schmid, M. (2019). Zusammenarbeit mit dem Herkunftssystem und Biographieerkundung. Traumapädagogischer Qualifizierungsprozess mit Diez Grieser, Maria Teresa. Präsentation 8. & 9.5.2019.

Schmid, M., Fegert, J. M. & Petermann, F. (2010). Traumaentwicklungsstörung: Pro und Contra. *Kindheit und Entwicklung,* 19 (1), S. 47–63.

Schmidt, M. G. (2014). Der Einfluss der Präsenztheorie auf die psychoanalytische Behandlungstechnik. *Psyche – Z Psychoanal,* 68, S. 951–970.

Schmidt, M. G. (2020). Zur therapeutischen Wirksamkeit von Handlungen in der Psychoanalyse. *Forum Psychoanal,* 36 (3), S. 261–276.

Schneider, H.-R. (2006). Die Stellung von Morgenthalers Plombentheorie im Rahmen der psychoanalytischen Theorie und Technik. *Journal für Psychoanalyse,* 25 (45/46), S. 378–386.

Schore, A. N. (2001). Effects of a secure attachment relationship on right brain development, affect regulation, and infant mental health. *Infant Mental Health J,* 22, S. 7–66.

Schore, A. N. (2007). *Affektregulation und die Reorganisation des Selbst.* Stuttgart: Klett-Cotta.

Schrader, C. (2013). Diesen Deckel wollte ich eigentlich gar nicht aufmachen« – zur Reaktivierung transgenerationaler Traumata im Alter. In: Rauwald, M. (Hrsg.), *Vererbte Wunden.* Weinheim, Basel: Beltz, S. 129–137.

Schröttle, M., Müller, U. & Glammeier, S. (2004). *Lebenssituation, Sicherheit und Gesundheit von Frauen in Deutschland. Eine repräsentative Untersuchung zu Gewalt gegen Frauen in Deutschland.* Berlin: Bundesministerium für Familie, Senioren, Frauen und Jugend.

Schultz-Venrath, U. (2008). Mentalisierungsgestützte Gruppenpsychotherapie: Zur Veränderung therapeutischer Interventionsstile. *Gruppenpsychother Gruppendynamik,* 44 (2), S. 135–149; doi: 10.13109/grup.2008.44.2.135.

Schultz-Venrath, U. (2013). *Lehrbuch Mentalisieren.* Stuttgart: Klett-Cotta (3. Aufl. 2015).

Schultz-Venrath, U. (2020). Mentalisierungsbasierte Gruppenpsychotherapie (MBT-G), *PiD,* 21 (02), S. 44–49; doi: 10.1055/a-0974-8691.

Schultz-Venrath, U. (2021a). *Mentalisieren des Körpers.* Stuttgart: Klett-Cotta.

Schultz-Venrath, U. (2021b). Mentalizing shame, shamelessness, and fremdscham (shame by proxy) in groups. In: Badouk Epstein, O. (Hrsg.), *Shame matters: Attachment and relational Perspectives for Psychotherapists.* London: Routledge, S. 90–113.

Schultz-Venrath, U. & Felsberger, H. (2016). *Mentalisieren in Gruppen.* Stuttgart: Klett-Cotta.

Schultz-Venrath, U., Brand, T., Euler, S. & Fuhrländer, S. (2012). Mentalisierungsbasierte Therapie (MBT) für Persönlichkeitsstörungen – ein (neues) Paradigma für behaviorale und psychodynamische Psychotherapien? *Schweizer Archiv für Neurologie und Psychiatrie,* 163 (5), S. 179–186.

Seebauer, L. & Jacob, G. (2016). *Imaginative Techniken in der Psychotherapie. Entspannungsübungen, transdiagnostische Techniken, Arbeit mit Traumata u. a.* 2 DVDs, Laufzeit: 225 Min. Weinheim, Basel: Beltz Video-Learning.

Seiffge-Krenke, I. (2004). *Psychotherapie und Entwicklungspsychologie. Beziehungen: Herausforderung, Ressource, Risiko.* Berlin: Springer.

Seiffge-Krenke, I. (2012). *Therapieziel Identität: Veränderte Beziehungen, Krankheitsbilder und Therapie.* Stuttgart: Klett-Cotta.

Seiffge-Krenke, I. (2020). *Die Jugendlichen und ihre Suche nach dem neuen Ich. Identitätsentwicklung in der Adoleszenz.* Stuttgart: Kohlhammer.

Sharp, C. & Venta, A. (2012). Mentalizing problems in children and adolescents. In: Midgley, N. & Vrouva, I. (Hrsg.), *Minding the Child: Mentalization-based Interventions with Children, Young People and their Families.* London u. a.: Routledge, S. 35–53.

Siegel, D. J. (2010). *The mindful Therapist: A Clinician's Guide to Mindsight and neural Integration.* New York: W. W. Norton.

Sonuga-Barke, E. J. S., Kennedy, M., Kumsta,R., Knights,N., Golm, D., Rutter, M., Maughan, B., Schlotz, W. & Kreppner, J. (2017). Child-to-adult neurodevelopmental and mental health trajectories after early life deprivation: The young adult follow-up of the longitudinal English and Romanian Adoptees study, *The Lancet,* 389 (10078), S. 1539–1548; doi: 10.1016/S0140-6736(17)30045-4.

Sperber, D., Clément, F., Heintz, C., Mascaro, O., Mercier, H., Origgi, G. & Wilson, D. (2010). Epistemic vigilance. *Mind & Language,* 25, S. 359–393; doi:10.1111/j.14680017.2010.01394.x.

Spitzer, C., Barnow, S., Völzke, H., John, U., Freyberger, H. J. & Grabe, H. J. (2008). Trauma and posttraumatic stress disorder in the elderly: Findings from a German community study. *J Clin Psychiatry,* 69 (5), S. 693–700; doi: 10.4088/jcp.v69n0501.

Staats, H. (2021). *Entwicklungspsychologische Grundlagen der Psychoanalyse.* Bd. 1: *Schwangerschaft, Geburt und Kindheit.* Stuttgart: Kohlhammer.

Steele, K., Boon, S. & van der Hart, O. (2017). *Die Behandlung traumabasierter Dissoziation. Eine praxisorientierte, integrative Vorgehensweise.* Lichtenau: Probst.

Stern, D. (1993). *Die Lebenserfahrung des Säuglings.* 3. Aufl. Stuttgart: Klett-Cotta (12. Aufl. 2020).

Stern, D. (2000). *Mutter und Kind – Die erste Beziehung.* Stuttgart: Klett-Cotta.

Stern, D. (2004): The present moment as a critical moment. *Negotiation Journal,* 20 (2), S. 365–372; doi: 10.1111/j.1571-9979.2004.00029.x.

Stern, D. (2005). *Der Gegenwartsmoment. Veränderungsprozesse in Psychoanalyse, Psychotherapie und Alltag.* Frankfurt a. M.: Brandes & Apsel.

Stern, D. & Boston Change Process Study Group (2002). Nicht-deutende Mechanismen in der psychoanalytischen Therapie. Das »Etwas-Mehr« als Deutung. *Psyche – Z Psychoanal,* 56 (9–19), S. 974–1006.

Streeck-Fischer, A. (2009). *Trauma und Entwicklung.* 2. Aufl. Stuttgart: Schattauer.

Streeck-Fischer, A. (2010). Angriffe auf Körper und Seele. Gewalt in der kindlichen Entwicklung. *Psychotherapeut*, 55, 2, S. 98–105.

Streeck-Fischer, A. (2017). Dissoziation als Traumafolge. Präsentation, Fachtagung »Dissoziation«, Klinik Sonnenhof, Ganterschwil.

Strüber, N. (2019). *Die erste Bindung. Wie Eltern die Entwicklung des kindlichen Gehirns prägen.* Stuttgart: Klett-Cotta.

Strüber, N. (2021). Von der frühen Stresserfahrung zur psychischen Erkrankung. In: Brisch, K. H. (Hrsg.), *Bindung und psychische Störungen*. Stuttgart: Klett-Cotta, S. 89–108.

Suchman, N., Pajulo, M., Kalland, M., DeCoste, C. & Mayes, C. (2015). Risikomütter mit Babys und Kleinkindern. In: Bateman, A. & Fonagy, P. (Hrsg.), *Handbuch Mentalisieren,* Gießen: Psychosozial-Verlag, S. 355–397.

Sullivan, H. S. (1953). *The interpersonal Theory of Psychiatry*. New York: W. W. Norton.

Suomi, S. J. (2011). Trauma und Epigenetik. In: Leuzinger-Bohleber, M. & Haubl, R. (Hrsg.), *Psychoanalyse: interdisziplinär – international – intergenerationell.* Göttingen: Vandenhoeck & Ruprecht, S. 295–315.

Taubner, S. (2015). *Konzept Mentalisieren. Eine Einführung in Forschung und Praxis.* Gießen: Psychosozial-Verlag.

Taubner, S. (2018). Mentalisieren über die Lebensspanne. In: Gingelmaier, S., Taubner, S. & Ramberg, A. (Hrsg.), *Handbuch mentalisierungsbasierte Pädagogik.* Göttingen: Vandenhoeck & Ruprecht, S. 23–37.

Taubner, S., Fongay, P. & Bateman, A. (2019). *Mentalisierungsbasierte Therapie.* Göttingen: Hogrefe.

Teegen, F. & Meister, V. (2000). Traumatische Erfahrungen deutscher Flüchtlinge am Ende des II. Weltkrieges und heutige Belastungsstörungen. *Z Gerontol Psychol Psychiat*, 13 (3–4), S. 112–124.

Terr, L. C. (1995). Childhood traumas: An outline and overview. In: Everly, G. S., Jr. & Lating, J. M. (Hrsg.), *Psychotraumatology: Key Papers and Core Concepts in post-traumatic Stress.* New York u. a.: Plenum Press, S. 301–320; doi: 10.1007/978-1-4899-1034-9_18. (Reprint von *American Journal of Psychiatry,* 148, 1991, S. 10–20.)

Thußbas, C. (2015). Kann Gewalt Transformation unaushaltbarer Scham sein? Überlegungen am Beispiel einer Grenzüberschreitung in einer Psychoanalyse. In: Ebrecht-Laermann, A., Löchel, E., Nissen, B. & Picht, J. (Hrsg.), *Jahrbuch der Psychoanalyse,* 70, Stuttgart: fromann-holzboog, S. 47–68.

Tiedemann, J. (2013). *Scham.* Gießen: Psychosozial-Verlag.

Tiedemann, J. (2021). Dissoziative Scham als Folge von Traumatisierungen. *Trauma – Z Psychotraumatol,* 19 (1), S. 28–39.

Trevarthen, C. (1974). Conversations with a two-month-old. *New Sci,* 62, S. 230–235.

Tucker, C., Finkelhor, D., Turner, H. & Shattuck, A. M. (2014). Sibling and peer victimization in childhood and adolescence, *Child Abuse Negl,* 38 (10), S. 1599–1606; doi: 10.1016/j.chiabu.2014.05.007.

Tustin, F. (1989). *Autistische Zustände bei Kindern.* Stuttgart: Klett-Cotta.

Tyson, P. & Tyson R. L. (1997). *Lehrbuch der psychoanalytischen Entwicklungspsychologie.* Stuttgart: Kohlhammer.

Uhlhaas, P. J. & Konrad, K. (2011). *Das adoleszente Gehirn.* Stuttgart: Klett-Cotta.

Ungar, M. (2008). Resilience across cultures. *Br J Soc Work,* 38 (2), S. 218–235.

Van der Kolk, B. (2014). *The Body keeps the Score. Mind, Brain and Body in the Transformation of Trauma.* London: Penguin Books. Dt.: *Verkörperter Schrecken. Traumaspuren in Gehirn, Geist und Körper und wie man sie heilen kann.* Lichtenau: Probst 2015.

Van der Kolk, B. A., McFarlane, A. & Weisaeth, L. (Hrsg.) (2000a). *Traumatic Stress. Grundlagen und Behandlungsansätze.* Paderborn: Junfermann.

Van der Kolk, B. A., van der Hart, O. & Marmar, C. R. (2000b). Dissoziation und Informationsverarbeitung beim posttraumatischen Belastungssyndrom. In: Van der Kolk, B. A., McFarlane, A. & Weisaeth, L. (Hrsg.), *Traumatic Stress. Grundlagen und Behandlungsansätze.* Paderborn: Junfermann, S. 241–261.

Van Ee, E., Kleber, R. J. & Jongmans, M. J. (2016). Relational patterns between caregivers with PTSD and their nonexposed children: A review. *Trauma Violence Abuse,* 17 (2), S. 186–203; doi 10.1177/1524838015584355.

Verheugt-Pleiter, A. J. E., Zevalkink, J. & Schmeets, M. G. J. (Hrsg.) (2008). *Mentalizing in Child Therapy: Guidelines for clinical Practitioners.* London: Karnac Books.

Volz-Boers, U. (2016). Resonanz im Körper des Analytikers. Das Konzept der sensorisch-intuitiven Haltung. In: Walz-Pawlita, S., Unruh, B. & Janta, B. (Hrsg.), *Körper-Sprachen.* Gießen: Psychosozial-Verlag, S. 141–152.

Walker, J. I. & Nash, J. L. (1981). Group therapy in the treatment of Vietnam combat veterans. *Int J Group Psychother,* 31 (3), S. 379–389.

Walker, L. E. (1979). *The battered Woman.* New York: Harper & Row.

Wehrenberg, M. (2012). *Die besten Strategien gegen Angst und Panik. Wie das Gehirn uns Stress macht und was wir dagegen tun können.* Weinheim, Basel: Beltz.

Weiß, W. (2013). *Philipp sucht sein Ich. Zum pädagogischen Umgang mit Traumata in den Erziehungshilfen.* 7. Aufl. München u. a.: Beltz Juventa.

Weiß, W. (2018). 10 Jahre Fachverband Traumapädagogik: Rück-, Drauf- und Ausblick. Präsentation von Wilma Weiß, November 2018.

Wilson, O. W. (2013). *Die soziale Eroberung der Erde.* München: C. H. Beck.

Winnicott, D. W. (1971). *Playing and Reality.* London: Tavistock.

Winnicott, D. W. (1984). *Reifungsprozesse und fördernde Umwelt. Studien zur Theorie der emotionalen Entwicklung.* Frankfurt a. M.: Fischer Taschenbuch Verlag.

Winnicott, D. W. (1990). *Das Baby und seine Mutter.* Stuttgart: Klett-Cotta.

Winnicott, D. W. (1996). *Piggle. Eine Kinderanalyse.* Stuttgart: Klett-Cotta.

Winnicott, D. W. (1998). *Die menschliche Natur.* Stuttgart: Klett-Cotta.

Witt, A., Sachser, C., Plener, P. L., Brähler, E. & Fegert, J. M. (2019). The prevalence and consequences of adverse childhood experiences in the

German population. *Dtsch Ärztebl Int,* 116 (38), S. 635–642; doi: 10.3238/aerztebl.2019.0635.

Wittmann, L. (2020). *Trauma. Psychodynamik – Therapie – Empirie.* Stuttgart: Kohlhammer.

Wolfe, D. A., Scott, K., Wekerle, C. & Pittmann, A. L. (2001). Child maltreatment: Risk of adjustment problems and dating violence in adolescence. *J Am Acad Child Adolesc Psychiatry,* 40 (3), S. 282–289; doi: 10.1097/00004583-200103000-00007.

Wolke, D., Tippett, N. & Dantchev, S. (2015). Bullying in the family: Sibling bullying. *Lancet Psychiatry,* 2 (10), S. 917–929.

Wöller W. (2005). Traumawiederholung und Reviktimisierung nach körperlicher und sexueller Traumatisierung. *Fortschr Neurol Psychiat,* 73, S. 83–90.

Wöller, W. (2006). *Trauma und Persönlichkeitsstörungen. Psychodynamisch-integrative Therapie.* Stuttgart: Schattauer.

Wöller, W. (2017). Dissoziative Phänomene – Psychoanalytische Perspektiven und Theorien. *PiD,* 18 (3), S. 25–28.

Yalom, I. D. (2005). *Im Hier und Jetzt. Richtlinien der Gruppenpsychotherapie.* München: btb.

Yamagishi, T. & Kikuchi, M. (1999). Trust, gullibility, and social intelligence. *Asian J Soc Psychol,* 2, S. 145–161; doi: 10.1111/1467-839X.00030.

Yehuda, R. & Lehrner, A. (2018). Intergenerational transmission of trauma effects: Putative role of epigenetic mechanisms. *World Psychiatry,* 17, S. 243–257.

Yehuda, R., McFarlane, A. C. & Shalev, A. Y. (1998). Predicting the development of posttraumatic stress disorder from the acute response to a traumatic event. *Biol Psychiatry,* 15 (44), S. 1305–1313; doi:10.10.16/s0006-3223(98)00276.5.

Zeul, M. (2004). »Momente der Begegnung« in einer Traumabehandlung, *Psyche – Z Psychoanal,* 58, S. 583–607.

Zevalkink, J., Verheugt-Pleiter, A. & Fonagy, P. (2015). Mentalisierungsorientierte psychoanalytische Kinderpsychotherapie. In: Bateman, A. W. & Fonagy, P. (Hrsg.), *Handbuch Mentalisieren.* Gießen: Psychosozial-Verlag, S. 159–190.

Die Autorin

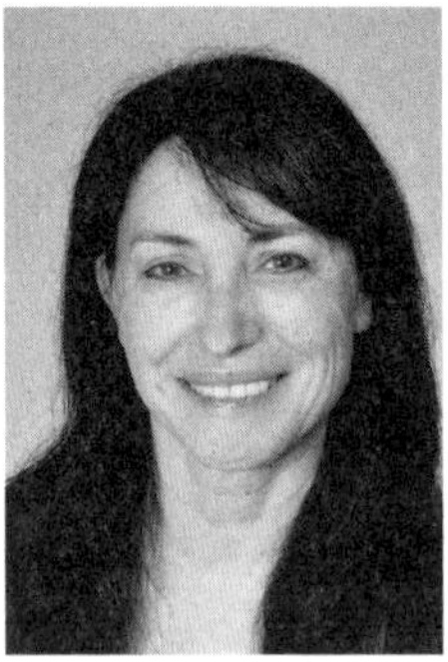

Maria Teresa Diez Grieser, Dr. phil., Fachpsychologin für Psychotherapie FSP, Psychoanalytische Kinder- und Jugendlichenpsychotherapeutin EFPP. Nach langjähriger Tätigkeit im klinischen Bereich und in der Präventionsforschung ist sie als psychoanalytische Psychotherapeutin und Supervisorin in eigener Praxis in Zürich tätig. Seit 2016 leitet sie den Forschungsbereich und die Angebotsentwicklung in den Kinder- und Jugendpsychiatrischen Diensten St. Gallen.